Fundamentos e Atualidades em Voz Clínica

Thieme Revinter

Leonardo Lopes
Fonoaudiólogo
Especialização em Voz pela UFPE
Mestre em Ciências da Linguagem pela UNICAP
Doutor em Linguística pela UFPB
Pós-Doutorado em Distúrbios da Comunicação Humana pela UNIFESP
Professor Titular do Departamento de Fonoaudiologia da UFPB
Professor Permanente do Programa Associado de Pós-Graduação em Fonoaudiologia (UFPB/UFRN) do Programa de Modelos de Decisão e Saúde (UFPB) e do Programa de Linguística (UFPB)
Bolsista de Produtividade em Pesquisa do CNPq
Coordenador do Departamento de Voz da Sociedade Brasileira de Fonoaudiologia (SBFa) – Gestão: 2017-2019

Felipe Moreti
Fonoaudiólogo
Mestre e Doutor em Distúrbios da Comunicação Humana pela UNIFESP
Especialista em Voz, Disfagia e Motricidade Orofacial pelo CFFa
Docente e Orientador dos Cursos de Especialização em Voz do CEV e Especialização em Disfagia do Centro Universitário Saúde ABC/Faculdade de Medicina do ABC (FMABC)
Fonoaudiólogo do Complexo Hospitalar Municipal de São Bernardo do Campo (CHMSBC)
Vice-Coordenador do Departamento de Voz da Sociedade Brasileira de Fonoaudiologia (SBFa) – Gestão: 2017-2019

Lívia Lima Ribeiro
Fonoaudióloga
Especialista em Voz pelo CEV e pelo CFFa
Mestre em Psicologia pela UFES
Doutora em Distúrbios da Comunicação Humana pela UNIFESP
Pós-Doutoranda em Distúrbios da Comunicação Humana pela UNIFESP
Professora Orientadora do Curso de Especialização em Voz do Centro de Estudos da Voz (CEV)
Coordenadora do Comitê de Voz Clínica do Departamento de Voz da Sociedade Brasileira de Fonoaudiologia (SBFa) – Gestão: 2017-2019

Eliane Cristina Pereira
Fonoaudióloga com Curso de Especialização em Voz pelo CEV
Título de Especialista em Voz pelo CFFa
Mestre em Distúrbios da Comunicação Humana pela UTP, PR
Doutora em Saúde da Criança e do Adolescente pela UFPR
Professora Adjunta A do Departamento de Fonoaudiologia da Unicentro, PR
Vice-Coordenadora do Comitê de Voz Clínica do Departamento de Voz da Sociedade Brasileira de Fonoaudiologia (SBFa) – Gestão: 2017-2019

Fundamentos e Atualidades em Voz Clínica

Leonardo Lopes
Felipe Moreti
Lívia Lima Ribeiro
Eliane Cristina Pereira

Thieme
Rio de Janeiro • Stuttgart • New York • Delhi

Dados Internacionais de Catalogação na Publicação (CIP)

L864f

    Lopes, Leonardo
    Fundamentos e Atualidades em Voz Clínica / Leonardo Lopes; Felipe Moreti; Lívia Lima Ribeiro & Eliane Cristina Pereira – 1. Ed. – Rio de Janeiro – RJ: Thieme Revinter Publicações, 2019.

    276 p.: il; 16 x 23 cm.
    Inclui Índice Remissivo e Bibliografia
    ISBN 978-85-5465-192-3

    1. Voz. 2. Distúrbio. 3. Disfonia. 4. Terapia. I. Moreti, Felipe. II. Ribeiro, Lívia Lima. III. Pereira, Eliane Cristina. IV. Título.

                                 CDD: 612.78
                                 CDU: 612.78

Contato com os autores:
LEONARDO LOPES
lwlopes@hotmail.com
FELIPE MORETI
felipemoreti@uol.com.br
LÍVIA LIMA RIBEIRO
livialima.r@ig.com.br
ELIANE CRISTINA PEREIRA
eliane_fono@hotmail.com

Conselho Editorial da SBFa
Eliane Cristina Pereira
Fabiana Zambon
Felipe Moreti
Leonardo Lopes
Lívia Lima Ribeiro
Márcio Moreira
Michelle Guimarães
Priscila Oliveira Costa Silva
Thays Vaiano

© 2019 Thieme
Todos os direitos reservados.
Rua do Matoso, 170, Tijuca
20270-135, Rio de Janeiro – RJ, Brasil
http://www.ThiemeRevinter.com.br

Thieme Medical Publishers
http://www.thieme.com

Capa: Thieme Revinter Publicações Ltda.
Imagem da capa: © AdobeStock/decade3d

Impresso no Brasil por Zit Editora e Gráfica Ltda.
5 4 3 2 1
ISBN 978-85-5465-192-3

Nota: O conhecimento médico está em constante evolução. À medida que a pesquisa e a experiência clínica ampliam o nosso saber, pode ser necessário alterar os métodos de tratamento e medicação. Os autores e editores deste material consultaram fontes tidas como confiáveis, a fim de fornecer informações completas e de acordo com os padrões aceitos no momento da publicação. No entanto, em vista da possibilidade de erro humano por parte dos autores, dos editores ou da casa editorial que traz à luz este trabalho, ou ainda de alterações no conhecimento médico, nem os autores, nem os editores, nem a casa editorial, nem qualquer outra parte que se tenha envolvido na elaboração deste material garantem que as informações aqui contidas sejam totalmente precisas ou completas; tampouco se responsabilizam por quaisquer erros ou omissões ou pelos resultados obtidos em consequência do uso de tais informações. É aconselhável que os leitores confirmem em outras fontes as informações aqui contidas. Sugere-se, por exemplo, que verifiquem a bula de cada medicamento que pretendam administrar, a fim de certificar-se de que as informações contidas nesta publicação são precisas e de que não houve mudanças na dose recomendada ou nas contraindicações. Esta recomendação é especialmente importante no caso de medicamentos novos ou pouco utilizados. Alguns dos nomes de produtos, patentes e design a que nos referimos neste livro são, na verdade, marcas registradas ou nomes protegidos pela legislação referente à propriedade intelectual, ainda que nem sempre o texto faça menção específica a esse fato. Portanto, a ocorrência de um nome sem a designação de sua propriedade não deve ser interpretada como uma indicação, por parte da editora, de que ele se encontra em domínio público.

Todos os direitos reservados. Nenhuma parte desta publicação poderá ser reproduzida ou transmitida por nenhum meio, impresso, eletrônico ou mecânico, incluindo fotocópia, gravação ou qualquer outro tipo de sistema de armazenamento e transmissão de informação, sem prévia autorização por escrito.

APRESENTAÇÃO

Historicamente, o Departamento de Voz da Sociedade Brasileira de Fonoaudiologia tem demonstrado um compromisso com a formação e atualização técnico-científica dos fonoaudiólogos na área da Voz. Tal compromisso é materializado pela produção de bibliografia especializada na área, recomendações e levantamentos da produção científica da área no Brasil.

Na gestão 2017-2019, assumimos como uma das metas da nossa plataforma de trabalho "promover a disseminação de evidências científicas sobre a temática de Voz para embasar a atuação do fonoaudiólogo nesta especialidade". Nesse contexto, a coleção *Fundamentos e Atualidades em Voz Clínica, Fononcologia e Voz Profissional* tem por objetivo apresentar um conteúdo de referência e propiciar ao fonoaudiólogo e ao acadêmico de Fonoaudiologia material didático constituído por três livros-textos nos principais eixos temáticos em Voz. Os capítulos são voltados para a realidade da atuação dos fonoaudiólogos em Voz, na experiência clínica dos autores convidados e na literatura científica atual e dos últimos cinco anos em avaliação, diagnóstico, reabilitação, assessoria, treinamento e novas tecnologias no segmento.

Este primeiro volume, intitulado *Fundamentos e Atualidades em Voz Clínica*, traz 18 capítulos escritos por 48 profissionais reconhecidos no cenário nacional, que generosamente se dispuseram a compartilhar seu conhecimento com os pares, abordando temas relacionados com a avaliação vocal (anamnese, análise perceptivo-auditiva, acústica, autoavaliação e o exame visual da região faringolaríngea), as bases fisiológicas do exercício vocal, a reabilitação vocal nas disfonias comportamentais, orgânicas, assim como pré- e pós-microcirurgias de laringe, as manifestações vocais e laríngeas nas disfonias neurológicas, nas disfonias por refluxo laringofaríngeo, na infância e na senescência. Além disto, aborda assuntos atuais e desafiadores, como a eletroestimulação, o *biofeedback* eletromiográfico, a terapia breve intensiva, o impacto do processamento auditivo central na reabilitação vocal de pacientes disfônicos e as possibilidades de atuação fonoaudiológica com a população transgênero. Por fim, este primeiro volume traz um capítulo sobre os desafios na avaliação e implementação das evidências científicas na clínica vocal.

A nossa maior expectativa é fornecer um texto-base na área de Voz para a formação clínica e para pesquisa do fonoaudiólogo brasileiro, seja no nível da graduação ou da pós-graduação *lato sensu*, assim como para todos os profissionais atuantes na área que desejam desenvolver um constante comportamento reflexivo acerca das suas práticas clínicas em Voz. Desejamos que esta leitura seja proveitosa, inspiradora e contribua para o aprimoramento das nossas rotinas clínicas, fornecendo *insights* para o processo de reabilitação vocal dos pacientes disfônicos e desafiando a nova geração de fonoaudiólogos para uma atuação clínica pautada no compromisso ético e no embasamento científico na área de Voz.

Leonardo Lopes
Felipe Moreti
Lívia Lima Ribeiro
Eliane Cristina Pereira
Organizadores

COLABORADORES

ADRIANA DE OLIVEIRA CAMARGO GOMES
Doutora em Ciências da Reabilitação pelo Hospital de Reabilitação de Anomalias Craniofaciais da Universidade de São Paulo (USP)
Professora-Associada do Curso de Fonoaudiologia da Universidade Federal de Pernambuco (UFPE)
Professora Permanente do Programa de Pós-Graduação em Saúde da Comunicação Humana da UFPE

ADRIANE MESQUITA DE MEDEIROS
Fonoaudióloga
Mestre e Doutora em Saúde Pública
Professora do Departamento de Fonoaudiologia da Universidade Federal de Minas Gerais (UFMG) nas Áreas de Voz e de Saúde Coletiva
Professora do Programa de Pós-Graduação em Ciências Fonoaudiológicas e do Programa de Pós-Graduação em Saúde Pública da UFMG

ALCIONE GHEDINI BRASOLOTTO
Especialista em Voz
Doutora em Distúrbios da Comunicação Humana pela Universidade Federal de São Paulo (UNIFESP)
Professora-Associada do Departamento de Fonoaudiologia da Faculdade de Odontologia de Bauru da Universidade de São Paulo (USP)

ALCIONE RAMOS CAMPIOTTO
Mestre em Distúrbios da Comunicação Humana pela Pontifícia Universidade Católica de São Paulo (PUC-SP)
Professora-Assistente da Faculdade de Ciências Médica da Santa Casa de São Paulo (FCMSCSP)
Coordenadora do Curso de Especialização em Voz da Irmandade da Santa Casa de Misericórdia de São Paulo

ANA CAROLINA CONSTANTINI
Professora do Curso de Fonoaudiologia da Universidade Estadual de Campinas (Unicamp)
Mestre e Doutora em Linguística com Ênfase em Fonética Acústica pela Unicamp
Curso de Especialização em Voz pelo CEV

ANA CRISTINA CÔRTES GAMA
Doutora em Distúrbios da Comunicação pela Universidade Federal de São Paulo (UNIFESP)
Professora Titular do Departamento de Fonoaudiologia da Universidade Federal de Minas Gerais (UFMG)

ANA PAULA DASSIE-LEITE
Fonoaudióloga pela Universidade Metodista de Piracicaba (UNIMEP)
Especialista em Voz pelo CEV e pela Santa Casa de São Paulo
Mestre e Doutora em Saúde da Criança e do Adolescente pela Universidade Estadual de Campinas (Unicamp) e Universidade Federal do Paraná (UFPR)
Professora Adjunta do Departamento de Fonoaudiologia da Universidade Estadual do Centro-Oeste (UNICENTRO) – Irati, PR
Experiência na Área de Voz Clínica com Atuação Principalmente nos Temas: Avaliação e Terapia de Voz, Disfonias Infantis e Disfonias Endócrinas

COLABORADORES

ANNA ALICE ALMEIDA
Fonoaudióloga
Especialista em Voz pelo Conselho Federal de Fonoaudiologia (CFFa)
Mestre em Fonoaudiologia pela Pontifícia Universidade Católica de São Paulo (PUC-SP)
Doutora em Psicobiologia pela Universidade Federal de São Paulo (UNIFESP)
Pós-Doutora em Distúrbios da Comunicação Humana pela UNIFESP
Docente do Departamento de Fonoaudiologia da Universidade Federal da Paraíba (UFPB)
Professora Permanente dos Programas de Pós-Graduação de Neurociências Cognitiva e Comportamento (PPgNeC), Modelos de Decisão e Saúde (PPgMDS) da UFPB e Programa Associado de Fonoaudiologia (PPgFon) da UFPB/UFRN

CLAUDIA ALESSANDRA ECKLEY
Doutora em Otorrinolaringologia pela Faculdade de Ciências Médicas da Santa Casa de São Paulo (FCMSCSP)
Fellow em Voz Profissional *pelo Eye and Ear Institute Thomas Jefferson University* – Philadelphia, EUA

DEBORAH FEIJÓ
Fonoaudióloga Especialista em Voz
Professora do Curso de Especialização em Voz do Centro de Estudos da Voz (CECEV)
Mestre em Distúrbios da Comunicação Humana pela Universidade Federal de São Paulo (UNIFESP)

DIANA MELISSA FARIA
Fonoaudióloga Especialista em Voz
Mestre em Fonoaudiologia Clínica pela Pontifícia Universidade Católica de São Paulo (PUC-SP)
Vice-Coordenadora do Grupo de Estudos do Processamento Auditivo em Terapia (GEPAT), SP

ELIANE CRISTINA PEREIRA
Fonoaudióloga com Curso de Especialização em Voz pelo Centro de Estudos da Voz (CEV)
Título de Especialista em Voz pelo Conselho Federal de Fonoaudiologia (CFFa)
Mestre em Distúrbios da Comunicação Humana pela Universidade Tuiuti (UTP), PR
Doutora em Saúde da Criança e do Adolescente pela Universidade Federal do Paraná (UFPR)
Professora Adjunta A do Departamento de Fonoaudiologia da Universidade Estadual do Centro-Oeste do Paraná (Unicentro)
Vice-Coordenadora do Comitê de Voz Clínica do Departamento de Voz da Sociedade Brasileira de Fonoaudiologia (SBFa) – Gestão: 2017-2019

ERICH CHRISTIANO MADRUGA DE MELO
Médico Otorrinolaringologista
Doutor em Ciências pela Faculdade de Medicina da Universidade de São Paulo (FMUSP)
Professor Adjunto de Otorrinolaringologia da Universidade Federal da Paraíba (UFPB)
Professor Adjunto de Otorrinolaringologia da Faculdade de Ciências Médicas da Paraíba (FCM-PB)

FABIANA ZAMBON
Fonoaudióloga Especialista em Voz
Mestre e Doutora em Distúrbios da Comunicação Humana pela Universidade Federal de São Paulo (UNIFESP)
Coordenadora do Programa de Saúde Vocal do Sindicato dos Professores de São Paulo (SinproSP)
Professora do Centro de Estudos da Voz (CEV)
Coordenadora do Comitê de Voz Profissional do Departamento de Voz da Sociedade Brasileira de Fonoaudiologia (SBFa) – Gestão: 2017-2019

FELIPE MORETI
Fonoaudiólogo
Mestre e Doutor em Distúrbios da Comunicação Humana pela Universidade Federal de São Paulo (UNIFESP)
Especialista em Voz, Disfagia e Motricidade Orofacial pelo Conselho Federal de Fonoaudiologia (CFFa)
Docente e Orientador dos Cursos de Especialização em Voz do Centro de Estudos da Voz (CEV) e Especialização em Disfagia do Centro Universitário Saúde ABC/Faculdade de Medicina do ABC (FMABC)
Fonoaudiólogo do Complexo Hospitalar Municipal de São Bernardo do Campo (CHMSBC)
Vice-Coordenador do Departamento de Voz da Sociedade Brasileira de Fonoaudiologia (SBFa) – Gestão: 2017-2019

FLÁVIA BADARÓ
Fonoaudióloga pela Pontifícia Universidade Católica de São Paulo (PUC-SP)
Fisioterapeuta pela Universidade de Taubaté (UNITAU)
Especialista em Linguagem pelo COGEAE da PUC-SP
Especialista em VOZ pelo Centro de Estudos da Voz (CEV)
Mestranda em Ciências da Saúde pelo Instituto de Ensino e Pesquisa (IEP-SP) do Hospital Sírio Libanês, SP
Fonoaudióloga Clínica e Professora do CEV em São Paulo
Idealizadora do Programa Atletas da Voz

GEOVÁ AMORIM
Docente da Universidade Federal de Alagoas (UFAL – Escola Técnica de Artes – ETA)
Doutor em Neuropsiquiatria e Ciências do Comportamento pela Universidade Federal de Pernambuco (UFPE)
Mestrado em Ciências – Distúrbios da Comunicação Humana pela Universidade Federal de São Paulo (UNIFESP)
Especialização em Voz pela UFPE
Vocal Coach de Profissionais da Voz Falada e Cantada

GIOVANA DIAFERIA
Fonoaudióloga
Doutoranda pelo Departamento de Neurologia Geral na Universidade Federal de São Paulo (UNIFESP)
Mestre em Ciências no Departamento de Psicobiologia na Disciplina da Medicina e Biologia do Sono, com ênfase em Distúrbios Respiratórios do Sono pela UNIFESP
Fonoaudióloga e Coordenadora do Departamento de Fonoaudiologia da Associação Brasil Parkinson, SP
Professora do Curso de Especialização do Centro de Estudos da Voz (CEV)
Pesquisadora Voluntária da Divisão da Neurocirurgia Funcional do Instituto de Psiquiatria e do Departamento de Neurologia do Hospital das Clínicas da Faculdade de Medicina da Universidade de São Paulo (HCFMUSP)
Fonoaudióloga e Coordenadora do Curso de Fonoaudiologia na Medicina do Sono pelo Instituto do Sono (AFIP/SP)
Especialista em Voz (2003)
Especialista em Motricidade Orofacial (2005)
Técnica em Polissonografia (2004) e Aperfeiçoamento em Disfagia (2006)

GLAUCYA MADAZIO
Fonoaudióloga Especialista em Voz
Professora do Curso de Especialização em Voz do Centro de Estudos da Voz (CECEV)
Mestre e Doutora em Distúrbios da Comunicação Humana pela Universidade Federal de São Paulo (UNIFESP)
Professora de Relações Interpessoais – Comunicação em Negócios do INSPER, SP

COLABORADORES

INGRID GIELOW
Fonoaudióloga Especialista em Voz
Mestre e Doutora em Ciências dos Distúrbios da Comunicação Humana
Professora do MBA da Fundação Getúlio Vargas (FGV)

JOÃO LOPES
Fonoaudiólogo
Título de Especialista em Voz, Mestre em Fonoaudiologia e Doutor em Fonoaudiologia pela Pontifícia Universidade Católica de São Paulo (PUC-SP)
Professor-Assistente da Universidade Veiga de Almeida
Autor e Coordenador do Projeto de Extensão de Readequação Vocal do Público Transgênero no Rio de Janeiro
Professor de Técnicas de Dicção e Expressão Vocal da Faculdade CAL de Artes Cênicas
Atua como Preparador Vocal de Atores e Cantores

JONIA ALVES LUCENA
Especialista em Voz com Curso no Centro de Estudos da Voz
Doutora em Psicologia Cognitiva pela Universidade Federal de Pernambuco (UFPE)
Professora Adjunta do Departamento de Fonoaudiologia da UFPE

JULIANA FERNANDES GODOY
Especialista em Voz com Curso no Centro de Estudos da Voz
Doutora em Fonoaudiologia pela Faculdade de Odontologia de Bauru da Universidade de São Paulo (USP)
Professora Adjunta do Departamento de Fonoaudiologia da Universidade Federal do Rio Grande do Norte (UFRN)

KARLA BARBOSA GUARDA PAOLIELLO
Fonoaudióloga Especialista em Audição
Especialista em Voz
Mestre em Distúrbios da Comunicação Humana

KATIA NEMR
Livre-Docente pela Faculdade de Medicina da Universidade de São Paulo (FMUSP)
Professora-Associada do Curso de Fonoaudiologia da FMUSP
Coordenadora do Laboratório de Investigação Fonoaudiológica em Voz (LIF-Voz) da FMUSP

KELLY CRISTINA ALVES SILVERIO
Fonoaudióloga
Especialista em Voz e em Motricidade Orofacial pelo Conselho Federal de Fonoaudiologia (CFFa)
Doutora em Ciências pela Universidade Estadual de Campinas (Unicamp)
Pós-Doutora pela Teacher College/Columbia University
Docente Associado do Departamento de Fonoaudiologia da Faculdade de Odontologia de Bauru da Universidade de São Paulo (FOB-USP)
Atua em Disciplinas de Voz do Curso de Graduação e no Programa de Pós-Graduação em Fonoaudiologia
Coordenadora de Grupo de Pesquisa em Voz com Apoio da FAPESP

LARISSA THAÍS DONALONSO SIQUEIRA
Professora Colaboradora na área de Voz da Universidade Estadual do Centro-Oeste (Unicentro)
Graduada em Fonoaudiologia pela Universidade de São Paulo (USP)
Mestre em Ciências pelo Programa de Pós-Graduação em Fonoaudiologia da Faculdade de Odontologia de Bauru da Universidade de São Paulo (FOB-USP)
Doutora em Ciências pelo Programa de Pós-Graduação em Fonoaudiologia da FOB-USP Realizou Capacitação Técnica em Aplicação de Estimulação Elétrica Nervosa Transcutânea (TENS) e Terapia Manual Laríngea (TML) em Indivíduos sem Queixas Vocais e com Alterações vocais

LEANDRO PERNAMBUCO
Fonoaudiólogo
Doutor em Saúde Coletiva pela Universidade Federal do Rio Grande do Norte (UFRN)
Docente do Departamento de Fonoaudiologia da Universidade Federal da Paraíba (UFPB)
Professor Permanente do Programa Associado de Pós-Graduação em Fonoaudiologia (UFPB/UFRN) e do Programa de Pós-graduação em Modelos de Decisão e Saúde
Líder do Laboratório de Estudos em Deglutição e Disfagia (LEEDis) – UFPB/Diretório de Grupos de Pesquisa-CNPq

LEONARDO LOPES
Fonoaudiólogo
Especialização em Voz pela Universidade Federal de Pernambuco (UFPE)
Mestre em Ciências da Linguagem pela Universidade Católica de Pernambuco (UNICAP)
Doutor em Linguística pela Universidade Federal da Paraíba (UFPB)
Pós-Doutorado em Distúrbios da Comunicação Humana pela Universidade Federal de São Paulo (UNIFESP)
Professor Titular do Departamento de Fonoaudiologia da UFPB
Professor Permanente do Programa Associado de Pós-Graduação em Fonoaudiologia (UFPB/UFRN), do Programa de Modelos de Decisão e Saúde (UFPB) e do Programa de Linguística (UFPB)
Bolsista de Produtividade em Pesquisa do CNPq
Coordenador do Departamento de Voz da Sociedade Brasileira de Fonoaudiologia (SBFa) – Gestão: 2017-2019

LÉSLIE PICCOLOTTO FERREIRA
Fonoaudióloga pela Pontifícia Universidade Católica de São Paulo (PUC-SP)
Mestre em Linguística Aplicada ao Ensino de Línguas pela PUC-SP
Doutora em Distúrbios da Comunicação Humana pela Universidade Federal de São Paulo (UNIFESP-EPM)
Professora Titular do Departamento de Fundamentos da Fonoaudiologia e da Fisioterapia da PUC-SP
Coordenadora do Laboratório de Voz LABORVOX da PUC-SP

LETÍCIA CALDAS TEIXEIRA
Docente do Departamento de Fonoaudiologia da Faculdade de Medicina da Universidade Federal de Minas Gerais (UFMG)
Professora Permanente do Programa de Pós-Graduação em Ciências Fonoaudiológicas da Faculdade de Medicina da UFMG

LÍVIA LIMA RIBEIRO
Fonoaudióloga
Especialista em Voz pelo Centro de Estudo da Voz (CEV) e pelo Conselho Federal de Fonoaudiologia (CFFa)
Mestre em Psicologia pela Universidade Federal do Espírito Santo (UFES)
Doutora em Distúrbios da Comunicação Humana pela Universidade Federal de São Paulo (UNIFESP)
Pós-Doutoranda em Distúrbios da Comunicação Humana pela UNIFESP
Professora Orientadora do Curso de Especialização em Voz do Centro de Estudos da Voz (CEV)
Coordenadora do Comitê de Voz Clínica do Departamento de Voz da Sociedade Brasileira de Fonoaudiologia (SBFa) – Gestão: 2017-2019

LUCIANO RODRIGUES NEVES
Médico Otorrinolaringologista
Mestre e Doutor em Ciências pela Universidade Federal de São Paulo (UNIFESP)
Presidente da Academia Brasileira de Laringologia e Voz (ABLV) – Gestão: 2015-2017
Editor da Área de Laringologia do *Brazilian Journal of Otorhinolaryngology* (BJORL)

MARA BEHLAU
Fonoaudióloga Especialista em Voz
Professora do Curso de Especialização em Voz do Centro de Estudos da Voz (CECEV)
Mestre e Doutora em Distúrbios da Comunicação Humana pela Universidade Federal de São Paulo (UNIFESP)
Professora de Relações Interpessoais – Comunicação em Negócios do INSPER
Docente Permanente do Programa de Pós-Graduação em Distúrbios da Comunicação Humana da UNIFESP (EPM)

MARCIA H. M. MENEZES
Fonoaudióloga Clínica, Consultora e *Coach*, Especialista em Voz
Mestre em Distúrbios da Comunicação pela Pontifícia Universidade Católica de São Paulo (PUC-SP)
Doutora em Ciências – Área de Concentração Otorrinolaringologia pela Faculdade de Medicina da Universidade de São Paulo (FMUSP)
Ex-Professora Universitária Responsável pelas Disciplinas de Voz e Fluência do Curso de Fonoaudiologia da Universidade Guarulhos, SP (1996-2014)
Capacitação em Eletroestimulação
Professora de Voz Clínica em Cursos de Eletroestimulação Aplicada à Fonoaudiologia desde 2016

MARIA ELZA KAZUMI YAMAGUTI DORFMAN
Graduação em Fonoaudiologia pela Pontifícia Universidade Católica de Campinas (PUC-Campinas)
Especialista em Voz pelo Conselho Federal de Fonoaudiologia (CFFa)
Fonoaudióloga do Hospital de Clínicas de Porto Alegre (HCPA)
Fonoaudióloga do Grupo de Assistência e Pesquisa em Laringologia e Voz e do Programa de Identidade de Gênero (PROTIG) do HCPA
Preceptora do Programa Institucional de Cursos de Capacitação e Aperfeiçoamento Profissional (PICCAP)/Voz do HCPA

MARÍA EUGENIA DAJER
Professora do Departamento de Engenharia Elétrica da Universidade Tecnológica Federal do Paraná (UTFPR) – Cornélio Procópio, PR
Pós-Doutora pela Otorrinolaringologia da Faculdade de Medicina da Universidade de São Paulo (FMUSP)
Doutora em Ciências e Mestre em Bioengenharia pela Escola de Engenharia de São Carlos – USP
Fonoaudióloga pela *Escuela de Fonoaudiología da Universidad Nacional de Córdoba* (1994)
Experiência nas Áreas de Comunicação e Voz, Análise Acústica e Metodologia da Pesquisa

MARINA PADOVANI
Fonoaudióloga pela Universidade Federal de São Paulo (UNIFESP)
Especialista em Voz pelo Conselho Federal de Fonoaudiologia (CFFa)
Mestre e Doutora em Ciências (Fonoaudiologia) pela UNIFESP
Professora do Curso de Fonoaudiologia do Mestrado em Saúde da Comunicação Humana da Faculdade de Ciências Médicas da Santa Casa de São Paulo (FCMSCSP)
Ex-Docente e Coordenadora de Estágios do Curso de Graduação em Fonoaudiologia do Centro Universitário FMU/Rede Laureate
Professora e Pesquisadora do Centro de Estudos da Voz (CEV)
Membro Sócio e Presidente da Comissão de Ensino da Sociedade Brasileira de Fonoaudiologia (SBFa) – Gestão: 2017-2019
Atua como Fonoaudióloga Clínica, Principalmente nas Áreas: de Expressividade e Comunicação e em Transtornos Neurológicos/Motores da Fala, Câncer de Cabeça e Pescoço, com Enfoque em Fala, Voz, Deglutição e Cognição

MAYSA TIBÉRIO UBRIG
Doutora em Ciências pelo Programa de Otorrinolaringologia da Faculdade de Medicina da Universidade de São Paulo (FMUSP)
Especialista em Voz pelo Centro de Estudos da Voz (CEV) e pelo Conselho Federal de Fonoaudiologia (CFFa)
Secretária Geral do Departamento de Voz da Sociedade Brasileira de Fonoaudiologia (SBFa) – Gestão: 2014-2016

PATRICIA BALATA
Fonoaudióloga Especialista em Voz pelo Conselho Federal de Fonoaudiologia (CFFa)
Mestre em Hebiatria pela Universidade de Pernambuco (UPE)
Doutora em Neuropsiquiatria e Ciências do Comportamento pela Universidade Federal de Pernambuco (UFPE)
Atua no Hospital dos Servidores de Pernambuco e é Pesquisadora do Grupo de Pesquisa Patofisiologia do Sistema Estomatognático da UFPE no Estudo do Uso de Tecnologias na Área de Voz

PRISCILA OLIVEIRA COSTA SILVA
Fonoaudióloga
Mestra e Doutora em Modelos de Decisão em Saúde da Universidade Federal da Paraíba (UFPB)
Docente do Departamento de Fonoaudiologia da UFPB
Pesquisadora Integrante do Laboratório Integrado de Estudos da Voz (LIEV) da UFPB/Diretório de Grupos de Pesquisa-CNPq
Secretária do Departamento de Voz da Sociedade Brasileira de Fonoaudiologia (SBFa) – Gestão: 2017-2019

RENATA RANGEL AZEVEDO
Doutora em Ciências da Comunicação pela Universidade Federal de São Paulo (UNIFESP)
Professora Adjunta do Departamento de Fonoaudiologia da UNIFESP
Especialista em Voz pelo Conselho Federal de Fonoaudiologia (CFFa)

RODRIGO DORNELAS
Professor do Curso de Fonoaudiologia da Faculdade de Medicina da Universidade Federal do Rio de Janeiro (UFRJ)
Doutor em Fonoaudiologia e Especialista em Voz pela Pontifícia Universidade Católica de São Paulo (PUC-SP)
Mestre em Ciências da Saúde pela Universidade de Brasília (UnB)

ROSIANE YAMASAKI
Fonoaudióloga pela Universidade Federal de São Paulo (UNIFESP)
Especialista em Distúrbios da Comunicação Humana pela UNIFESP
Especialista em Voz pelo Centro de Estudos da Voz (CEV)
Pós-Doutorado pelo Departamento de Otorrinolaringologia do Hospital das Clínicas da Faculdade de Medicina da Universidade de São Paulo (HC-FMUSP)
Professora do Centro do CEV

THAYS VAIANO
Fonoaudióloga pela Faculdade de Ciências Médicas da Santa Casa de São Paulo (FCMSCSP)
Especialista em Voz pelo Conselho Federal de Fonoaudiologia (CFFa)
Mestre e Doutora em Distúrbios da Comunicação Humana pela Universidade Federal de São Paulo (UNIFESP)
Especialista em Fisiologia do Exercício Aplicada à Clínica pela UNIFESP
Professora do Centro de Estudos da Voz (CEV)
Coordenadora da Formação Integrada em Voz (FIV)
Idealizadora e Diretora do Atletas da Voz
Membro do *Board* do Capítulo Brasileiro da *The Voice Foundation*
Vice-Coordenadora do Comitê de Voz Profissional do Departamento de Voz da Sociedade Brasileira de Fonoaudiologia (SBFa) – Gestão: 2017-2019

VANESSA PEDROSA
Fonoaudióloga Especialista em Voz
Especialização em Distúrbios da Comunicação Humana
Mestre e Doutora em Ciências com Enfoque em Prática Baseada em Evidências pela Universidade Federal de São Paulo (UNIFESP)
Diretora da Fonoevidence Assessoria e Consultoria em Fonoaudiologia, SP

VANESSA VEIS RIBEIRO
Fonoaudióloga pela Universidade Estadual do Centro-Oeste (Unicentro)
Especialista em Voz pelo Centro de Estudos da Voz (CEV) e pelo Conselho Federal de Fonoaudiologia (CFFa)
Especializanda em Estatística pela Universidade Federal de Minas Gerais (UFMG)
Mestre em Distúrbios da Comunicação Humana pela Universidade Federal de Santa Maria (UFSM)
Doutora em Ciências pela Universidade de São Paulo (USP)
Pós-Doutoranda em Distúrbios da Comunicação Humana pela USP

ZULEICA CAMARGO
Doutora e Pós-Doutora em Linguística Aplicada e Estudos da Linguagem (LAEL)
Professora do PEPG em LAEL
Pesquisadora do Laboratório Integrado de Análise Acústica e Cognição (LIAAC) da Pontifícia Universidade Católica de São Paulo (PUC-SP)
Professora Titular da Fundação Armando Álvares Penteado-FAAP, SP
Fonoaudióloga e Docente do CEFAC Saúde & Educação, SP

SUMÁRIO

1 DETERMINANTES DOS DISTÚRBIOS DE VOZ E A ANAMNESE NA CLÍNICA VOCAL 1
   Léslie Piccolotto Ferreira ▪ Ana Carolina Constantini ▪ Katia Nemr

2 DESAFIOS E REFERÊNCIAS NA AVALIAÇÃO PERCEPTIVO-AUDITIVA DA VOZ 9
   Rosiane Yamasaki ▪ Ana Cristina Côrtes Gama

3 ANÁLISE ACÚSTICA NA CLÍNICA VOCAL 31
   Leonardo Lopes ▪ María Eugenia Dajer ▪ Zuleica Camargo

4 PROTOCOLOS DE AUTOAVALIAÇÃO NA CLÍNICA VOCAL: DESENVOLVIMENTO,
   VALIDAÇÃO E ATUALIDADES 49
   Felipe Moreti ▪ Leandro Pernambuco ▪ Priscila Oliveira Costa Silva

5 AVALIAÇÃO OTORRINOLARINGOLÓGICA DA REGIÃO FARINGOLARÍNGEA 61
   Luciano Rodrigues Neves ▪ Erich Christiano Madruga de Melo

6 FISIOLOGIA DO EXERCÍCIO NA CLÍNICA VOCAL 71
   Thays Vaiano ▪ Flávia Badaró

7 DISFONIAS COMPORTAMENTAIS 81
   Fabiana Zambon ▪ Letícia Caldas Teixeira ▪ Anna Alice Almeida

8 DISFONIA POR DOENÇA DO REFLUXO GASTROESOFÁGICO E REFLUXO
   LARINGOFARÍNGEO 95
   Claudia Alessandra Eckley ▪ Alcione Ramos Campiotto

9 DISFONIAS NEUROLÓGICAS: DIAGNÓSTICO DIFERENCIAL 105
   Marina Padovani ▪ Giovana Diaferia

10 ESTIMULAÇÃO ELÉTRICA NA CLÍNICA VOCAL: TENDÊNCIAS ATUAIS 119
   Kelly Cristina Alves Silverio ▪ Larissa Thaís Donalonso Siqueira ▪ Marcia H. M. Menezes

11 *BIOFEEDBACK* ELETROMIOGRÁFICO NA CLÍNICA VOCAL 139
   Patricia Balata ▪ Vanessa Veis Ribeiro ▪ Geová Amorim

12 DISFONIA INFANTIL: AVANÇOS E ATUALIDADES 149
   Lívia Lima Ribeiro ▪ Eliane Cristina Pereira ▪ Ana Paula Dassie-Leite

13 A VOZ DA PESSOA TRANSGÊNERO –
   DESAFIOS E POSSIBILIDADES NA CLÍNICA VOCAL 173
   João Lopes ▪ Maria Elza Kazumi Yamaguti Dorfman ▪ Rodrigo Dornelas

14 DISFONIA E PROCESSAMENTO AUDITIVO CENTRAL 181
Ingrid Gielow ▪ Karla Barbosa Guarda Paoliello ▪ Diana Melissa Faria

15 VOZ NA SENESCÊNCIA 193
Alcione Ghedini Brasolotto ▪ Jonia Alves Lucena ▪ Juliana Fernandes Godoy

16 TERAPIA BREVE INTENSIVA NOS DIFERENTES DISTÚRBIOS DA VOZ 205
Mara Behlau ▪ Glaucya Madazio ▪ Deborah Feijó

17 ATUAÇÃO FONOAUDIOLÓGICA PRÉ- E PÓS-MICROCIRURGIA DE LARINGE 217
Renata Rangel Azevedo ▪ Adriana de Oliveira Camargo Gomes ▪ Maysa Tibério Ubrig

**18 DESAFIOS NA AVALIAÇÃO E IMPLEMENTAÇÃO DAS
EVIDÊNCIAS CIENTÍFICAS NA CLÍNICA VOCAL** 235
Vanessa Pedrosa ▪ Adriane Mesquita de Medeiros

ÍNDICE REMISSIVO 249

Fundamentos e
Atualidades em Voz Clínica

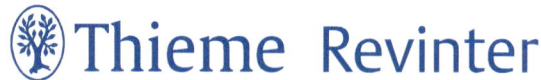

DETERMINANTES DOS DISTÚRBIOS DE VOZ E A ANAMNESE NA CLÍNICA VOCAL

CAPÍTULO 1

Léslie Piccolotto Ferreira
Ana Carolina Constantini
Katia Nemr

INTRODUÇÃO

O fonoaudiólogo atualmente pode ser responsável por atendimento clínico-terapêutico, ações de promoção de saúde, prevenção ou proteção de distúrbios de voz e procedimentos de aperfeiçoamento vocal. Cada uma dessas formas de atuação requer um procedimento específico quando estamos frente àquele que nos procura. Este capítulo, em especial, é sobre o atendimento clínico-terapêutico que vamos falar: é sobre o primeiro encontro com o sujeito que procura a clínica de voz, para resolver uma questão relacionada à sua voz.

A temática é complexa, pois a condução do processo tem, por trás, a concepção de homem e de mundo em que o terapeuta acredita, assim, este tema não se esgota em apenas um modelo escolhido para a condução desta etapa tão importante do processo terapêutico. Talvez para deixar mais claro podemos pensar em algo semelhante ao que acontece na Medicina, quando se fala de alopatia e de homeopatia: a primeira tem como foco a eliminação do sintoma e busca soluções para neutralizá-lo; para a segunda, a doença não tem uma causa mecânica, e é fruto de um desequilíbrio do organismo, e, assim, o olhar deve ir para além do sintoma expresso.

Dessa forma, no primeiro contato com o paciente, o fonoaudiólogo tem o desafio de entender o sintoma, sem perder de vista a possibilidade de ele estar atrelado a questões de natureza não apenas orgânica, mas também psicossocial.

Pensar na voz e, consequentemente, no distúrbio de voz acreditando que o mesmo é resultado de uma alteração puramente orgânica, conduz o terapeuta a considerar a aplicação de instrumentos e procedimentos que vão nessa direção. Por outro lado, entender que a voz é fruto de uma complexa rede em que o contexto social e o psiquismo podem estar imbricados no orgânico, como causa ou consequência de sua instalação, faz o terapeuta buscar outras formas de atuação, aguçando sua escuta para outras possibilidades que não as dadas apenas por um ouvir aquela voz, no seu contexto de qualidade vocal.

Não queremos aqui definir qual é a conduta certa ou que caminho seguir. Muito menos concluir se vamos optar por uma entrevista aberta ou pela coleta de respostas definidas por um instrumento. A escolha vai acontecendo no decorrer das leituras, dos atendimentos, dos entendimentos, pois se a proposta desse momento é o terapeuta agir sobre a história daqueles que nos procuram, sem dúvida nenhuma as histórias dessas pessoas vão, com o decorrer do tempo, mudando esse terapeuta.

Como diz Orlandi (1993) "o homem faz sua história, mas esta não lhe é transparente", e é no primeiro contato que sujeito e fonoaudiólogo começam a construir a transparência de sua história.[1] Ao chegar, é como se o paciente trouxesse um quebra-cabeças em que todas as suas questões estivessem "embaralhadas". Terapeuta e sujeito juntos vão aos poucos montando esse quebra-cabeça, que, muitas vezes, se completa apenas no final do processo.

O que queremos dizer com isso: não podemos ir em um primeiro encontro com a expectativa de que entenderemos todas as questões do sujeito e os determinantes daquele distúrbio de voz que ouvimos. Aliás, diríamos que seria importante manter a isenção de pré-conceitos ou de entender que algumas questões são naturais. Muitas vezes, frente a um professor que diz apresentar um problema de voz, tendemos a imaginar que o distúrbio se instalou por conta de sua profissão, quando, na verdade, outros determinantes podem estar em jogo, de forma mais marcantes.

No processo terapêutico, o fonoaudiólogo deve ouvir, avaliar e propor um procedimento para reverter o problema, em uma sequência contínua. Diríamos que esse primeiro momento se repete em outros tantos, em um processo em que questionamos junto ao sujeito, para, na sequência, avaliar as possibilidades e, em seguida, tratar no sentido de buscar reverter o quadro que se apresenta: questionar, avaliar, tratar, questionar, avaliar, tratar...

Certamente, cabe ao fonoaudiólogo ter a clareza em suas perguntas iniciais se ele está atento e preocupado apenas com a história do distúrbio, ou se para ele a história do sujeito fará mais sentido na condução do processo terapêutico. Além disso, quanto ele consegue fazer o sujeito "entrar" no processo, sendo não apenas um mero executor dos exercícios a serem propostos, mas de alguém que traz percepções sobre a sua voz em diferentes contextos do dia a dia.

Embora fale para educadores na relação com seus alunos, Freire (1986) lembra algo pertinente para o momento em que o fonoaudiólogo tem contato pela primeira vez com o sujeito: é no diálogo que podemos explicitar o que sabemos e o que não sabemos, para que juntos possamos atuar para transformar aquela realidade.[2]

O QUE PERGUNTAR?

A Fonoaudiologia herdou de duas outras especialidades a forma como indagar o sujeito: da Medicina a maneira mais diretiva, por meio do levantamento de dados, com foco mais voltado para a doença; e da Psicologia, as características da entrevista não diretiva, possibilitando um maior conhecimento psicossocial do entrevistado.[3]

Pode-se dizer que o ponto de partida é conhecer a queixa, e uma pergunta do tipo "conte para mim porque você me procurou?" se bem "ouvida" pode trazer aspectos interessantes e importantes para a condução do caso. Não somente o conteúdo do que é dito, mas a forma do que é dito pode, aos poucos, fazer emergir questões que darão uma sequência de possibilidades para outros questionamentos.

Não podemos perder de vista a resposta à essa pergunta, pois ela será provavelmente o fio condutor do processo: ou por ter escancarado o problema, ou por ter camuflado o mesmo. Importante lembrar que, em muitos casos, o sujeito precisa daquele sintoma como um sentido ou uma explicação para um problema de outra natureza.

Queremos, em outras palavras, dizer que é necessário, além de "ouvir" a impressão inicial sobre aquela voz, "escutar" o que é dito para além dela. Ou seja, acolher toda queixa ou relato do sujeito, mesmo quando possa parecer não estar diretamente relacionada ao diagnóstico e tratamento.

Em especial nos casos de distúrbio de voz deve-se questionar se o sujeito passou por exame médico realizado pelo otorrinolaringologista. Caso não tenha, será importante o encaminhamento uma vez que esse exame trará informações na direção das condições orgânicas do aparato fonador que poderão servir para conduzir o processo terapêutico.

Questões mais objetivas, do tipo "você fuma?" ou "você fala muito?" podem direcionar para a explicação do aparecimento da doença, enquanto as mais abertas, "fale sobre o seu trabalho", "conte como é o seu final de semana" buscam compreender a dinâmica, e trazer de forma mais contextualizada as questões do sujeito. Quando perguntamos sobre o contexto profissional, não basta saber o que ele faz, mas como ele faz, em quais condições de ambiente e de organização ele trabalha, e a relação que estabelece com esse contexto. Dessa forma, ainda, pode-se entender a percepção que o sujeito tem de seu problema e o quanto ele conhece ou não de sua voz.

Ao levantarmos o tempo em que o distúrbio de voz se estabeleceu, não apenas o aspecto cronológico deve ser questionado, mas a percepção do sujeito quanto às mudanças ocorridas nesse tempo e às limitações advindas da voz nesse período.

Importante lembrar que a produção da voz não está circunscrita à laringe e aos sistemas relacionados a essa produção (sistema produtor de coluna de ar, sistema vibrador e sistema ressoador/articulador), e, portanto, qualquer aspecto relacionado à saúde é importante pois diversos problemas (dor nas costas, de cabeça, refluxo gastroesofágico, problemas gástricos, respiratórios, endocrinológicos, entre outros) podem estar, direta ou indiretamente, relacionados à questão de voz trazida pelo sujeito. Nessa direção, destaque deve ser dado à medicação prescrita para o sujeito, por outro profissional. Realizar um levantamento dela e entender quais são os efeitos gerados pela mesma no corpo e em especial na voz pode auxiliar no melhor entendimento do distúrbio de voz.

Nemr *et al.* (2018) descreveram princípios ativos usados por indivíduos disfônicos em cujas bulas havia referência a efeitos nocivos diretos ou indiretos na voz.[4] Esses se associaram aos sintomas de garganta seca e falta de ar para falar. Além dos medicamentos prescritos, os medicamentos isentos de prescrição (MIPs) merecem atenção do fonoaudiólogo e devem ser considerados nessa investigação. Da mesma forma, o uso contínuo ou não dessas substâncias poderá interferir no processo terapêutico.

Outro aspecto que, na maioria das vezes, está relacionado com o distúrbio de voz diz respeito aos hábitos do sujeito no seu dia a dia. Assim, fumo, álcool, drogas, condições de sono, alimentação, momentos de lazer, uso da voz, são aspectos importantes de serem entendidos. Cabe ao fonoaudiólogo, ouvir o que o sujeito tem para falar a respeito e, na sequência, conversar com ele, não no sentido de prescrever a proibição daqueles que a literatura traz como prejudiciais, mas alertar e ajudá-lo na direção de rever determinados hábitos. Diríamos que a nossa tarefa é dentre esse "cardápio" de possibilidades, buscar aquele(s) que de fato, para o sujeito, pode(m) fazer bem ou mal. Para alguns pode ser estar exposto a ar-condicionado, para outros ingerir água gelada, e para outros ainda, nenhum ou vários desses interfere na sua voz. Mudança de hábito requer empenho, e o fonoaudiólogo pode auxiliar no incentivo e no destaque de aspectos positivos gerados pela nova opção do sujeito.

Neste mundo globalizado em que as pessoas estão expostas a fatores de agressão, a voz pode ser um dos aspectos dessa exposição: qualidade ruim de sono, alimentação rápida e muitas vezes não natural, estresse, preocupações, excesso de trabalho, exposição a poeira, ar-condicionado, ambientes muito frios ou muito quentes, podem trazer consequências não apenas físicas, mas emocionais.

Raros são os casos em que aspectos emocionais não estão presentes no processo com maior ou menor peso, e, portanto, devem ser considerados. Ter uma escuta atenta e buscar dar maior transparência ao que está sendo dito podem auxiliar o sujeito a entender melhor o que está acontecendo e reverter a situação. Outros casos necessitarão de um encaminhamento específico, que, muitas vezes, é demandado pelo próprio sujeito, quando se vê incapaz de sozinho trabalhar as questões apresentadas.

Uma atuação conjunta e interdisciplinar quando necessária beneficia a todos e pode auxiliar os envolvidos na busca por reverter o problema de voz, otimizá-la e melhorar a qualidade de vida do sujeito.

Os papéis sociais desempenhados pelo sujeito no seu dia a dia, ou seja, a descrição das relações familiares, de amizade ou profissionais também podem ser foco de investigação e, posteriormente, constituir em material a ser tratado em terapia com o objetivo de entender melhor quem é o sujeito que nos procura.

Da mesma forma, atividades de lazer (o que o sujeito faz em suas horas ditas "de folga"?) ou mesmo as físicas devem ser perguntadas para que possamos compreender melhor o seu dia a dia, e discutir as possíveis relações dessas com o distúrbio de voz apresentado pelo sujeito.

Três grandes estudos epidemiológicos apontaram para alguns fatores associados à presença de disfonia em diferentes populações. Em idosos, a disfonia foi associada à presença de esforço vocal, desconforto vocal e presença de refluxo laringofaríngeo;[5] em professores, houve associação novamente com esforço vocal, além da fadiga vocal;[6] e, em uma população adulta, os autores observaram associação entre disfonia e problemas auditivos e com o hábito de fumar.[7] Certamente, a investigação destas sensações (desconforto e esforço), bem como de fatores de risco (fumo) e questões de saúde associadas (problemas auditivos e refluxo laringofaríngeo) devem fazer parte da entrevista inicial, seja por meio de um instrumento mais estruturado ou por meio de uma entrevista aberta. Assim, fica claro que o fonoaudiólogo também deve-se nortear pelo conhecimento científico para guiar esta etapa tão importante do processo terapêutico.

O levantamento desses dados não deve ser exclusivamente para que o fonoaudiólogo possa redigir um relatório de avaliação mais completo. A queixa apresentada associada à avaliação fisiológica (ORL) e fonoaudiológica compartilhada com o sujeito permitirão que ele entenda os motivos pelos quais apresenta esse quadro de disfonia, ajudando-o a compreender o porquê da(s) sua(s) queixa(s) e como se sente com seus sintomas. Essa tarefa pode auxiliar o sujeito a compreender melhor a sua doença e ir em busca de uma comunicação otimizada e eficaz para suas demandas, necessidades e expectativas de forma mais autônoma, sob a tutela do fonoaudiólogo.

COMO PERGUNTAR?

A literatura mundial é rica em pesquisas sobre voz clínica. Em muitas dessas publicações, os autores fazem referência à anamnese, mas, na maioria dos casos, sem descrever os tópicos abordados, ou o tipo de investigação, se mais aberta, semiaberta ou estruturada. Quando presentes referem-se predominantemente a aspectos específicos de determinadas amostras, foco da pesquisa, como uma doença ou uma profissão.

Como dito na introdução deste capítulo, as informações coletadas na anamnese (primeiro encontro ou investigação inicial) compõem o ponto de partida de um processo dinâmico, no qual uma análise qualitativa dos dados inicialmente descritos poderá se constituir em um panorama rico de contextualização da disfonia. Associado à essa análise, a mensuração de alguns aspectos desse universo no qual o indivíduo disfônico está inserido tem sido descrita e aplicada em estudos de voz clínica no Brasil e no mundo.

Roteiros previamente estabelecidos oferecem dados quantitativos com escores totais e parciais e sinalizam pontos relevantes desse contexto e que, como dito anteriormente, podem ser aprofundados qualitativamente.

Tais roteiros foram elaborados por especialistas para serem aplicados nesse momento em que o indivíduo relata sua queixa ou o motivo da procura por um tratamento especializado. Algumas propostas nacionais e outras internacionais com traduções, validações e/ou adaptações para diversas línguas incluindo o português brasileiro, foram priorizados neste capítulo.

Destacam-se neste contexto as propostas estruturadas que avaliam a presença e/ou frequência e/ou intensidade de sintomas vocais gerais, como a Escala de Sintomas Vocais[8] ou específicos para uma determinada profissão (como o Índice de Triagem de Distúrbio de Voz – professores).[9] Há ainda propostas que se destinam não apenas como uma anamnese, mas também para mapeamento em triagens, já que se destinam a qualquer faixa etária e sexo (como o Protocolo de rastreio de risco de disfonia – geral).[10] Todos apresentam particularidades e limitações diante da complexidade apontada na introdução deste capítulo, mas são instrumentos auxiliares relevantes na clínica de voz.

Seja qual for o roteiro de eleição do fonoaudiólogo na construção dessa investigação, associam-se a aplicação de protocolos que mensuram a qualidade de vida geral. Cada vez mais os profissionais têm feito uso desses instrumentos e, da mesma forma que os específicos, apresentam traduções, validações e/ou adaptações para diversas línguas incluindo o português brasileiro, como o SF-36[11] e WHOQOL.[12]

Na área da voz, existem ainda propostas com o objetivo de mensurar o impacto da qualidade de vida em voz ou o índice de desvantagem vocal, que tratam especificamente do impacto da voz na vida daquele indivíduo. Há ainda adaptações para determinados grupos, como para a voz cantada (Índice de Desvantagem para o Canto Moderno – IDCM),[13] para transexuais (Questionário de autoavaliação vocal para transexuais de homem para mulher - QVT^{H-M})[14] e para câncer de cabeça e pescoço (UW-QOL)[15] e EORTC-QLQ e H&N.[16]

Vale destacar que esses recursos, aplicados em associação ou não, podem ser utilizados em momentos diferentes do processo terapêutico, apontando para uma evolução na medida em que a autopercepção do contexto no qual a voz se insere fica mais claro para o indivíduo disfônico.

A seguir elencamos algumas das propostas estruturadas disponíveis na literatura sobre o tema, considerando que, certamente, não conseguiremos contemplar neste capítulo todas elas. Priorizamos as propostas nacionais e internacionais, essas com as respectivas equivalências culturais da versão brasileira, traduzidas e/ou validadas para o português brasileiro (Quadro 1-1).

A utilização de uma abordagem semiaberta durante o processo de anamnese de um sujeito com distúrbio de voz pode ser interessante visto que, neste caso, há uma confluência de aplicação de estratégias mais direcionadas a questões específicas e, ao mesmo tempo, esta ferramenta permite que o sujeito e o terapeuta, a partir do discurso trazido pelo sujeito, construam o fio condutor da anamnese com questões que podem surgir durante a consulta.

Consideramos a utilização desta abordagem como um sistema híbrido, que permite algumas concessões, mas nem por isso deixa de necessitar de um planejamento de um roteiro previamente estruturado, que pode ser com base em instrumentos consagrados

Quadro 1-1. Protocolos Nacionais e Internacionais com Tradução e/ou Validação para o Português Brasileiro

Protocolos	Autores	Português brasileiro
Qualidade de vida geral		
SF-36		Ciconelli et al. (1999)[11]
WHOQOL-100	The Whoqol Group (1998)[12]	The Whoqol Group (1998)[12]
WHOQOL-bref	The Whoqol Group (1998)[12]	The Whoqol Group (1998)[12]
Qualidade de vida e voz/desvantagem vocal		
V-RQOL/QVV	Hogikyan e Sethuraman (1999)[17]	Gasparini e Behlau (2009)[18]
VHI/IDV	Jacobson et al. (1997)[19]	Behlau et al. (2011)[20]
VHI-10/IDV-10	Rosen et al. (2004)[21]	Costa et al (2013)[22]
Sintomas vocais		
VoiSS/ESV	Deary et al. (2003)[23]	Moreti et al. (2014)[8]
ITDV (professor)	Ghirardi et al. (2013)[9]	Ghirardi et al. (2013)[9]
Condições do ambiente e organização do trabalho		
CPV-P - professor	Ferreira et al. (2007)[24]	Ferreira et al. (2007)[24]
CPV-A - ator	Ferraz et al. (2018)[25]	Ferraz et al. (2018)[25]
Autoavaliação de grupos específicos		
MSHI/IDCM	Fussi e Fuschini (2008)[26]	Moreti et al. (2011)[13]
TVQM-F/QVTH-M	Dacakis et al. (2013)[27]	Santos et al. (2015)[14]
Investigação inicial geral		
Protocolo de rastreio de risco de disfonia-geral	Nemr et al. (2016)[10]	Nemr et al. (2016)[10]

pela literatura ou com base nos determinantes do distúrbio de voz, também discutidos na introdução deste capítulo.

Os questionamentos iniciais feitos pelo fonoaudiólogo ao seu paciente se apoiam em dados epidemiológicos disponíveis que apontam para possíveis causadores do distúrbio. Entretanto, a partir desses questionamentos, novas hipóteses podem ser construídas considerando o discurso do sujeito, de acordo com situações momentâneas trazidas durante o processo e que podem fornecer informações de grande importância para o entendimento do problema e posterior conduta.

Ao optar por uma abordagem semiaberta, o fonoaudiólogo pode, por exemplo, lançar mão de algum instrumento de rastreio e, após análise quantitativa de seus resultados, considerar aspectos qualitativos das respostas dadas pelo sujeito. Por exemplo, ao analisar a presença de sintomas vocais habituais experimentados pelos sujeitos, além do cálculo do escore, o terapeuta pode investigar qual a frequência de aparecimento dos sintomas ou quando o sujeito os vivencia. Além disso, após aplicação de roteiros específicos, pode-

-se querer saber: quais são as situações em que sentiu desvantagem social, profissional e emocional em virtude da presença do distúrbio de voz?

Por outro lado, há a necessidade de o terapeuta estar atento a todas as possibilidades e conseguir fazer a confluência dos dados apresentados, muitas vezes transformando-os em questionamentos ao sujeito, com a finalidade de conhecer melhor sobre sua história. É claro que o inverso também pode e deve acontecer. O fonoaudiólogo pode utilizar questões abertas e, a partir do que foi trazido pelo sujeito, buscar instrumentos de rastreio que quantifiquem algumas questões apresentadas.

Na direção do que foi apontado como essencial para o planejamento terapêutico é importante destacar que o fonoaudiólogo, no seu exercício profissional deve estar amparado na definição da clínica ampliada. Esse conceito preconiza: ver o sujeito que nos procura sempre de modo singular; assumir a responsabilidade sobre ele; buscar ajuda em outros setores para melhor atendê-lo (intersetorialidade); reconhecer seus limites, assim como de outros profissionais e das tecnologias empregadas, buscando sempre outros conhecimentos; e por fim assumir um compromisso ético, com permanente avaliação de seus próprios valores e dos valores em jogo na sociedade.[28]

CONSIDERAÇÕES FINAIS

A anamnese é parte importante e fundamental na clínica de voz. É a chave para entender os fatores causadores e mantenedores e, muitas vezes, determinantes, da queixa vocal apresentada pelo sujeito, para conhecer sua história e suas emoções e sensações frente ao problema.

Todas as abordagens apresentadas aqui são reconhecidamente utilizadas e contribuem para que o clínico consiga nortear o seu planejamento terapêutico e melhor conduta. Entretanto, alguns fatores como a formação do terapeuta, as características do paciente e, até mesmo, o local de atuação, podem fazer com que haja preferências e determinar a escolha de uma ou outra abordagem no momento da anamnese.

Este capítulo evidencia que estas formas de conduzir a anamnese são válidas e podem, muitas vezes, se comunicar para que o objetivo final deste processo seja atingido.

REFERÊNCIAS BIBLIOGRÁFICAS

1. Orlandi EP. As Formas do Silêncio. No Movimento dos Sentidos. Campinas, SP: Ed. Unicamp; 1993.
2. Freire M. A paixão de conhecer o mundo. Rio de Janeiro: Paz e Terra; 1986.
3. Araujo NA, Ferreira LP. Entrevista: Escuta e Interpretação das Queixas Fonoaudiológicas. In: Araújo NA, Queiroga B, Lucena JA, Studart L, (org). Questões Contemporâneas da Clínica Fonoaudiológica. Recife Editora UFPE, 2018:31-40.
4. Nemr K, Silva ADC, Rodrigues DA, Zenari MS. Medications and adverse voice effects. J Voice. 2018;32(4):515.e29-515.e39.
5. Roy N, Stemple J, Merrill RM, Thomas L. Epidemiology of voice disorders in the elderly: preliminary findings. Laryngoscope. 2007;117(4):628-33.
6. Behlau M, Zambon F, Guerrieri AC, Roy N. Epidemiology of voice disorders in teachers and non-teachers in Brazil: prevalence and adverse effects. J Voice. 2012;26(5):665.e9-18.
7. Lyberg-Åhlander V, Rydell R, Fredlund P, Magnusson C, Wilén S. Prevalence of Voice Disorders in the General Population, Based on the Stockholm Public Health Cohort. J Voice. 2018; pii:S0892-1997(18):30175-9.
8. Moreti F, Zambon F, Oliveira G, Behlau M. Cross-cultural adaptation, validation, and cutoff values of the Brazilian version of the Voice Symptom Scale - VoiSS. J Voice. 2014;28(4):458-68.

9. Ghirardi AC, Ferreira LP, Giannini SP, Latorre MR. Screening Index for Voice Disorder (SIVD): development and validation. J Voice. 2013;27(2):195-200.
10. Nemr K, Simões-Zenari M, Duarte JM, Lobrigate KE, Bagatini FA. Dysphonia risk screening protocol. Clinics. São Paulo, 2016;71(3):114-27.
11. Ciconelli RM, Ferraz MB, Santos W, Meinao I, Quaresma MR. Brazilian–Portuguese version of the SF-36. A reliable and valid quality of life outcome measure. Rev Bras Reumatol. 1999;39:143-115.
12. The Whoqol Group. The World Health Organization quality of life assessment (WHOQOL): Development and general psychometric properties. Soc Sci Med. 1998;46(12):1569-85.
13. Moreti, F, Rocha C, Borrego MCM, Behlau M. Desvantagem vocal no canto: análise do protocolo Índice de Desvantagem para o Canto Moderno - IDCM. Rev Soc Bras Fonoaudiol. 2011;16(2):146-51
14. Santos HHANM, Aguiar AGO, Baeck HE, Borsel JV. Tradução e avaliação preliminar da versão em Português do Questionário de Autoavaliação Vocal para Transexuais de Homem para Mulher. CoDAS. 2015;27(1):89-96.
15. Vartanian JG, Carvalho AL, Yueh B, Furia CLB, Toyota J, McDowell JA et al. Brazilian-Portuguese validation of the University of Washington Quality of Life Questionnaire for patients with head and neck cancer. Head Neck. 2006;28(12):1115-21.
16. Aaronson NK, Ahmedzai S, Bergman B, Bullinger M, Cull A, Duez NJ et al. The European Organization for Research and Treatment of Cancer QLQ-C30: a quality-of-life instrument for use in international clinical trials in oncology. J Natl Cancer Inst. 1993;85(5):365-76.
17. Hogikyan ND, Sethuraman G. Validation of an Instrument to Measure Voice-Related Quality of Life (V-RQOL). J Voice. 1999;13(4):557-69.
18. Gasparini G, Behlau M. Quality of Life: Validation of the Brazilian Version of the Voice-Related Quality of Life (V-RQOL) Measure. J Voice. 2009;23(1):76-81.
19. Jacobson BH, Johnson A, Grywalski C, Silbergleit A, Jacobson G, Benninger MS et al. The Voice Handicap Index (VHI): Development and Validation. Am J Speech Lang Pathol. 1997;6(3):66-70.
20. Behlau M, Alves Dos Santos L de M, Oliveira G. Cross-cultural adaptation and validation of the voice handicap index into Brazilian Portuguese. J Voice. 2011;25(3):354-9.
21. Rosen CA, Lee AS, Osborne J, Zullo T, Murry T. Development and Validation of the Voice Handicap Index-10. Laryngoscope. 2004;114(9):1549-56.
22. Costa T, Oliveira G, Behlau M. Validation of the Voice Handicap Index: 10 (VHI-10) to the Brazilian Portuguese. CoDAS. 2013;25(5):482-5.
23. Deary IJ, Wilson JA, Carding PN, MacKenzie K. VoiSS: a patient-derived Voice Symptom Scale. J Psychosom Res. 2003;54(5):483-89.
24. Ferreira LP, Giannini SPP, Latorre MRDO, Zenari MS. Distúrbio de voz relacionado ao trabalho: proposta de um instrumento para avaliação de professores. Disturb Comun. 2007;19(1):127-36.
25. Ferraz PRR, Ferreira LP, Souza GZ, Giannini SPP, Martz MLW. Voz do ator: condições ambientais e de organização de trabalho. Disturb Comun. 2018;30(2):326-346.
26. Fussi F, Fuschini T. Foniatria artistica: la presa in carico foniatrico-logopedica del cantante classico e moderno. Audiol Foniatr. 2008;13(1-2):4-28.
27. Dacakis G, Davies S, Oates JM, Douglas JM, Johnston JR. Development and preliminary evaluation of the transsexual voice questionnaire for male-to-female transsexuals. J Voice. 2013;27(3):312-20.
28. Brasil. Ministério da Saúde. Secretaria de Atenção à Saúde. Núcleo Técnico da Política Nacional de Humanização. Clínica ampliada, equipe de referência e projeto terapêutico singular. 2. ed. Série B. Textos Básicos de Saúde. Brasília: Ministério da Saúde; 2007.

DESAFIOS E REFERÊNCIAS NA AVALIAÇÃO PERCEPTIVO-AUDITIVA DA VOZ

CAPÍTULO 2

Rosiane Yamasaki
Ana Cristina Côrtes Gama

INTRODUÇÃO

A análise perceptivo-auditiva (APA) da voz é o principal instrumento de avaliação vocal na prática clínica[1] e uma importante medida de resultado de intervenções fonoaudiológicas e médicas. Faz parte da avaliação multidimensional da voz juntamente com as análises acústica e visual da laringe, com as medidas aerodinâmicas e com os protocolos de autoavaliação do impacto da disfonia.[2] De forma simples e eficiente, a APA permite a caracterização da qualidade vocal, a quantificação da magnitude do desvio, a compreensão dos ajustes fisiológicos empregados durante a produção de tarefas fonatórias e não fonatórias, e a realização do diagnóstico diferencial de alterações de voz e de fala. É um instrumento de baixo custo, não invasivo, de fácil implementação e acessível a todos os clínicos.[3]

Um dos maiores desafios da APA está relacionado com a subjetividade envolvida nessa forma de avaliação, que pode gerar grande variação na concordância das respostas dos avaliadores.[4] A confiabilidade da APA é essencial para a realização de pesquisas científicas e para o acompanhamento da evolução vocal dos pacientes na terapia de voz. Três fatores importantes podem afetar a confiabilidade da APA, como os padrões internos do avaliador (tempo de experiência e treinamento auditivo); a tarefa de fala (vogal sustentada, fala automática, frases, leitura de texto e conversa espontânea); e a escala utilizada (numérica, nominal, escala analógico-visual). A literatura mostra que o controle adequado desses fatores melhora a confiabilidade da APA com aumento da concordância intra e interavaliadores.

Atualmente, existem protocolos padronizados para a realização da APA, dos mais minimalistas, como a escala GRBAS[5,6] e a escala de desvio vocal-EDV,[7] aos mais abrangentes, como o CAPE-V[8] e o *Vocal Profile Analysis*,[9] desenvolvido por John Laver. A escolha do protocolo dependerá do objetivo da análise vocal, da amostra e das tarefas de fala. Além dos protocolos padronizados descritos na literatura, é comum a utilização de protocolos não padronizados, elaborados com parâmetros vocais e procedimentos específicos, principalmente no campo fonoaudiológico. O uso de protocolos e procedimentos de análise específicos, muitas vezes, justifica-se pela necessidade de se selecionar parâmetros mais sensíveis ao que se deseja avaliar.

Neste capítulo, apresentaremos informações da literatura sobre a APA, especialmente dos últimos cinco anos. Por meio dessas informações, busca-se apresentar formas de se minimizar as dificuldades envolvidas na realização da APA e trazer uma revisão atualizada da literatura sobre o assunto.

REVISÃO DA LITERATURA

Como estratégia de pesquisa para a revisão de literatura, foram realizadas buscas no portal BVS, com acesso às bases de dados científicos MEDLINE, LILACS e IBECS. As estratégias de busca utilizadas foram: *"auditory-perceptual evaluation" OR "voice assessment" OR "perceptual evaluation" AND (voice OR dysphonia OR "voice disorders" OR "vocal quality")*. Foram localizados 333 artigos, e realizada triagem a partir do título e resumo dos artigos, considerando os seguintes critérios de inclusão e de exclusão:

1. **Critérios de inclusão:** artigos publicados no período compreendido entre 2013 e 2018 e que abordavam pelo menos um dos aspectos que podem interferir na confiabilidade da APA de vozes. Os aspectos considerados foram:
   a) Experiência do avaliador.
   b) Treinamento da APA.
   c) Protocolos para a APA.
   d) Tipos de parâmetros perceptivo-auditivos.
   e) Tarefas de fala.
   f) Modo de apresentação dos estímulos.
   g) APA como medida de resultados de intervenção.
2. **Critérios de exclusão:** publicações que não possuíam acesso ao texto completo; citações repetidas nas bases de dados; e artigos que utilizaram a APA apenas para caracterizar a amostra pesquisada.

A partir dos critérios adotados, as autoras analisaram de forma independente 318 artigos que tinham o texto completo disponível. Por consenso selecionou-se 56 artigos. Foram incluídos também 21 artigos citados nas referências dos artigos identificados na busca eletrônica, totalizando 77 artigos.

ANÁLISE PERCEPTIVO-AUDITIVA
Experiência do Avaliador

A APA baseia-se no princípio de utilização de padrões internos ou modelo de protótipo da ciência cognitiva.[3] Neste caso, cada avaliador classifica uma determinada voz a partir de seu padrão interno ou protótipo, considerando a similaridade dos atributos de um parâmetro vocal com o protótipo/padrão interno desta categoria.

O desenvolvimento do protótipo/padrão interno se estabelece a partir de uma construção mental que identifica as características típicas dos distintos parâmetros vocais.[10] Ao analisar uma voz, o avaliador realiza uma comparação do novo estímulo com o protótipo que tem na memória, e a partir desta comparação, classifica o estímulo vocal.

A experiência do avaliador é um aspecto que pode afetar o grau de representatividade de um protótipo, já que interfere na força de vinculação do modelo interno ao parâmetro vocal avaliado. A literatura evidencia uma correlação positiva[11,12] entre a experiência do avaliador e o grau de representatividade do protótipo/padrão interno vocal, sugerindo que o julgamento perceptivo-auditivo realizado por avaliadores experientes possui maior concordância, quando comparado a avaliadores inexperientes.

Outro aspecto a ser considerado é o tipo de formação profissional do avaliador. A concordância da APA de vozes disfônicas e neutras é maior em fonoaudiólogos quando comparada com professores de canto,[12] e em cantores quando comparada a avaliadores leigos.[13] É lícito supor que o fonoaudiólogo adquire protótipos mais representativos porque a clínica vocal permite um maior contato com modelos vocais disfônicos e neutros, favorecendo o aprendizado e a construção mental de referências internas mais robustas.

Vantagens e Desvantagens

A literatura sugere que a experiência profissional do fonoaudiólogo interfere de forma positiva na concordância da APA.[11-13]

Evidências científicas ainda são escassas, já que pesquisas sobre tal temática apresentam fragilidades metodológicas.[2] Outro aspecto a se considerar é a grande variabilidade do conceito de "avaliador experiente" observada na literatura. Algumas pesquisas consideram experiência como sinônimo de formação profissional (p. ex.: fonoaudiólogos e professores de canto)[12,13] enquanto outras utilizam padrões temporais, identificando o avaliador experiente como aquele que possui dois ou mais anos de treinamento na APA.[14]

Treinamento Auditivo

O treinamento perceptivo-auditivo dos juízes é construído ao longo da sua experiência profissional e pessoal, ou pode ser desenvolvido por meio de protocolos específicos de treinamento auditivo. A literatura evidencia que o tipo de protocolo de treinamento que os avaliadores realizam pode influenciar na construção mental de protótipos/padrões internos, impactando de forma positiva no resultado da APA.[15-17]

A literatura[18] descreve que o treinamento na avaliação perceptivo-auditiva pode ocorrer por meio de estratégias específicas: 1) apresentação das definições dos parâmetros perceptivo-auditivos; 2) uso de referências externas (estímulos âncoras com vozes naturais ou sintetizadas; estímulos visuais) e 3) programas específicos de treinamento auditivo.

O uso de referências externas é sugerido na literatura[18,19] para melhorar o resultado da APA. Referências externas poderiam substituir o protótipo/padrão interno e conduzir a uma avaliação relativamente mais confiável. Estudos mostraram que o uso de âncoras sintetizadas ou naturais, como referências externas, aumentam a concordância intra e interavaliador.[18,20,21] O treinamento com âncoras naturais de vogal sustentada e fala encadeada (leitura) são referências externas que melhoraram a concordância do avaliador na APA mesmo após um ano do treinamento.[18] Âncoras com vozes sintetizadas são indicadas como referências externas mais eficientes para o treinamento perceptivo-auditivo, do que as vozes naturais, já que são capazes de manipular um único parâmetro perceptivo-auditivo, simplificando o julgamento auditivo, quando se leva em consideração a questão multidimensional da voz.[20,21]

Estímulos visuais a partir do traçado espectrográfico de vozes também foram avaliados como referências externas na análise perceptivo-auditiva. A literatura[22] conclui que, na realização da APA por avaliadores inexperientes com o apoio visual do traçado espectrográfico de forma simultânea, se observa um aumento da concordância intra-avaliador para os parâmetros instabilidade e grau geral de desvio vocal.[22]

Programas específicos de treinamento auditivo são descritos na literatura,[15-17] e os autores concluem que o fato de se realizar um treinamento perceptivo-auditivo com amostras de vozes com diferentes graus de desvio facilita a transferência do aprendizado e melhora a avaliação na clínica vocal.[15-17] Autores constataram que, além dos avaliadores inexperientes serem capazes de melhorar o desempenho na APA após o treinamento, avaliadores inexperientes apresentam concordâncias similares a dos avaliadores experientes ao final do treino auditivo.[15-17]

A literatura[20] propõe também a utilização de programas de treinamentos perceptivo-auditivos com estímulos âncoras sintetizados, pareando ou organizando por grau de desvio os estímulos vocais. Os resultados indicam que avaliadores inexperientes possuem o mesmo grau de concordância intra e interavaliadores que avaliadores experientes (fonoaudiólogos) após o treinamento com estímulos âncoras. Tanto o treinamento com o método psicofísico de estimação de magnitudes (*Magnitude estimation-converging limits method*), onde o participante deve graduar um grupo de vozes, da mais alterada para a menos alterada, quanto o treinamento com o Método psicofísico de estimação de categorias (*Intramodal matching procedure*), onde o sujeito deve parear uma voz a um estímulo que mais se assemelhe a ele, mostram resultados positivos nos valores de concordância intra e interavaliador da APA.[20]

Vantagens e Desvantagens

O desenvolvimento de programas de treinamento perceptivo-auditivo para jovens fonoaudiólogos tem como objetivo a construção de protótipos/padrões internos, o que pode interferir positivamente nos resultados da concordância da análise perceptivo-auditiva. O uso de referências externas nos treinamentos perceptivo-auditivos parece ser o caminho mais efetivo para a construção de programas de treino auditivo para a clínica vocal.

Pesquisas ainda são necessárias para se compreender melhor quais referências externas como âncoras naturais, âncoras sintetizadas, ou estímulos visuais com apresentação das definições dos parâmetros perceptivo-auditivos ou do traçado espectrográfico seriam as mais efetivas, conduzindo a programas de treinamento perceptivo-auditivo com maior resolutividade, principalmente para avaliadores inexperientes, como alunos de graduação ou fonoaudiólogos recém-formados.

O desenvolvimento de uma ferramenta de avaliação perceptivo-auditiva com estímulos de referência sintetizados pode ser promissor na análise de vozes neutras e disfônicas.[20] Neste caso, os estímulos externos substituem os protótipos mentais dos avaliadores, e a avaliação vocal pode sofrer menor interferência da experiência ou treinamento do avaliador.

Protocolos

Existem diferentes protocolos que permitem a padronização da APA para fins clínicos e científicos, dentre eles a escala GRBAS,[5,6] o protocolo *Consensus Autitory-Perceptual Evaluation of Voice* (CAPE-V),[8] o *Vocal Profile Analysis*,[9] a Escala RBH[23] e a Escala de Desvio Vocal (EDV.)[7] Outros sistemas com múltiplos parâmetros foram desenvolvidos em diferentes países, como o *Australian Perceptual Voice Profile*,[24] *Stockholm Voice Evaluation Consensus Model*,[25] *Buffalo Voice Profile*,[26] e o *Danish Dysphonia Assessment protocol* (DDA).[27]

A escala GRBAS e o CAPE-V são os protocolos mais aceitos e utilizados mundialmente. A GRBAS é uma escala numérica de quatro pontos proposta pela *Japan Society of Logopedics and Phoniatrics* e divulgada por Hirano em 1981.[6] É composta pelos parâmetros G (*Grade* – grau geral de alteração vocal), R (*Roughness* – rugosidade), B (*Breathness* – soprosidade), A (*Asteny* – astenia) e S (*Strain* – tensão). A adição do I (*Instability* – instabilidade) à escala GRBAS foi sugerida posteriormente por Dejonckere *et al.* em 1996[28] e é um parâmetro clínico importante, principalmente nas disfonias neurológicas, como nos casos de tremor vocal essencial. A escala GRBAS não apresenta tarefas de fala específicas.[8] É considerada uma escala minimalista, focada na laringe, de rápida execução e muito empregada na mensuração de resultados pré- e pós-intervenção.

O CAPE-V, proposto pela *American Speech-Language and Hearing Association (ASHA)* em 2009,[8] possui os mesmos parâmetros da escala GRBAS, à exceção do parâmetro astenia. Oferece ainda a possibilidade de marcação do *pitch* e da *loudness* e, caso necessário, a adição de dois outros parâmetros perceptivo-auditivos. O protocolo utiliza tarefas de fala padronizadas, que consistem de vogais sustentadas, frases e conversa espontânea. A marcação do desvio de cada parâmetro é realizada em uma escala analógico-visual (EAV) horizontal de 100 mm que contém a delimitação dos graus leve, moderado e intenso. Por ser uma escala de 100 mm, o número de possibilidades de marcação é muito maior e, dessa forma, apresenta maior sensibilidade a pequenas diferenças nos desvios da qualidade vocal. O preenchimento do protocolo exige maior tempo de execução. Nos últimos cinco anos, o CAPE-V foi adaptado e validado para o espanhol,[29] português europeu,[30] turco[31] e italiano.[32]

A Escala de Desvio Vocal (EDV) (2008)[7] utiliza o grau geral de desvio (G) como único parâmetro de análise e a tarefa de fala é a contagem dos números de um a 10. A marcação é realizada em uma escala analógico-visual de 100 mm, sendo que a extremidade esquerda corresponde à ausência de alteração e a direita ao máximo de desvio vocal. A escala possui três valores de corte e quatro faixas de distribuição: 0 a 35 mm – variabilidade normal da qualidade vocal (VNQV), 35,6 a 50,5 – desvio leve a moderado, 50,6 a 90,5 – desvio moderado, e 90,6 a 100 mm – desvio intenso. A escala é representada por uma linha horizontal sem marcações dos valores de corte.[7] Por ter sido desenvolvida a partir da análise de vozes normais e disfônicas de indivíduos adultos jovens (19 a 60 anos), os valores de corte devem ser utilizados como referência para essa respectiva faixa etária. A EDV é uma escala minimalista, de rápida execução, e pode ser utilizada em triagens vocais e em pesquisas científicas.

Outras pesquisas correlacionaram as escalas numérica e analógico-visual para os parâmetros G, R e B utilizando diferentes escalas de medida e tarefas de fala. Martins *et al.*[33] correlacionaram as escalas utilizando a escala numérica de cinco pontos e a vogal sustentada /a/ como tarefa de fala. A partir desse desenho, os autores obtiveram quatro valores de corte e cinco faixas de distribuição para o parâmetro G: 0 a 34 mm – grau neutro; 34,1 a 51 mm – grau leve; 51,1 a 63,5 mm – grau moderado; 63,6 a 77,5 mm – grau intenso; e acima de 77,5 mm – grau extremo. Baravieira *et al.*[34] determinaram os valores de corte dos parâmetros R e B na escala analógico-visual. A tarefa de fala foi a vogal sustentada /a/. Para a rugosidade, as seguintes faixas de distribuição foram obtidas: Grau 0 = 0 a 8,5 mm, Grau 1 = 8,5 a 28,5 mm, Grau 2 = 28,5 a 59,5 mm e Grau 3 a partir de 59,5 mm. Para a soprosidade, as faixas foram: Grau 0 = 0 a 8,5 mm, Grau 1 = 8,5 a 33,5 mm, Grau 2 = 33,5 a 52,5 mm e Grau 3 a partir de 52,5 mm. De acordo com a literatura,[33,34] os valores de corte na escala analógico-visual sofrem modificações em função da tarefa de fala e dos parâmetros vocais analisados, e evidenciam uma forte correlação entre as duas escalas – numérica e analógico-visual.

O protocolo de avaliação da disfonia dinamarquês (DDA – *Danish Dysphonia Assessment*)[27] – consiste de treinamentos prévios nos quais são definidos 11 parâmetros auditivos e apresentados exemplos de vozes. Os parâmetros que compõem o protocolo são: hiperfuncional; áspero (*gratings*); rouco (*coarse*); diplofônico; hipofuncional; som basal; soproso; hiperfuncional com soprosidade; afônico; quebras de registro; e grau da disfonia. Os parâmetros são avaliados como grau 1, 2 ou 3 de desvio. A tarefa de fala consiste da leitura de um texto padronizado com duração de 15 a 22 segundos.

Vantagens e Desvantagens

O uso de protocolos padronizados na APA torna possível a comparação intrassujeitos antes e após a intervenção; a realização de treinamentos auditivos; e a apresentação de resultados que podem ser comparados com outros estudos sobre o mesmo tema para o desenvolvimento de revisões sistemáticas. A escolha do protocolo dependerá do objetivo da avaliação vocal.

Como desvantagem, o uso exclusivo de protocolos pode limitar a identificação de ajustes musculares inadequados empregados pelo indivíduo. Dessa forma, na avaliação clínica fonoaudiológica, sugere-se a utilização de protocolos padronizados e de outras tarefas fonatórias e não fonatórias para a exploração e obtenção de informações sobre a funcionalidade vocal do paciente.

Tipos de Parâmetros Perceptivo-Auditivos

A APA é a avaliação padrão na clínica vocal pela natureza essencialmente auditiva da qualidade vocal. O protocolo de APA mais antigo e internacionalmente mais utilizado na clínica vocal é a escala GRBAS,[4,27] e a literatura se concentra, principalmente, em avaliar os parâmetros perceptivo-auditivos contidos nesta escala.

Os parâmetros perceptivo-auditivos descritos como os mais concordantes são, em ordem de concordância, os parâmetros G (grau geral de alteração vocal), R (rugosidade) e B (soprosidade).[4,18,27] Os parâmetros menos concordantes são o S (tensão) seguido do A (astenia), sendo este último, o de menor concordância.[4,27] É lícito supor que a opção de algumas escalas por não utilizarem os parâmetros S e A, como a Escala alemã RBH e a Escala GRB da Sociedade Europeia de Laringologia, se deva ao fato destes parâmetros serem de difícil análise.[4]

Pode-se inferir que os parâmetros perceptivo-auditivos G, R e B são os mais concordantes por serem os mais prevalentes na clínica vocal, o que possibilita o desenvolvimento, por parte do avaliador, de protótipos mentais mais representativos, com impacto positivo no resultado da APA.

Vantagens e Desvantagens

A utilização de protocolos de APA, como a escala GRBAS, aumenta a confiabilidade da análise de vozes neutras e disfônicas.[17,18] A literatura sugere que, para análise dos parâmetros A e S, estes sejam definidos com termos comportamentais e antagonistas, refletindo quadros de hipofunção e hiperfunção, respectivamente.[27]

As disfonias de grau leve e moderado são as que apresentam menor concordância entre os avaliadores, enquanto a avaliação de disfonias de grau intenso e de vozes neutras são as mais concordantes.[16,19] A elaboração de protocolos de treinamento perceptivo-auditivo, com todos os parâmetros auditivos, e com diferentes graus de desvio, é necessária para possibilitar o desenvolvimento de protótipos mentais representativos para todas as vozes observadas na clínica vocal.

Tarefas de Fala

Um importante aspecto da APA é o tipo de estímulo vocal (tarefa de fala) utilizado. A literatura descreve em sua maioria dois tipos de estímulos: vogal sustentada e fala encadeada (fala automática ou leitura), e há uma concordância que ambas as tarefas devam ser utilizadas na avaliação da qualidade da voz.[18,26,35,36] Tarefas de fala com emissão sustentada de vogais em diferentes frequências, da extensão fonatória máxima, e de emissões em tempo máximo de fonação (TMF) também são descritas na literatura.[36]

A vogal sustentada /a/ é uma das tarefas de fala mais utilizadas na pesquisa e na clínica vocal, por oferecer informações da qualidade da voz ao nível glótico, sem a interferência dos aspectos articulatórios da fala.[18,37] Porém, a inclusão de fala encadeada no processo avaliativo da qualidade vocal é importante, por oferecer dados relacionados aos padrões habituais da voz, observados em situações comunicativas rotineiras.[36]

A literatura evidencia que a avaliação da qualidade vocal na tarefa de vogal sustentada apresenta maior desvio do que na tarefa de fala encadeada, porém a influência da tarefa de fala encadeada no julgamento do grau de desvio da qualidade vocal é maior do que da vogal sustentada.[35]

Análises sobre o funcionamento dos substratos neurais responsáveis pela percepção auditiva da voz em exames de ressonância magnética sugerem que a APA é um processo cognitivo que pode ser afetado pela experiência cultural e linguística do ouvinte.[38] Porém, pesquisas que compararam os resultados da análise perceptivo-auditiva entre juízes americanos e japoneses,[39] franceses e italianos,[40] e brasileiros e anglo-canadenses,[41] comprovam que a APA não é influenciada pela língua nativa dos avaliadores, na análise da maioria dos parâmetros perceptivo-auditivos da voz.[39-41]

Vantagens e Desvantagens

A fala encadeada apresenta a vantagem de ser mais natural para o ouvinte, e apresentar os efeitos da articulação e dos aspectos prosódicos na qualidade vocal, presentes no processo comunicativo diário.[35] Sua desvantagem se relaciona ao fato da fala encadeada poder apresentar diferenças em seus diferentes segmentos, caracterizando julgamentos auditivos distintos.[26]

A vogal sustentada tem como vantagem a menor interferência do trato vocal e, consequentemente, da ressonância e da articulação na qualidade da voz, o que permite uma maior correlação entre os aspectos funcionais da produção vocal, por caracterizar melhor a fonte glótica.[26] Sua desvantagem está no fato de não ser natural, e não se aproximar de um padrão de conversão habitual.

A clínica vocal e as pesquisas preconizam a utilização de ambas as tarefas de fala,[18,36] vogal sustentada e fala encadeada, na APA, entendendo as mesmas como complementares na avaliação da voz.

A literatura sugere[39-41] que a análise perceptivo-auditiva não é influenciada pela experiência cultural e linguística do avaliador, portanto, comparações entre os resultados das APAs das pesquisas de diferentes centros internacionais são possíveis, permitindo a elaboração de evidências científicas na clínica vocal.

Modo de Apresentação dos Estímulos

O modo de apresentação dos estímulos sonoros deve ser planejado para que o resultado da APA não seja comprometido. O ambiente acústico onde a análise será realizada, o equipamento utilizado para apresentação dos estímulos sonoros (individual ou em campo livre), a quantidade de repetições de cada estímulo e a ordem de apresentação das vozes são fatores descritos na metodologia dos estudos sobre a APA.

A APA deve ser realizada em ambiente silencioso[17,18,34] para possibilitar a avaliação adequada dos parâmetros vocais e a manutenção da atenção auditiva dos avaliadores aos estímulos sonoros. Como referência, sugere-se que o ruído ambiental seja inferior a 50 dBNPS.[30] A apresentação dos estímulos sonoros aos avaliadores tem sido mais frequentemente realizada com a utilização de fones de ouvido individuais[7,17,30,34,36,41,42] do que com o uso de caixas acústicas externas, em campo livre.[18] Nessa última situação, o controle do ruído ambiental deve ser ainda maior. Quanto ao número de repetições dos estímulos sonoros, há estudos que limitaram a apresentação dos estímulos a duas[36] ou a três repetições.[17,30] Mas há estudos em que os estímulos puderam ser escutados repetidamente pelos avaliadores, quantas vezes fossem necessárias.[4,7,41] Dessa forma, a repetição dos estímulos é um procedimento que deve ser controlado pelos avaliadores, e padronizado para cada estudo. A ordem de apresentação da amostra vocal aos avaliadores depende da finalidade do estudo, mas os estímulos têm sido apresentados com maior frequência de forma randomizada.[4,7,34,36]

Vantagens e Desvantagens

A literatura sugere como padrões ideais para uma adequada APA os seguintes modos de apresentação dos estímulos sonoros: ambiente silencioso com ruído ambiental inferior a 50 dBNPS; utilização de fones de ouvido individuais; duas a três repetições dos estímulos sonoros; e apresentação da amostra vocal de forma aleatória.[4,7,17,30,34,36,41,42]

Observa-se uma grande variabilidade com relação ao modo de apresentação dos estímulos sonoros aos avaliadores nas pesquisas com APA, e algumas não descrevem, em sua metodologia, todos os aspectos acima discutidos. O modo de apresentação dos estímulos sonoros aos avaliadores deve ser planejado para que se possam criar as condições mais adequadas para a realização da APA e reduzir o maior número de erros possíveis.

Medida de Resultado de Intervenção

As análises dos resultados de intervenções fonoaudiológicas e médicas têm sido realizadas por meio de avaliações objetivas e subjetivas, podendo-se destacar as medidas acústicas, aerodinâmicas, análise visual da laringe, questionários de autoavaliação e a APA, com a utilização de protocolos padronizados e não padronizados. Como a qualidade vocal é multidimensional e reflete das características anatomofisiológicas da laringe e do trato vocal, a APA mostra-se um instrumento poderoso e sensível até mesmo às pequenas mudanças vocais pré- e pós-intervenção.

No campo fonoaudiológico, a APA foi utilizada com diferentes finalidades: para verificação do efeito imediato de técnicas e de métodos vocais;[43-45] para a comparação de diferentes programas de treinamento[46,47] e de tratamento vocal;[48] para análise do efeito da reabilitação vocal;[49-51] para avaliação dos efeitos do uso profissional[52] e prolongado da voz;[53] para a análise da qualidade vocal de populações específicas;[54,55] e também para a verificação do efeito da hidratação superficial na qualidade vocal de professores.[56] O Quadro 2-1 mostra, de forma resumida, os instrumentos de avaliação vocal utilizados para obtenção de medidas de resultados e o tipo de protocolo de APA escolhido em cada estudo. Interessante observar que, no campo fonoaudiológico, faz-se uso de protocolos padronizados de APA, como a escala GRBAS e o CAPE-V, e também de protocolos não padronizados, elaborados de acordo com a amostra da pesquisa e com os parâmetros de análise.

Nas intervenções médicas, a APA foi utilizada com as seguintes finalidades: para a mensuração de resultados de tratamentos cirúrgicos;[59-71] análise do efeito da reconstrução facial na voz e na fala;[72] avaliação da função vocal de pacientes com câncer de laringe tratados por radioterapia;[73] comparação de diferentes abordagens de tratamento do câncer glótico;[74] efeito da estimulação cerebral em pacientes com esclerose múltipla,[75] efeito do tratamento de carcinoma com protocolo de preservação da qualidade vocal de pacientes com carcinoma faringolaríngeo;[76] e para a análise do efeito da perda de peso na voz de pacientes submetidos à cirurgia bariátrica,[77] como mostra o Quadro 2-2. Diferentemente do campo fonoaudiológico, observa-se o uso quase que exclusivo de protocolos padronizados, à exceção de estudos cujas amostras vocais exigiram o uso de parâmetros vocais específicos.[66,72] A escala GBRAS foi o protocolo mais utilizado.

Quadro 2-1. Instrumentos de Avaliação Utilizados nas Pesquisas Científicas para a Mensuração de Medidas de Intervenção Fonoaudiológica e Protocolos de APA Usados, Padronizados e Não Padronizados

Aplicação da APA	Autores	Pesquisa	Medidas de resultados	Protocolos de APA	
				Padronizado	Não padronizado
Efeito imediato de técnicas e de métodos vocais	Fabron et al. (2017)[44]	■ Efeito imediato da técnica de vibração de língua + TENS ■ Amostra: 40 mulheres sem queixa vocal	■ Autoavaliação: tensão e conforto ■ Acústica ■ APA		■ Análise aos pares ■ Assinalar a melhor voz ou se não há diferença entre as vozes
	Fadel et al. (2016)[45]	■ Efeito imediato do exercício de fonação em tubo flexível ■ Amostra: 23 estudantes de canto lírico	■ Autopercepção ■ APA ■ Acústica		■ Marcar a emissão melhor ou se eram iguais ■ Parâmetros: QV, ressonância, *pitch*, *loudness*, articulação, estabilidade
	Jafari et al. (2017)[43]	■ Efetividade do EFV na APA e no protocolo de autoavaliação ■ Amostra: 15 sujeitos com DTM	■ Autoavaliação: IDV ■ APA	■ GRBAS	

(Continua)

Quadro 2-1. *(Cont.)* Instrumentos de Avaliação Utilizados nas Pesquisas Científicas para a Mensuração de Medidas de Intervenção Fonoaudiológica e Protocolos de APA Usados, Padronizados e Não Padronizados

Aplicação da APA	Autores	Pesquisa	Medidas de resultados	Protocolos de APA	
				Padronizado	Não padronizado
Comparação entre intervenções	Meerschman et al. (2017)[46]	▪ Efeito de 2 programas de treinamento: voz ressoante × fonação em canudo ▪ Amostra: 30 estudantes vocalmente saudáveis	▪ Autoavaliação: IDV ▪ APA ▪ Acústica	▪ GRBAS	
	Masson & Araújo (2017)[57]	▪ Efeito de duas estratégias de proteção: amplificação vocal e nebulização ▪ Amostra: 53 professores	▪ APA ▪ Acústica ▪ Índice de triagem de distúrbios de voz (ITDV)	▪ CAPE-V	
	Pedrosa et al. (2015)[48]	▪ Efetividade do Programa Integral de Reabilitação Vocal × EFV ▪ Amostra: 80 profissionais da voz com queixa vocal	▪ Autoavaliação: QVV, IDV ▪ APA ▪ Exame laringológico		▪ Grau geral do desvio vocal, EAV de 100 mm
	Santos et al. (2015)[58]	▪ Efeito de duas abordagens de treinamento vocal: abordagem direta × abordagem indireta ▪ Amostra: 25 estudantes de fonoaudiologia	▪ Autoavaliação: Escala de Sintomas Vocais ▪ APA ▪ Acústica ▪ Questionário de Clima de Grupo	▪ GRBASI	▪ Análise aos pares ▪ Marcar a melhor emissão ▪ Justificar a escolha: QV, articulação, *loudness*, *pitch*, ressonância, outros
	Kapsner-Smith et al. (2015)[47]	▪ Comparação de dois programas de terapia: fonação em tubo e EFV ▪ Amostra: 21 indivíduos disfônicos	▪ Autoavaliação: IDV ▪ APA	▪ CAPE-V	

Quadro 2-1. *(Cont.)* Instrumentos de Avaliação Utilizados nas Pesquisas Científicas para a Mensuração de Medidas de Intervenção Fonoaudiológica e Protocolos de APA Usados, Padronizados e Não Padronizados

Aplicação da APA	Autores	Pesquisa	Medidas de resultados	Protocolos de APA	
				Padronizado	Não padronizado
	Sielska-Badurek et al. (2016)[49]	▪ Análise da terapia de voz funcional combinada ▪ Amostra: 40 cantores com DTM	▪ Exame laringológico ▪ Palpação das estruturas do TV ▪ APA ▪ Acústica ▪ Autoavaliação: IDV		▪ "Rouquidão", rugosidade, soprosidade, tensão, ataque vocal, *loudness*, ressonância, entre outros
Efeito da reabilitação vocal	Reynolds et al. (2017)[50]	▪ Efeito do protocolo de terapia de voz ▪ Amostra: 21 crianças nascidas pré-termo	▪ APA ▪ Autoavaliação: IDV pediátrico ▪ Análise acústica: AVQI	▪ CAPE-V	
	Nemr et al. (2014)[51]	▪ Viabilidade do Programa Vocal Cognitivo aplicado a indivíduos com sinais de presbilaringe ▪ Amostra: 3 mulheres idosas	▪ APA ▪ Acústica ▪ Protocolo de Rastreio de Risco de Disfonia ▪ Exame de laringe	▪ CAPE-V	▪ *Loudness*, CPFA, articulação
	Aragão et al. (2014)[52]	▪ Análise da QV antes e após o uso profissional e social da voz ▪ Amostra: 31 professoras e 42 mulheres não profissionais da voz	▪ APA		▪ Assinalar se a voz melhorou, piorou ou mostrou-se similar nos dois momentos ▪ Assinalar até 2 dos 5 parâmetros da GRBASI
Efeito do uso da voz	Pellicani et al. (2015)[53]	▪ Avaliar o comportamento da função fonatória e a sensação de esforço de mulheres jovens, antes e após uma prova de uso prolongado da voz, pelo período de uma hora contínua ▪ Amostra: 20 mulheres sem lesões laríngeas	▪ Análise acústica ▪ APA ▪ Autoavaliação do nível de esforço fonatório	▪ GRBASI	▪ Projeção vocal, *pitch*, *loudness* e estabilidade fonatória

(Continua)

Quadro 2-1. *(Cont.)* Instrumentos de Avaliação Utilizados nas Pesquisas Científicas para a Mensuração de Medidas de Intervenção Fonoaudiológica e Protocolos de APA Usados, Padronizados e Não Padronizados

Aplicação da APA	Autores	Pesquisa	Medidas de resultados	Protocolos de APA	
				Padronizado	Não padronizado
Análise da qualidade vocal	Reynolds et al. (2015)[54]	▪ Análise da incidência de disfonia em crianças pré-termo extremo: análise longitudinal ▪ Amostra: 10 indivíduos entre 9,67 e 17,08 anos	▪ APA ▪ Análise acústica: AVQI ▪ Auto avaliação: IDV pediátrico	▪ CAPE-V	
	Hsu et al. (2013)[55]	▪ Análise das diferenças na QV de crianças com implante coclear e com audição normal ▪ Amostra: 35 crianças com implante e 35 com audição normal	▪ Acústica ▪ APA ▪ Autoavaliação: QVV pediátrico		▪ Voz monótona, ressonância, *loudness*, tensão, rugosidade, soprosidade, velocidade, ataque vocal, emissão basal, *pitch*, grau geral de desvio
Efeito da hidratação na QV	Santana et al. (2017)[56]	▪ Análise do efeito da hidratação superficial na QV de professores ▪ Amostra: 27 professores	▪ APA ▪ Acústica	▪ CAPE-V	

APA, análise perceptivo-auditiva; IDV, questionário de autoavaliação Índice de Desvantagem Vocal; QVV, questionário de Qualidade de Vida em Voz; QV, qualidade vocal; EFV, exercício de função vocal; DTM, disfonia por tensão muscular; TV, trato vocal.

Quadro 2-2. Instrumentos de Avaliação Utilizados nas Pesquisas Científicas para a Mensuração de Medidas de Intervenção Médica e Protocolos de APA Usados, Padronizados e Não Padronizados

Aplicação da APA	Autores	Pesquisa	Medidas de resultados	Protocolos de APA	
				Padronizado	Não padronizado
Efeito de tratamentos cirúrgicos	Sidell et al. (2014)[59]	▪ Descrição da experiência dos autores no tratamento de pacientes com diástase glótica posterior por intubação prolongada e/ou laringotraqueoplastia ▪ Amostra: 6 pacientes	▪ Autoavaliação: IDV pediátrico ▪ APA	▪ CAPE-V	
	Rzepakowska et al., (2017)[60]	▪ Comparação da voz e da qualidade de vida de 3 grupos de pacientes submetidos à microcirurgia laríngea: lesões benignas, pré-malignas e malignas ▪ Amostra: 137 pacientes	▪ Exame visual da laringe ▪ APA ▪ Acústica ▪ Autoavaliação: IDV, QVV, WHOQOL	▪ GRBAS	
	Cantarella et al. (2018)[61]	▪ Avaliação do resultado em longo prazo do implante de gordura na prega vocal ▪ Amostra: 79 pacientes disfônicos (55 paralisia unilateral e 24 com cicatriz de prega vocal	▪ Exame visual da laringe ▪ Autoavaliação: IDV ▪ Acústica ▪ APA ▪ Métodos de imagem	▪ GRBAS	
	Rzepakowska et al. (2017)[62]	▪ Avaliação dos resultados de pacientes com paralisia unilateral e pós-cordectomia submetidos à tiroplastia ▪ Amostra: 8 pacientes	▪ APA ▪ Acústica ▪ Autoavaliação: IDV e QVV	▪ GRBAS	
	Rzepakowska et al. (2018)[63]	▪ Avaliação multiparamétrica da qualidade vocal e da qualidade de vida em pacientes submetidos à microcirurgia de laringe ▪ Amostra: 151 pacientes	▪ APA ▪ Acústica ▪ Exame laringológico ▪ Autoavaliação: IDV e WHOQOL	▪ GRBAS	

(Continua)

Quadro 2-2. *(Cont.)* Instrumentos de Avaliação Utilizados nas Pesquisas Científicas para a Mensuração de Medidas de Intervenção Médica e Protocolos de APA Usados, Padronizados e Não Padronizados

Aplicação da APA	Autores	Pesquisa	Medidas de resultados	Protocolos de APA	
				Padronizado	Não padronizado
Efeito de tratamentos cirúrgicos	Kodama et al. (2016)[64]	▪ Comparação da função vocal de pacientes com paralisia de prega vocal pós-implante de pedículo neuromuscular associado a adução da aritenoide e tiroplastia tipo I ▪ Amostra: 52 pacientes	▪ Exame laringológico ▪ Acústica ▪ Medidas aerodinâmicas ▪ APA ▪ Autoavaliação: IDV e QVV	▪ GRBAS	
	Tedla et al. (2016)[65]	▪ Avaliação do resultado vocal de pacientes submetidos à tiroidectomia: pré- e pós-3 meses ▪ Amostra: 39 pacientes	▪ APA ▪ Autoavaliação: Escala de Sintomas Vocais	▪ GRBAS	
	Casado et al. (2015)[66]	▪ Avaliação do resultado cirúrgico de pacientes transexuais submetidos à glotoplastia e terapia de voz ▪ Amostra: 10 pacientes transexuais (homens para mulheres)	▪ APA ▪ Exame laringológico ▪ Acústica ▪ Autoavaliação: *Transgender Self-Evaluation Questionnaire* (TSEQ)		▪ Escala analógico-visual de 1 a 5, sendo 1 = voz muito feminina, 2 = um pouco feminina, 3 = neutra, 4 = um pouco masculina, 5 = muito masculina
	Elnashar et al. (2015)[67]	▪ Avaliação da qualidade vocal tiroplastia de medialização utilizando Gore-Tex em pacientes com paralisia de prega vocal ▪ Amostra: 11 pacientes	▪ APA ▪ Acústica	▪ G da escala GRBAS	
	Hillel et al. (2015)[68]	▪ Avaliação do resultado vocal pós-cordotomia posterior + aritenoidectomia em pacientes com imobilidade de prega vocal bilateral ▪ Amostra: 15 pacientes	▪ APA ▪ Autoavaliação: QVV	▪ CAPE-V	

Quadro 2-2. *(Cont.)* Instrumentos de Avaliação Utilizados nas Pesquisas Científicas para a Mensuração de Medidas de Intervenção Médica e Protocolos de APA Usados, Padronizados e Não Padronizados

Aplicação da APA	Autores	Pesquisa	Medidas de resultados	Protocolos de APA	
				Padronizado	Não padronizado
Efeito de tratamentos cirúrgicos	Cohen e Wynne (2015)[69]	■ Descrição do caso de uma criança submetida à aplicação de ácido hialurônico no espaço de Reinke em virtude da atrofia de pregas vocais ■ Amostra: 1 criança de 10 anos com estenose subglótica congênita	■ APA ■ Acústica	■ GRB da escala GRBAS	
	Petrovic-Lazic et al. (2015)[70]	■ Avaliação do efeito da fonomicrocirurgia e da terapia de voz em pacientes com pólipo ■ Amostra: 41 mulheres	■ APA ■ Acústica	■ GRB da escala GRBAS	
	Chowdhury et al. (2013)[71]	■ Avaliação da eficácia da tiroplastia na QV de pacientes com paralisia ■ Amostra: 19 pacientes	■ APA ■ Acústica	■ GRBAS	
Efeito da reconstrução facial na voz e na fala	Van Lierde et al. (2014)[72]	■ Evolução da inteligibilidade, voz, ressonância, articulação e comportamento oromiofuncional em um paciente submetido a transplante facial ■ Amostra: 1 paciente	■ APA ■ Acústica ■ Nasometria	■ GRBASI	■ Inteligibilidade de fala, aceitabilidade, ressonância e articulação
Efeito do tratamento por radioterapia	Angadi et al. (2017)[73]	■ Avaliação da função vocal de pacientes com câncer de laringe tratados com radioterapia ■ Amostra: 18 pacientes	■ APA ■ Acústica ■ Autoavaliação: IDV ■ Exame laringe: estroboscopia e *high speed* ■ Medidas aerodinâmicas	■ CAPE-V	

(Continua)

Quadro 2-2. *(Cont.)* Instrumentos de Avaliação Utilizados nas Pesquisas Científicas para a Mensuração de Medidas de Intervenção Médica e Protocolos de APA Usados, Padronizados e Não Padronizados

Aplicação da APA	Autores	Pesquisa	Medidas de resultados	Protocolos de APA	
				Padronizado	Não padronizado
Comparação de duas abordagens de tratamento no câncer glótico precoce	Ma *et al.* (2019)[74]	■ Avaliação do resultado vocal em longo prazo de pacientes submetidos à radioterapia e à microcirurgia a *laser* ■ Amostra: 102 pacientes	■ Autoavaliação: IDV-10 ■ Acústica ■ APA	■ GRBAS	
Efeito do tratamento por estimulação cerebral	Pützer *et al.* (2017)[75]	■ Avaliação do comportamento fonatório e da QV em pacientes com esclerose múltipla tratados com estimulação cerebral profunda ■ Amostra: 8 pacientes	■ Acústica ■ APA		■ RBH scale
Efeito do tratamento de carcinoma com protocolo de preservação	Morato-Galán *et al.* (2013)[76]	■ Avaliação da QV pós-tratamento de carcinoma faringolaríngeo avançado com protocolo de preservação de órgão (quimio e radioterapia) ■ Amostra: 17 pacientes	■ Acústica ■ APA ■ Autoavaliação: IDV	■ GRBAS	
Efeito da perda de peso na qualidade vocal	Hamdan *et al.* (2014)[77]	■ Análise do efeito da perda de peso na QV de indivíduos submetidos à cirurgia bariátrica ■ Amostra: 9 pacientes	■ Autoavaliação: *pitch, loudness,* esforço e fadiga ■ Exame laringológico ■ APA ■ Acústica	■ GRB da escala GRBAS	

APA, análise perceptivo-auditiva; IDV, questionário de autoavaliação: Índice de Desvantagem Vocal; QVV, questionário de Qualidade de Vida em Voz; WHOQOL, Avaliação de Qualidade de Vida; QV, qualidade vocal; EFV, exercício de função vocal; DTM, disfonia por tensão muscular; TV, trato vocal

Vantagens e Desvantagens

O uso da APA como medida de resultado de intervenção permite a verificação de mudanças na qualidade vocal em função dos procedimentos realizados. Para tanto, o protocolo e/ou os parâmetros vocais selecionados devem ser suficientemente sensíveis à detecção de modificações na produção vocal esperadas em cada tipo de intervenção. A realização de pesquisa piloto é bastante útil como procedimento para se testar a sensibilidade do protocolo escolhido.

CONSIDERAÇÕES FINAIS

Apesar da qualidade da voz não ser claramente conceituada pela literatura, é consenso na área da clínica vocal que esta é um construto multidimensional,[26] sendo caracterizada como um fenômeno essencialmente auditivo. A APA é a avaliação padrão da qualidade vocal na clínica fonoaudiológica por exigir pouca instrumentação, ser de fácil realização, e ser eficiente.[26]

O principal desafio da área é controlar alguns fatores que interferem na confiabilidade da APA e impactam na concordância das respostas dos avaliadores. A literatura especializada[4] reforça que os erros aleatórios (distração do avaliador, uso inadequado dos protocolos etc...) devem ser minimizados com o aumento do número de avaliadores e de amostra vocal, e os erros sistemáticos evitados a partir da utilização de protocolos específicos, que controlam todos os fatores envolvidos em uma confiável APA.

Este capítulo apresenta os fatores relacionados com a confiabilidade da APA e considerações sobre vantagens e desvantagens de cada fator, revelando os procedimentos mais adequados para o desenvolvimento de uma APA apoiada nas pesquisas da área.

Tornar a APA mais confiável é um importante caminho para o desenvolvimento de pesquisas e para a elaboração de protocolos clínicos de tratamento e de acompanhamento vocal, que permitirão o desenvolvimento de uma prática fonoaudiológica baseada em evidências científicas.

REFERÊNCIAS BIBLIOGRÁFICAS

1. Roy N, Barkmeier-Kraemer J, Eadie T, Sivasankar MP, Mehta D, Paul D et al. Evidence-Based Clinical Voice Assessment: A Systematic Review. Am J Speech Lang Pathol. 2013;22:212-226.
2. Patel RR, Awan SN, Barkmeier-Kraemer J, Courey M, Deliyski D, Eadie T et al. Recommended protocols for instrumental assessment of voice: american speech-language-hearing association expert panel to develop a protocol for instrumental assessment of vocal function. Am J Speech Lang Pathol. 2018;27:887-905.
3. Ghio A, Dufour S, Wengler A, Pouchoulin G, Revis J, Giovanni A. Perceptual evaluation of dysphonic voices: can a training protocol lead to the development of perceptual categories? J Voice. 2015;29(3):304-311.
4. Freitas SV, Pestana PM, Almeida V, Ferreira A. Audio-Perceptual Evaluation of Portuguese Voice Disorders—An Inter- and Intrajudge Reliability Study. J Voice. 2014;28(2):210-215.
5. Isshiki N, Olamura M, Tanabe M, Morimoto M. Differential diagnosis of hoarseness. Folia Phoniatr (Basel). 1969;21:9-23.
6. Hirano M. Clinical Examination of Voice. New York, NY: Springer-Verlag; 1981.
7. Yamasaki R, Madazio G, Leão SHS, Padovani M, Azevedo R, Behlau M. Auditory-Perceptual Evaluation of Normal and Dysphonic Voices Using the Voice Deviation Scale. J Voice. 2017;31(1):67-71.
8. Kempster GB, Gerratt BR, Abbott KV, Barkmeier-Kraemer J, Hillman RE. Consensus Auditory-Perceptual Evaluation of Voice: development of a standardized clinical protocol. Am J Speech Lang Pathol. 2009;18:124-132.

9. Laver J, Wirz S, Mackenzie Beck J et al. A perceptual protocol for the analysis of vocal profiles. Edinburgh: University of Edinburgh, Work in Progress 1981;14:139-155.
10. Amoretti MSM. Mapas Conceituais: experiência em Educação a Distância. Informática na Educação: Teoria & Prática. 2001;4(2):49-55.
11. Bele IV. Reliability in Perceptual Analysis of Voice Quality. J Voice. 2004;19(4):555-573.
12. Sofranko JL, Prosek RA. The Effect of Experience on Classification of Voice Quality. J Voice. 2012;26(3):299-303.
13. Eadie TL, Boven LV, Stubbs K, Giannini E. The effect of musical background on judgments of dysphonia. J Voice. 2010;24(1):93-101.
14. Sofranko JL, Prosek RA. The effect of levels and types of experience on judgment of synthesized voice quality. J Voice. 2014;28(1):24-35.
15. Misono S, Merati AL, Eadie TL. Developing Auditory-perceptual judgment reliability in otolaryngology residents. J Voice. 2012;26(3):358-364.
16. Kreimana J, Gerratt BR. Sources of listener disagreement in voice quality assessment. J Acoust Soc Am. 2000;108(4):1867-1876.
17. Hosseinifar S, Torabinezhad F, Ghelichi L, Roudbari M, Silverman EP, Faham M. How Do Voice Perceptual Changes Predict Acoustic Parameters in Persian Voice Patients? J Voice. 2018;32(6):705-709.
18. Brinca L, Batista AP, Tavares AI, Pinto PN, Araújo L. The Effect of Anchors and Training on the Reliability of Voice Quality Ratings for Different Types of Speech Stimuli. J Voice. 2015;29(6):776.e7-14.
19. Gerratt BR, Kreiman J, Antonanzas-Barroso N, Berke GS. Comparing internal and external standards in voice quality judgments. J Speech Lang Hear Res. 1993;36:14-20.
20. Gurlekian JA, Torres HM, Vaccari ME. Comparison of Two Perceptual Methods for the Evaluation of Vowel Perturbation Produced by Jitter. J Voice. 2016;30(4):506.e1-8.
21. Chan KM, Yiu EM. The effect of anchors and training on the reliability of perceptual voice evaluation. J Speech Lang Hear Res. 2002;45(1):111-26.
22. Souza BO, Gama ACC. Apoio visual do traçado espectrográfico: impacto na confiabilidade da análise perceptivo-auditiva da voz por avaliadores inexperientes. Disturb Comun. 2015;27(3):479-486.
23. Nawka T, Anders LC, Wendler J. Die auditive Beurteilung heiserer Stimmennach dem RBH-System. Sprache-Stimme-Gehör. 1994;18:130-3.
24. Oates JG, Russell A. Learning voice analysis using an interactive multi-media package: development and preliminary evaluation. J Voice. 1998;12(4):500-12.
25. Hammarberg BH, Gauffin J. Perceptual and acoustic characteristics of quality differences in pathological voices as related to physiological aspects. In: Fujimura O, Hirano M, eds. Vocal Fold Physiology: Voice Quality Control. San Diego: Singular Publishing; 1995:283-303.
26. Barsties B, De Bodt M.Assessment of voice quality: Current state-of-the-art. Auris Nasus Larynx. 2015;42(3):183-8.
27. Iwarsson J, Bingen-Jakobsen A, Johansen DS, Kølle IE, Pedersen SG, Thorsen SL et al. Auditory-Perceptual Evaluation of Dysphonia: A Comparison between Narrow and Broad Terminology Systems. J Voice. 2018;32(4):428-436.
28. Dejonckere PH, Remacle M, Fresnel-Elbaz E, Woisard V, Crevier-Buchman L, Millet B. Differentiated perceptual evaluation of pathological voice quality: reliability and correlations with acoustic measurements. Rev Laryngol Otol Rhinol (Bord). 1996;117(3):219-24.
29. Núnez-Batallaa F, Morato-Galána M, García-Lópezb I, Avila-Menéndez A. Adaptación fonética y validación del método de valoración perceptual de la voz CAPE-V al español. Acta Otorrinolaringol Esp. 2015;66(5):249-257.
30. Almeida SC, Mendes AP, Kempster GB. The Consensus Auditory-Perceptual Evaluation of Voice (CAPE-V) Psychometric Characteristics: II European Portuguese Version (II EP CAPE-V). J Voice. 2018; [Epub ahead of print].

31. Özcebe E, Aydinli FE, Tiğrak TK, İncebay Ö, Yilmaz T. Reliability and Validity of the Turkish Version of the Consensus Auditory-Perceptual Evaluation of Voice (CAPE-V). J Voice. 2018; [Epub ahead of print].
32. Mozzanica F, Ginocchio D, Borghi E, Bachmann C, Schindler A. Reliability and validity of the Italian version of the Consensus Auditory-Perceptual Evaluation of Voice (CAPE-V). Folia Phoniatr Logop. 2013;65(5):257-65.
33. Martins PC, Couto TE, Gama ACC. Avaliação perceptivo-auditiva do grau de desvio vocal: correlação entre escala visual analógica e escala numérica. CoDAS. 2015;27(3):279-284.
34. Baravieira PB, Brasolotto AG, Montagnoli AN, Silvério KCA, Yamasaki R, Behlau M. Análise perceptivo-auditiva de vozes rugosas e soprosas: correspondência entre a escala visual analógica e a escala numérica. CoDAS. 2016;28(2):163-167.
35. Maryn Y, Roy N. Sustained vowels and continuous speech in the auditory-perceptual evaluation of dysphonia severity. J Soc Bras Fonoaudiol. 2012;24(2):107-112.
36. Lu FL, Matteson S. Speech tasks and interrater reliability in perceptual voice evaluation. J Voice. 2014;28(6):725-32.
37. Coelho AC, Brasolotto AG, Fernandes ACN, Medved DMS, Silva EM, Júnior FB. Auditory-perceptual evaluation of voice quality of cochlear-implanted and normal-hearing individuals: a reliability study. J Voice. 2017;31(6):774.e1-774.e8.
38. Belin P, Zatorre RJ, Lafaille P, Ahad P, Pike B. Voice-selective areas in human auditory cortex. Nature. 2000;403:309-312.
39. Yamaguchi H, Shrivastav R, Andrews ML, Niimi S. A comparison of voice quality ratings made by Japanese and American listeners using the GRBAS scale. Folia Phoniatr Logop. 2003;55:147-157.
40. Ghio A, Weisz F, Baracca G, Cantarella G, Robert D, Woisard V et al. Is the perception of voice quality language-dependent? A comparison of French and Italian listeners and dysphonic speakers. In: Interspeech. Florence, Italy: 2011:525-528.
41. Chaves CR, Campbell M, Gama ACC. The Influence of Native Language on Auditory-Perceptual Evaluation of Vocal Samples Completed by Brazilian and Canadian SLPs. J Voice. 2017;31(2):258.e1-258.e5.
42. Yanagida S, Nishizawa N, Hashimoto R, Mizoguchi K, Hatakeyama H, Homma A et al. Reliability and Validity of Speech Evaluation in Adductor Spasmodic Dysphonia. J Voice. 2018;32(5):585-591.
43. Jafari N, Salehi A, Izadi F, Talebian Moghadam S, Ebadi A, Dabirmoghadam P et al. Vocal Function Exercises for Muscle Tension Dysphonia: Auditory-Perceptual Evaluation and Self-Assessment Rating. J Voice. 2017;31(4):506.e25-506.e31.
44. Fabron EMG, Petrini AS, Cardoso VM, Batista JCT, Motonaga SM, Marino VCC. Immediate effects of tongue trills associated with transcutaneous electrical nerve stimulation (TENS). CODAS. 2017;29(3):e20150311.
45. Fadel CB, Dassie-Leite AP, Santos RS, Santos CG Junior, Dias CA, Sartori DJ. Immediate effects of the semi-occluded vocal tract exercise with LaxVox® tube in singers. CODAS. 2016;28(5):618-624.
46. Meerschman I, Van Lierde K, Peeters K, Meersman E, Claeys S, D'haeseleer E. Short-Term Effect of Two Semi-Occluded Vocal Tract Training Programs on the Vocal Quality of Future Occupational Voice Users: "Resonant Voice Training Using Nasal Consonants" Versus "Straw Phonation". J Speech Lang Hear Res. 2017;60(9):2519-2536.
47. Kapsner-Smith MR, Hunter EJ, Kirkham K, Cox K, Titze IR. A Randomized Controlled Trial of Two Semi-Occluded Vocal Tract Voice Therapy Protocols. J Speech Lang Hear Res. 2015;58(3):535-49.
48. Pedrosa V, Pontes A, Pontes P, Behlau M, Peccin SM. The Effectiveness of the Comprehensive Voice Rehabilitation Program Compared With the Vocal Function Exercises Method in Behavioral Dysphonia: A Randomized Clinical Trial. J Voice. 2016;30(3):377.e11-9.

49. Sielska-Badurek E, Osuch-Wójcikiewicz E, Sobol M, Kazanecka E, Rzepakowska A, Niemczyk K. Combined Functional Voice Therapy in Singers With Muscle Tension Dysphonia in Singing. J Voice. 2017;31(4):509.e23-509.e31.
50. Reynolds V, Meldrum S, Simmer K, Vijayasekaran S, French N. A Randomized, Controlled Trial of Behavioral Voice Therapy for Dysphonia Related to Prematurity of Birth. J Voice. 2017;31(2):247.e9-247.e17.
51. Nemr K, Souza GV, Simões-Zenari M, Tsuji DH, Hachiya A, Cordeiro GF et al. Cognitive Vocal Program applied to individuals with signals presbylarynx: preliminary results. CODAS. 2014;26(6):503-8.
52. Aragão NA, Couto TE, Camargo ZA, Santos MAR, Gama ACC. Voice quality assessment before and after social and professional voice use. Audiol Commun Res. 2014;19(3):209-214.
53. Pellicani AD, Ricz HMA, Ricz LNA. Phonatory function after prolonged voice use in brazilian woman. CoDAS. 2015;27(4):392-399.
54. Reynolds V, Meldrum S, Simmer K, Vijayasekaran S, French N. Dysphonia in extremely preterm children: A longitudinal observation. Logoped Phoniatr Vocol. 2016;41(4):154-8.
55. Hsu HW, Fang TJ, Lee LA, Tsou YT, Chen SH, Wu CM. Multidimensional evaluation of vocal quality in children with cochlear implants: a cross-sectional, case-controlled study. Clin Otolaryngol. 2014;39(1):32-8.
56. Santana ER, Masson MLV, Araújo TM. The Effect of Surface Hydration on Teachers' Voice Quality: An Intervention Study. J Voice. 2017;31(3):383.e5-383.e11.
57. Masson MLV, Araújo TM. Protective Strategies Against Dysphonia in Teachers: Preliminary Results Comparing Voice Amplification and 0.9% NaCl Nebulization. J Voice. 2018;32(2):257.e1-257.e10.
58. Santos ACM, Borrego MCM, Behlau M. Efeito de treinamento vocal direto e indireto em estudantes de Fonoaudiologia. CoDAS. 2015;27(4):384-91.
59. Sidell DR, Zacharias S, Balakrishnan K, Rutter MJ, Alarcón A. Surgical management of posterior glottic diastasis in children. Ann Otol Rhinol Laryngol. 2015;124(1):72-78.
60. Rzepakowska A, Sielska-Badurek E, Cruz R, Sobol M, Osuch-Wójcikiewicz E, Niemczyk K. Voice Profile Recovery and Quality of Life Changes After Microdirect Laryngoscopy in Three Categories of Glottis Lesions: Benign, Precancerous, and Malignant. J Voice. 2017 [Epub ahead of print].
61. Cantarella G, Mazzola RF, Gaffuri M, Iofrida E, Biondetti P, Forzenigo LV et al. Structural Fat Grafting to Improve Outcomes of Vocal Folds' Fat Augmentation: Long-term Results. Otolaryngol Head Neck Surg. 2018;158(1):135-143.
62. Rzepakowska A, Osuch-Wójcikiewicz E, Sielska-Badurek E, Niemczyk K. Medialization thyroplasty in glottis insufficiency due to unilateral vocal fold paralysis and after laser cordectomies - preliminary report. Otolaryngol Pol. 2017;71(1):22-29.
63. Rzepakowska A, Sielska-Badurek E, Osuch-Wójcikiewicz E, Niemczyk K. Multiparametric Assessment of Voice Quality and Quality of Life in Patients Undergoing Microlaryngeal Surgery-Correlation Between Subjective and Objective Methods. J Voice. 2018;32(2):257.e21-257.e30.
64. Kodama N, Kumai Y, Sanuki T, Yumoto E. Arytenoid adduction combined with nerve-muscle pedicle flap implantation or type I thyroplasty. Laryngoscope. 2017;127(1):159-166.
65. Tedla M, Chakrabarti S, Suchankova M, Weickert MO. Voice outcomes after thyroidectomy without superior and recurrent laryngeal nerve injury: VoiSS questionnaire and GRBAS tool assessment. Eur Arch Otorhinolaryngol. 2016;273(12):4543-4547.
66. Casado JC, O'Connor C, Angulo MS, Adrián JA. Wendler glottoplasty and voice-therapy in male-to-female transsexuals: results in pre and post-surgery assessment. Acta Otorrinolaringol Esp. 2016;67(2):83-92.
67. Elnashar I, El-Anwar M, Amer H, Quriba A. Voice Outcome after Gore-Tex Medialization Thyroplasty. Int Arch Otorhinolaryngol. 2015; 19(3): 248-254.
68. Hillel AT, Giraldez L, Samad I, Gross J, Klein AM, Johns MM. Voice Outcomes Following Posterior Cordotomy With Medial Arytenoidectomy in Patients With Bilateral Vocal Fold Immobility. JAMA. 2015;141(8):728-32.

69. Cohen W, Wynne DM. Using Hyaluronic Acid for Improving Vocal Function in a Prepubescent Boy With an Atrophied Right Vocal Fold. J Voice. 2015;29(4):494-497.
70. Petrovic-Lazic M, Jovanovic N, Kulic M, Babac S, Jurisic V. Acoustic and perceptual characteristics of the voice in patients with vocal polyps after surgery and voice therapy. J Voice. 2015;29(2):241-246.
71. Chowdhury K, Saha S, Saha VP, Pal S, Chatterjee I. Pre and Post-Operative Voice Analysis After Medialization Thyroplasty in Cases of Unilateral Vocal Fold Paralysis. Indian J Otolaryngol Head Neck Surg. 2013;65(4):354-357.
72. Van Lierde KM, De Letter M, Vermeersch H, Roche N, Stillaert F, Lemmens G et al. Longitudinal progress of overall intelligibility, voice, resonance, articulation and oromyofunctional behavior during the first 21 months after Belgian facial transplantation. J Commun Disord. 2015;53:42-56.
73. Angadi V, Dressler E, Stemple J. A Multidimensional Study of Vocal Function Following Radiation Therapy for Laryngeal Cancers. Ann Otol Rhinol Laryngol. 2017;126(6):483-492.
74. Ma Y, Green R, Pan S, McCabe D, Goldberg L, Woo P. Long-term Voice Outcome Following Radiation Versus Laser Microsurgery in Early Glottic Cancer. J Voice. 2019;33(2):176-182.
75. Pützer M, Wokurek W, Moringlane JR. Evaluation of Phonatory Behavior and Voice Quality in Patients with Multiple Sclerosis Treated with Deep Brain Stimulation. J Voice. 2017;31(4):483-489.
76. Morato-Galán M, Caminero Cueva MJ, Rodrigo JP, Suárez Nieto C, Núñez-Batalla F. Assessment of vocal quality following treatment of advanced pharyngo-laryngeal carcinoma with a protocol of organ preservation. Acta Otorrinolaringol Esp. 2014;65(5):283-288.
77. Hamdan AL, Safadi B, Chamseddine G, Kasty M, Turfe ZA, Ziade G. Effect of weight loss on voice after bariatric surgery. J Voice. 2014;28(5):618-623.

ANÁLISE ACÚSTICA NA CLÍNICA VOCAL

CAPÍTULO 3

Leonardo Lopes
María Eugenia Dajer
Zuleica Camargo

A análise acústica da função vocal envolve técnicas computacionais que permitem a representação e a mensuração das propriedades do sinal vocal, qualificando e/ou quantificando tais características. De tal modo, permite uma análise mais objetiva do sinal vocal, o desenvolvimento de parâmetros normativos e a comparação intra e intersujeitos. De modo geral, as medidas acústicas são sensíveis ao desvio vocal percebido auditivamente, correlacionadas com os parâmetros de qualidade vocal, *pitch* e *loudness* e permitem ao fonoaudiólogo realizar inferências acerca da fisiologia subjacente à produção vocal saudável ou desviada.[1]

Existe um grande número de medidas acústicas para avaliação do sinal vocal. Um dos grandes desafios para o clínico e para o pesquisador é determinar que medidas seriam mais robustas para identificar a presença de uma alteração vocal e estimar a intensidade do desvio vocal presente, assim como estabelecer correlações entre os dados para o estabelecimento de condutas e o monitoramento da evolução clínica. De modo geral, quatro condições básicas podem ajudar a determinar a utilidade das medidas acústicas para finalidades clínicas: relação das medidas com a presença e a intensidade do desvio vocal percebido auditivamente, relação das medidas com a fisiologia e fisiopatologia da produção vocal, relação das medidas com os desfechos do tratamento (cirúrgico ou terapêutico) para os distúrbios de voz e a independência da interpretação de cada medida acústica.[2]

A análise acústica clínica da voz pode incluir a extração de medidas que quantifiquem e qualifiquem o desvio presente no sinal vocal, assim como a inspeção visual do traçado espectrográfico de banda estreita ou banda larga. Tradicionalmente, a descrição acústica do traçado espectrográfico e a extração das medidas de perturbação e ruído são as mais utilizadas na realidade clínica, visto que estão disponíveis nos principais *softwares* de análise acústica. No entanto, vários outros modelos de análise acústica têm sido desenvolvidos nas últimas décadas, proporcionando diferentes modos de análise promissores para a clínica vocal e pesquisa.

No presente capítulo, faremos uma explanação geral acerca das principais modalidades de análise acústica utilizadas no contexto clínico, incluindo as medidas de perturbação e ruído, medidas cepstrais, a inspeção visual do traçado espectrográfico e os métodos de avaliação vocal por dinâmica não linear.

MEDIDAS TRADICIONAIS DE PERTURBAÇÃO E RUÍDO

O sinal acústico correspondente à produção vocal humana é considerado "quase-periódico", de modo que um certo grau de aperiodicidade no sinal não se constitui em um desvio da qualidade vocal percebido auditivamente.[3] Pelo contrário, pequenas perturbações na onda acústica conferem a impressão de que a emissão vocal foi produzida a partir de uma fonte sonora humana e não sintetizada. No entanto, a presença de alterações estruturais ou funcionais nas pregas vocais e/ou no trato vocal pode aumentar a irregularidade e/ou aperiodicidade no sinal, modificando o *output* vocal e gerando a percepção auditiva de desvio da qualidade vocal.

As perturbações na frequência e amplitude de vibração das pregas vocais ciclo a ciclo são consideradas perturbações de curto-termo da frequência fundamental (f_0) e denominadas *jitter* (perturbação de frequência) e *shimmer* (perturbação de amplitude), respectivamente. De modo geral, eles são expressos em termos da porcentagem de variabilidade de amplitude e frequência entre ciclos glóticos vizinhos. *Jitter* e *shimmer* são as medidas acústicas mais citadas em pesquisas na área dos distúrbios da voz[2] e são amplamente utilizadas nas rotinas clínicas de avaliação vocal. Isso ocorre porque, entre os diferentes parâmetros de análise acústica, o *jitter* e o *shimmer* apresentam uma correlação positiva de moderada a forte com o desvio da qualidade vocal percebido auditivamente e revelam correlatos fisiológicos bem descritos na literatura, o que facilita a interpretação do seu significado clínico, seja em termos perceptuais ou fisiológicos.[4-6]

O *jitter* é considerado um dos preditores da intensidade do desvio vocal, o que o torna uma medida sensível para identificação da presença de desvio vocal.[4] Seus valores tendem a ser mais elevados em vozes mais desviadas. O *shimmer* é considerado um dos preditores da irregularidade no sinal vocal, sendo sensível para detectar a presença de irregularidade vibratória e/ou diminuição na resistência glótica.[7,8] A rugosidade é o principal correlato perceptual do *shimmer*. Os valores de shimmer tendem a ser mais elevados em indivíduos com desvio vocal.

Embora essas medidas sejam amplamente difundidas nas publicações científicas e na prática clínica em voz, alguns fatores de confundimento devem ser levados em consideração na extração e interpretação dos resultados, como o tipo de sinal, o tipo de sistema de gravação, o gênero, a vogal empregada e a intensidade da emissão durante a gravação da voz.[2]

Em termos de rotina clínica, essas limitações na extração dos parâmetros de perturbação de frequência e amplitude não impedem a sua utilização para monitoramento da qualidade vocal pré- e pós-exercício ou pré- e pós-intervenção terapêutica ou cirúrgica. Sendo assim, o uso do *jitter* e *shimmer* como medida de resultado tem suporte na literatura científica e pode ser utilizada na prática clínica, independentemente do grau do desvio vocal.[9]

Outra medida comumente incluída nas rotinas clínicas de avaliação vocal é a proporção harmônico-ruído (PHR) ou *harmonic-to-noise-ratio* (HNR). Ela fornece informações complementares às análises fornecidas pelo *jitter* e pelo *shimmer*. A PHR é capaz de quantificar o ruído aditivo presente no sinal de voz, decorrente do fluxo de ar turbulento transglótico durante a fonação.[10] De modo geral, a PHR reflete a proporção entre a energia (harmônicos) e o ruído produzidos pela fonte glótica, expressos em decibéis (dB). Dessa forma, maiores valores da PHR expressam uma emissão com menor componente de ruído, enquanto a diminuição dos valores da PHR reflete maior componente de ruído aditivo na emissão vocal.[11] A presença de ruído aditivo na emissão vocal é percebida auditivamente como soprosidade e pode apresentar múltiplos fatores subjacentes, como o grau de afastamento dos processos vocais da linha média, convexidade da borda livre da prega vocal e diminuição da fase fechada dos ciclos glóticos.[12]

Em 2018, uma metanálise identificou um conjunto de medidas acústicas preditoras e com maior força de correlação com os parâmetros de rugosidade e soprosidade.[9] As medidas mais robustas para predição da rugosidade foram *SNL (Spectral Noise Level)*, *H2A (Second Harmonic Amplitude)*, *RPK (Autocorrelation Peak)*, *jitter*, *GNE (Glottal-to-Noise-Excitation)* 1.000 Hz, *AVI (Amplitude Variability Index)*, *sPPQ (Smoothed Pitch Perturbation Quotient)*, e *CPP (Cepstral Peak Proeminence)*. Para a soprosidade, *LNPSD (Natural Log of Period Standard Deviation)*, *GNE* 3.000 Hz, razão entre f_0-F_1, *Hfno (relative energy level of high frequency noise)*, *CPP*, *H1-H2*, *CPPS (Cepstral Peak Proeminence Smoothed)*, *sPPQ*, *HNR*, *APQ (Amplitude Perturbation Quotient)*, *NNE (Normalized Noise Energy)* 1.000-5.000 Hz, e *sAPQ (Smoothed Amplitude Perturbation Quotient)*. Os autores ressaltam que, embora o resultado dessa metanálise indique as medidas mais robustas, ainda há limitações para o uso clínico de algumas delas, visto que não há sistemas computacionais disponíveis com esse conjunto de medidas. Além disso, os autores destacam a importância de desenvolver medidas mais promissoras e disponibilizá-las em pacotes de *softwares* para ampla utilização clínica e em pesquisa.

Desse modo, embora haja vários fatores de confundimento associados à extração e interpretação das medidas isoladas de *jitter*, *shimmer* e PHR, e a literatura aponte para outros tipos de mensurações,[9] essas medidas continuam fazendo parte da maioria das rotinas de avaliação acústica clínica da voz, principalmente, para fins de triagem e monitoramento vocal.[13] Talvez, a principal razão para isso seja a facilidade de acesso a tais medidas em diferentes sistemas computacionais comercializados e disponibilizados gratuitamente.

MEDIDAS CEPSTRAIS

Nos últimos anos, a análise cepstral demonstrou ser uma alternativa para avaliação de sinais com ampla faixa de desvio, uma vez que ela é capaz de determinar a f_0 e produzir estimativas de aperiodicidade e/ou ruído aditivo sem a identificação de limites de ciclo individuais, como preconizado na extração das medidas de perturbação e ruído.[14-16] Além disso, o *cepstrum* pode ser fidedignamente obtido tanto em tarefas de vogal sustentada quanto de fala encadeada. Por outro lado, diferentemente das medidas mais tradicionais como *jitter*, *shimmer* e PHR que foram avaliadas em vários estudos para compreensão de suas relações com parâmetros fisiológicos e perceptuais, o potencial clínico das medidas cepstrais e suas correlações passaram a ser mais explorados a partir do final da década de 90.

De forma geral, o *cepstrum* evidencia em que medida os harmônicos advindos da f_0 são individualizados e se destacam em relação ao nível de ruído presente no sinal. Sinais com maior regularidade e menor quantidade de ruído apresentam maior definição e amplitude do pico cepstral dominante.[16] Desse modo, as medidas cepstrais são mais confiáveis que as medidas tradicionais de perturbação e ruído para avaliação de vozes com ampla faixa de desvio e, além disso, demonstraram ser fortes preditoras da presença de desvio vocal.[17]

Tais achados possibilitaram a recomendação do Grupo Especial de Voz da ASHA (*American Speech-Language and Hearing Association*) para utilização do *CPPS* como a principal medida acústica na avaliação clínica da voz.[1] Vale destacar que o *CPPS* é uma modificação do algoritmo para extração do *CPP*, incluindo a análise de todos os *cepstruns* individuais antes da extração do pico cepstral e a utilização de janelamentos de 20 ms.[18] A modificação nesse algoritmo melhorou no desempenho na extração dessa medida, o que justifica a posterior adoção do *CPPS* com principal medida cepstral. Atualmente, essas medidas

Quadro 3-1. Roteiro para Extração do CPPS no PRAAT (Maryn & Weenink, 2015)[20]

Os seguintes comandos e parâmetros foram aplicados para gerar o CPPS no PRAAT
1   Clica-se em "*Analyze Periodicity*" e, na sequência, em "*Fo PowerCepstrogram*"
2   No "*menu*", prossegue-se com "*Pitch floor (Hz)* = 60", "*Time Step (s) = 0,002*", "*Maximum Frequency (Hz) = 5.000*" e "*Pre-emphasis from (Hz) = 50*"
3   Clica-se em "*Query*", e seleciona-se "*Get CPPS*" no "*menu*", segue-se com "*Substract tilt before smoothing*" e com "*Time averaging window (s) = 0,01*", "*Quefrequency-averaging window (s) = 0,001*". "*Peak search pitch range (Hz) = 60-330*", "*Tolerance (0-1) = 0.05*", "*Interpolation = Parabolic*". "*Tilt line quefrequency range (s) = 0,001-0,0 (= end)*", "*Line type = Straight*", e Fit method = Robust
4   O resultado desse procedimento serão as medidas do *CPPS*, conforme descrito em Maryn & Weenink (2005)[20]

podem ser extraídas por meio do *software* livre PRAAT.[19] Para facilitar a extração, incluímos no Quadro 3-1 um breve roteiro para extração dessas medidas.

Indivíduos com desvio da qualidade vocal tendem a apresentar maiores valores de *CPPS* em relação a indivíduos vocalmente saudáveis. Isso ocorre porque os sinais de voz sem desvio apresentam maior periodicidade, com configuração harmônica bem-definida e, portanto, maiores valores de *CPPS*. Ao contrário, sinais com maior grau de desvio apresentam menor proporção entre a energia dos harmônicos e os componentes de ruído e aperiodicidade, com menores valores de *CPPS*. Um destaque para as medidas cepstrais é a sua forte correlação (negativa) com a intensidade do desvio vocal e o grau de soprosidade presente na emissão,[21,22] superior ao encontrado com as medidas baseadas no domínio do tempo (*jitter* e *shimmer*).

O valor de corte para o *CPPS* é de 19,09 dB e 19,01 dB, considerando-se a avaliação perceptivo-auditiva e o exame laríngeo como padrões de referência, respectivamente.[17] Valores abaixo desse ponto de corte indicariam a presença de alteração a partir dos padrões de referência citados. Vale ressaltar que esses valores foram preconizados para falantes nativos dos Estados Unidos e, provavelmente, os valores de corte podem ser diferentes para os falantes do português brasileiro. No entanto, ainda não há valores normativos estabelecidos para a realidade brasileira, de modo que esses valores de corte devem ser utilizados e interpretados com cautela em pesquisas e na prática clínica. Em análises exploratórias com 376 indivíduos disfônicos e vocalmente saudáveis falantes do português brasileiro, observou-se valores médios de 16,35 ± 2,40 dB para indivíduos saudáveis e 13,93 ± 3,54 dB para disfônicos.[21] No entanto, o objetivo do estudo não estava relacionado ao estabelecimento de um ponto de corte.

INSPEÇÃO ACÚSTICA

A Teoria Acústica da Produção da Fala,[23-26] especificamente o modelo linear fonte-filtro, fundamenta parte dos procedimentos classicamente descritos para a exploração acústica da fala. Com suporte de tais preceitos teóricos, os algoritmos *Fast Fourier Transform (FFT)* e *Linear predicitive Code (LPC)* também passaram a ser incorporados para a decomposição das amostras vocais. Neste campo particular, a base do processamento acústico da voz concentrou-se, em um primeiro momento, nas características de periodicidade (e aperiodicidade), que remetem à atividade da fonte glótica.

Com base na descrição acústica de vogais e de consoantes, foco das primeiras publicações no âmbito fonético-acústico, ou seja, a caracterização do inventário das línguas, as bases da integração de informações perceptivas e acústicas[27,28] foram incorporadas ao estudo da voz. Portanto, o respaldo da Teoria Acústica da Produção da Fala,[25] com aporte das descrições perceptivas e fisiológicas da voz,[3,29-31] permitiram o avanço nas descrições de natureza acústica, com ancoramento nos mecanismos básicos da voz, na vigência ou não de alterações.

Neste campo, Flanagan (1958)[24] abordou os componentes de ruído originados de fluxo turbulento resultante de fechamento incompleto ou de vibração irregular de pregas vocais. Yanagihara (1967)[32] apresentou as bases da análise e da síntese de amostras representativas da dimensão perceptiva da rouquidão, sugerindo uma classificação baseada em inspeção espectrográfica (de "sonogramas"): componentes de ruído nos formantes de cada vogal; componentes de ruído nas frequências agudas, acima de 3 kHz; e a perda de componentes harmônicos em frequências altas. Na sequência, propostas como de Isshiki *et al* (1969)[33] e Baken e Daniloff (1991)[34] estruturaram contribuições para o uso clínico da espectrografia.

Tais descrições acústicas clássicas em termos da atividade da fonte glótica gradativamente focaram o detalhamento da estrutura harmônica, de sua concentração por faixas de frequência, de distribuição de ruídos, de presença de componentes sub-harmônicos, de perturbação, de índices de tensão/esforço ou hiperfunção. Tais elementos são expostos na Figura 3-1, com espectrogramas de banda estreita que revelam gradativa alteração da estrutura harmônica. As abordagens iniciais delinearam, portanto, o panorama da interface entre a percepção e a produção vocal.

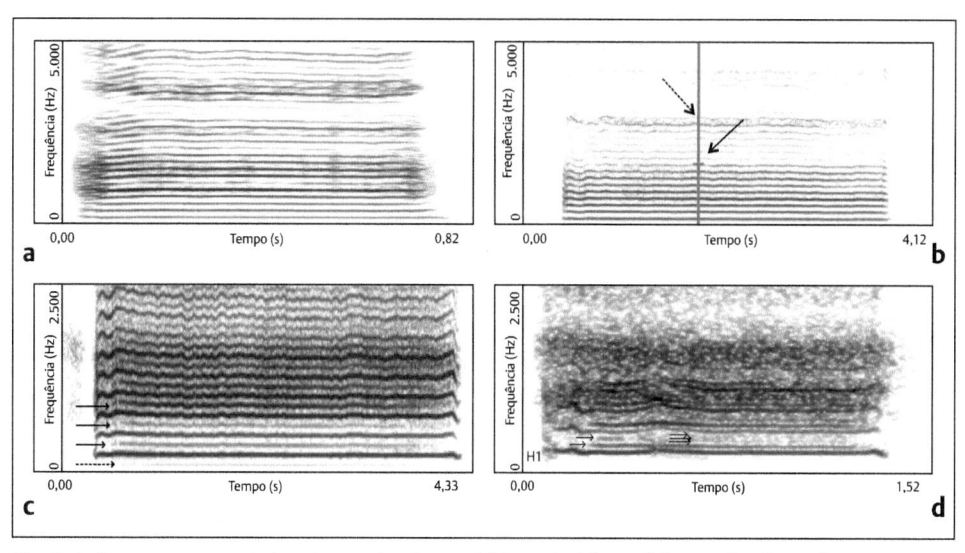

Fig. 3-1. Espectrogramas de banda estreita da vogal [a] produzida por falantes do gênero feminino na faixa etária de 50 anos. (**a**) Sem alterações. (**b-d**) Gradativas alterações da estrutura harmônica em vigência de paralisia unilateral de prega vocal. (**a**) Espectrograma com limite superior de frequência estabelecido em 2.500 Hz. (**b**) Seta contínua indica limite superior de delimitação de componentes harmônicos, seta pontilhada indica limite superior de delimitação de componentes harmônicos de menor definição. Espectrograma com limite superior de frequência estabelecido em 2.500 Hz. (**c**) Setas indicam sub-harmônicos (bifurcações); seta pontilhada representa bifurcação abaixo do componente de f_0. Espectrograma com limite superior de frequência estabelecido em 2.500 Hz. (**d**) Setas indicam sub-harmônicos (bifurcações). Espectrograma com limite superior de frequência estabelecido em 2.500 Hz. (Fonte: Camargo (2002)[35], páginas (**a**)147; (**b**) 139; (**c**) 141 e (**d**)143.)

Os desafios impostos para a caracterização acústica dos distúrbios de mecanismos glóticos residem, justamente, no componente de aperiodicidade, que gera erros e artefatos na busca por decomposição da amostra vocal. Esta demanda de superação de desafios impostos pela aperiodicidade também se integra à dificuldade de consideração de limites, ainda pouco precisos, entre condições de normalidade e de alteração vocal,[36] especialmente nos casos de alterações de grau leve. A busca por desenvolvimento de medidas que traduzissem os aspectos observados à inspeção acústica foram, e ainda são, foco de esforço conjunto no aprimoramento do instrumental acústico para o campo da voz.

Neste universo, portanto, a adaptação (e a implementação) de técnicas de processamento acústico da voz permitiu a aplicação clínica das principais representações acústicas, desde as ondas sonoras até decomposições na forma de espectrogramas de bandas estreita e larga, traçados espectrais (Fig. 3-2) e cepstrais (Fig. 3-3) e contornos. Tais representações permitiram entender, com detalhes, a estrutura do sinal acústico vocal, quer seja no plano dos harmônicos (os conhecidos mecanismos da "fonte"), quer seja naquele dos formantes (os conhecidos mecanismos do "filtro").

As propostas de medidas de componentes de aperiodicidade foram, inclusive, consideradas paradoxais,[37] uma vez que tentavam expressar numericamente o que, de fato, comprometia o próprio cálculo da medida em questão, especialmente aquelas relacionadas aos valores de frequência (f_0) e suas perturbações (*jitter* e *shimmer*). A integração de profissionais e pesquisadores de vários campos de conhecimento resultou na implementação de propostas dos algoritmos e dispositivos para o processamento digital da voz com vistas à abordagem da aperiodicidade.[8,19,21,38-40]

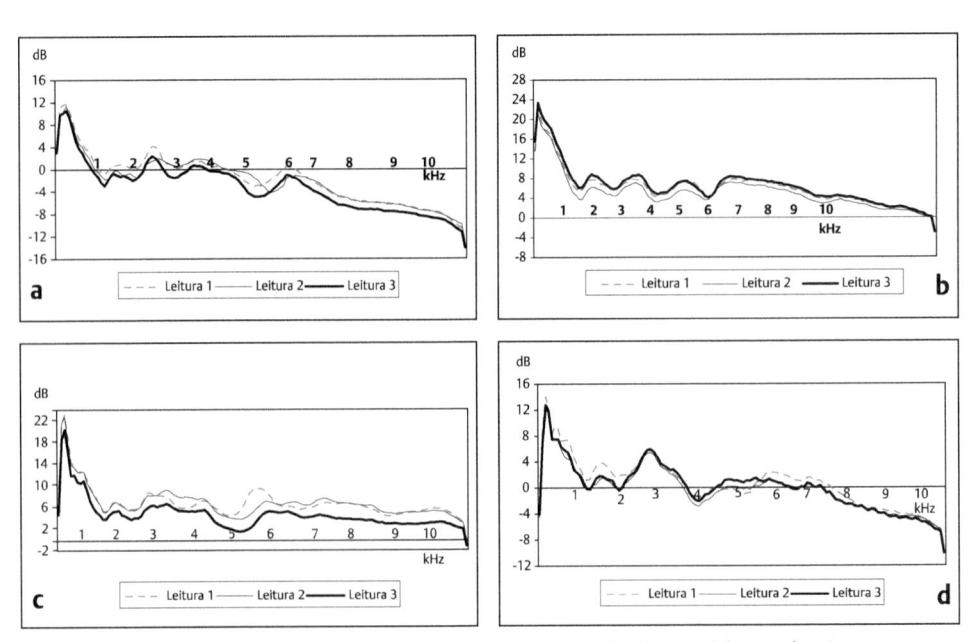

Fig. 3-2. Espectros de longo termo de três trechos de leituras produzidas por falantes do gênero feminino na faixa etária de 50 anos. (**a**) Sem alterações. (**b-d**) Gradativas alterações da estrutura harmônica em vigência de paralisia unilateral de prega vocal. (Fonte: Camargo (2002)[35], páginas (**a**) 137; (**b**) 135; (**c**) e (**d**) 136.)

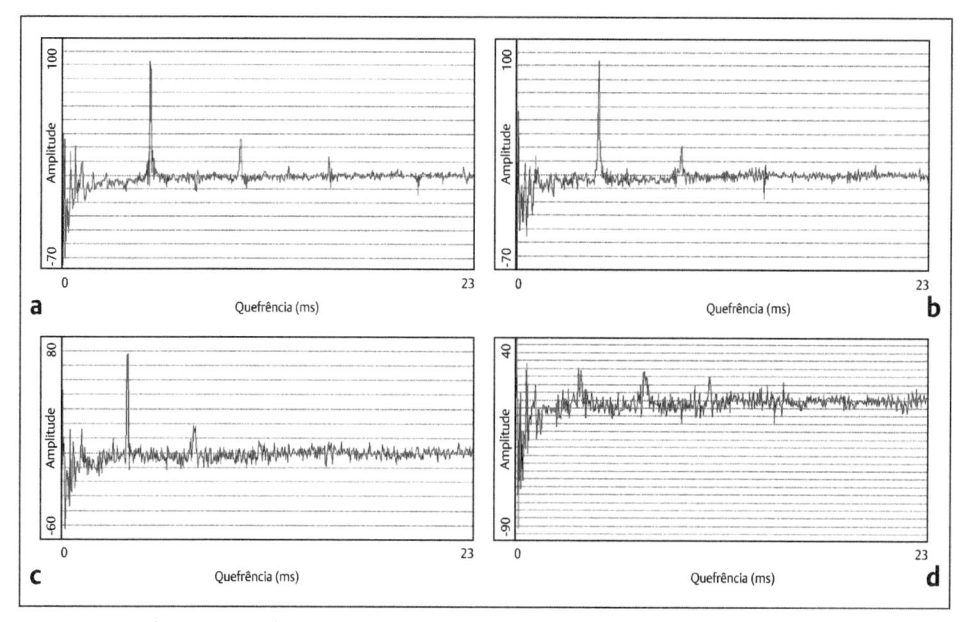

Fig. 3-3. Traçados cepstrais da vogal [a] produzida por falantes do gênero feminino na faixa etária de 50 anos. (**a**) Sem alterações. (**b-d**) Gradativas alterações da estrutura harmônica em vigência de paralisia unilateral de prega vocal. (Fonte: Camargo (2002)[35], páginas (**a**)168; (**b**) e (**c**) 167; (**d**) 168.)

A evolução tecnológica e a incorporação de metodologias não lineares[41] representaram mais um passo para impulsionar uma nova fase de abordagens acústicas no campo da voz e são abordadas em tópico específico deste capítulo.

Além disso, as representações acústicas estão presentes nos recursos tecnológicos disponíveis para os campos da terapia, da assessoria e da pedagogia vocal. Ou seja, as representações de ondas, de espectrogramas, de espectros e de contornos, dentre outros, representam a interface gráfica de várias plataformas digitais da atualidade, como aplicativos e *softwares* para análises em tempo real (Fig. 3-4).

Paralelamente aos esforços por caracterização dos mecanismos da fonte glótica, aqueles relativos à ressonância (vinculados à atividade do trato vocal supraglótico e, inclusive, subglótico), traduzidos nas informações dos formantes (em termos de frequência, intensidade e largura de banda), passaram a ganhar espaço no campo da voz, especialmente para caracterização da configuração do trato vocal supraglótico, incluindo as explorações da voz cantada, especialmente sobre o formante do cantor.[42]

A gradativa evolução da incorporação da análise acústica coincide com a possibilidade de extração das medidas em formas mais dinâmicas e automáticas, como a aplicação de *scripts* ao *software* de livre acesso PRAAT.[19] A partir de anotação, segmentação e etiquetagem sonoras, torna-se possível a extração de medidas de forma automática, o que facilita o cômputo de medidas seriadas e a implementação de análises em bancos de dados, ampliando possibilidades no campo da pesquisa.[22,40,43-45]

Em Barbosa, Camargo, Madureira (2016; 2018)[39,44] são abordados *scripts* desenvolvidos no Brasil, os quais estão disponibilizados livremente, com testes para o português brasileiro, português europeu, alemão, francês, inglês e sueco. Como exemplos, *ProsodyDescriptor*

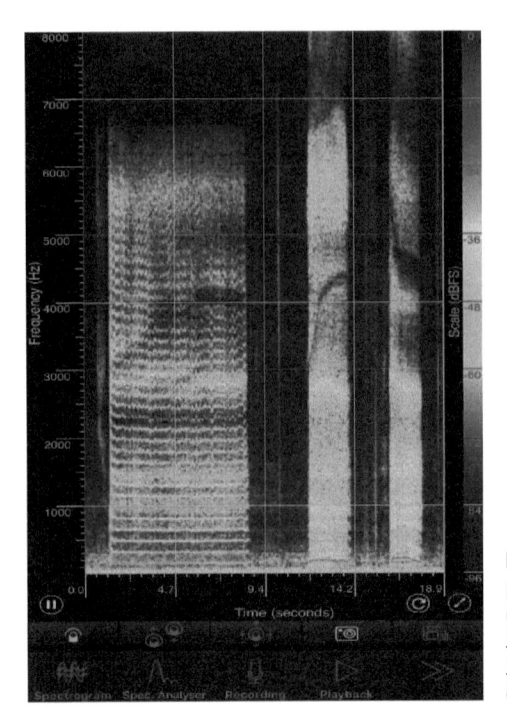

Fig. 3-4. Espectrogramas de banda estreita de produções da vogal [a] em diferentes qualidades (ajustes glóticos) e durações geradas no aplicativo *SpectrumView* (aplicativo – sistema IOS – *Realtime Spectrogram* and *Spectrum Analysis®* 2012-2018 Oxford Wave Research Ltd).

e o *ExpressionEvaluator* permitem a geração de 12 parâmetros acústicos relacionados à duração, frequência fundamental (f_0), espectro de longo termo (*LTAS*) e ênfase espectral para fins de estudo do ritmo, da entoação e da qualidade de voz em fala expressiva e com alterações. O *script Beat-Extractor* faz a detecção automática de ataques silábicos; o *SGdetector* realiza a detecção de picos de duração do tamanho de sílabas e normalizados para fins de estudo da proeminência e da marcação de fronteiras; o *SalienceDetector* realiza a detecção automática de picos de duração do tamanho de sílabas e normalizados para fins de estudo da proeminência e das fronteiras. A possibilidade de aplicação de procedimentos de extração automática de medidas acústicas, em modalidades de longo termo, de forma automática, permite rastreamento de trechos de fala (e canto), e não pontos únicos de um segmento (geralmente a vogal isolada).

À medida que os processos de avaliação acústica vocal se refinaram, da mesma forma, e, ao mesmo tempo, as atividades da especialidade de voz consolidaram-se em nossa realidade, por vários campos de atuação, tanto no contexto clínico, quanto de exploração do potencial de expressividade da voz falada e cantada, no campo da voz profissional e nas aplicações do campo da fonética forense, quanto à verificação de locutores.

No cenário internacional, tal nível de evolução levou um grupo de pesquisadores a propor um consenso em torno das notações e símbolos que envolvem frequência fundamental (f_0), os componentes harmônicos (H_1, H_2, H_3..), formânticos (F_1, F_2, F_3..) e de ressonâncias (f_{R1}, f_{R2}, f_{R3}...) do trato vocal.[46]

Tais abordagens levam os pesquisadores e clínicos a buscarem novos paradigmas (especialmente com respaldo na análise estatística) para lidarem com as informações geradas pelos dispositivos atualmente disponíveis no fascinante campo da exploração vocal acústica e de suas correspondências aos domínios da percepção e da fisiologia. Partindo da inspeção acústica e caminhando na direção da extração das medidas, e do processamento automático da acústica vocal, percorre-se e descortina-se o panorama atual de possibilidade de aplicação da decomposição acústica do sinal: na clínica, nas atividades de assessoria e na pesquisa do especialista em Voz e em Fononcologia.

Além disso, tal evolução faz-se presente no campo da inovação tecnológica. Na atualidade, as interfaces de síntese e de reconhecimento de fala/voz fazem-se presentes (e essenciais) em diferentes plataformas, em que as "máquinas" falam e reconhecem a fala. Tais avanços trazem a possibilidade de aplicações que atendem a comandos de voz, que transformam textos em estímulos de Voz e estão presentes em nosso dia a dia e, inclusive, no campo de suporte de tecnologias assistivas e de reabilitação.

ANÁLISE DA DINÂMICA NÃO LINEAR

Como citado, diversas técnicas de processamento digital de sinais têm sido aplicadas para o desenvolvimento dos modelos, parâmetros e ferramentas de análise acústica que são amplamente utilizadas na atualidade na clínica e na pesquisa da área vocal. Em geral, estas ferramentas permitem extrair informações qualitativas e quantitativas do sinal de voz e estão baseadas em modelos acústicos lineares de produção vocal. Os modelos acústicos lineares assumem que a voz é um sinal acústico naturalmente periódico e estável no tempo.

Em vozes periódicas ou quase periódicas, tais medidas são aplicadas efetivamente. No caso de sinais de voz com maior aperiodicidade, empregar esse tipo de medidas para quantificar ou determinar a presença de uma patologia pode ser impreciso, devido à dificuldade de extração do período de uma forma consistente.[3]

Desde a década de 90, a Transformada de Fourier e a Transformada Rápida de Fourier são as abordagens mais difundidas e utilizadas no desenvolvimento de ferramentas de extração automática de parâmetros vocais. Entretanto, nesta mesma década, começaram a surgir os primeiros trabalhos que demonstraram a não linearidade intrínseca do sistema de produção vocal. Estas pesquisas também apresentaram diferentes métodos com base em dinâmica não linear aplicados ao estudo e análise da voz.

Neste contexto, o trabalho desenvolvido por Awrejcewicz (1990) apresentou um modelo matemático não linear de representação da função laríngea.[29] No mesmo ano, Mende, Herzel e Wermke (1990), estudaram o choro de recém-nascidos e demostraram que esse tipo de produção vocal apresenta características incomuns e fenômenos acústicos como duplicação de periodicidades, aperiodicidades, diplofonias, quebras de frequência, bifurcações, que são característicos em sistemas não lineares.[47] O trabalho realizado por Baken (1990) aplicou métodos de dinâmica não linear para comparar as vibrações das pregas vocais de falantes normais e com patologia laríngea comprovada.[30] A partir desses trabalhos, diversas equipes interdisciplinares vêm desenvolvendo pesquisas que visam o entendimento do comportamento do sistema de produção vocal, a análise e a classificação de vozes.

De acordo com Titze, Baken e Herzel (1993) métodos baseados em dinâmica não linear demonstraram adequados para o estudo da voz devido ao fato de que o sistema de produção de vocal possui as mesmas características dos sistemas dinâmicos.[31] Ou seja, são sistemas que não podem ser categorizados como aleatórios, porém seguem determinados padrões próprios, podem-se comportar de forma imprevisível e dependem fortemente das condições iniciais. Para Baken e Orlikoff (2000)[48] este tipo de abordagem oferece uma nova perspectiva de observar e analisar sistemas e funções biológicas. Os autores afirmam que a produção vocal e a interação das características biomecânicas dos tecidos das pregas vocais, com as propriedades aerodinâmicas da glote e do trato vocal podem ser explicadas e mais bem compreendidas desde um modelo de dinâmica não linear.

Na literatura, encontramos técnicas não lineares aplicadas na área de voz como: reconstrução de espaço de fase, mapa de Poincaré, dimensão de correlação, medidas de entropia, gráficos de recorrência, dentre outros. Estas técnicas são capazes de descrever um sistema determinístico, mas que apresenta comportamentos não lineares.

Segundo Kantz e Schreiber (2004), nesta abordagem, a dinâmica de um sistema com evolução no tempo pode ser descrita traçando seu comportamento em um espaço de estado "*state space*", também chamado de espaço de fase.[49] Estes autores afirmam que um sinal pode ser representado como uma série temporal. Empregando o método de atraso,[50] é possível converter a série temporal em vetores de estado e gerar uma nova representação desse sinal, chamada de reconstrução de espaço de fase.[49]

Em outras palavras, um sinal acústico no domínio do tempo pode ser representado por uma sequência escalar de medidas, que dependem do estado do sistema, tomadas a múltiplos de uma amostragem fixa no tempo. Os traçados delineados na reconstrução do espaço de fase são chamados de trajetórias e são uma representação no espaço de fase do sinal de voz. Na Figura 3-5, pode-se observar um exemplo de um sinal de voz no domínio do tempo e sua representação de espaço de fase com 2 e 3 dimensões. Um exemplo de sinal de voz com disfonia é representado em função do tempo e com seu respectivo espaço de fase reconstruído em 2 e 3 dimensões na Figura 3-6. Nos exemplos apresentados, pose-se observar a diferença na estrutura e na regularidade dos traçados dos atratores.

Este tipo de análise oferece a possibilidade de realizar uma análise qualitativa visual da dinâmica do sinal vocal. Dajer *et al* (2011)[51] analisaram padrões visuais de dinâmica vocal gerados a partir da reconstrução do espaço de fase de vozes normais e patológicas.

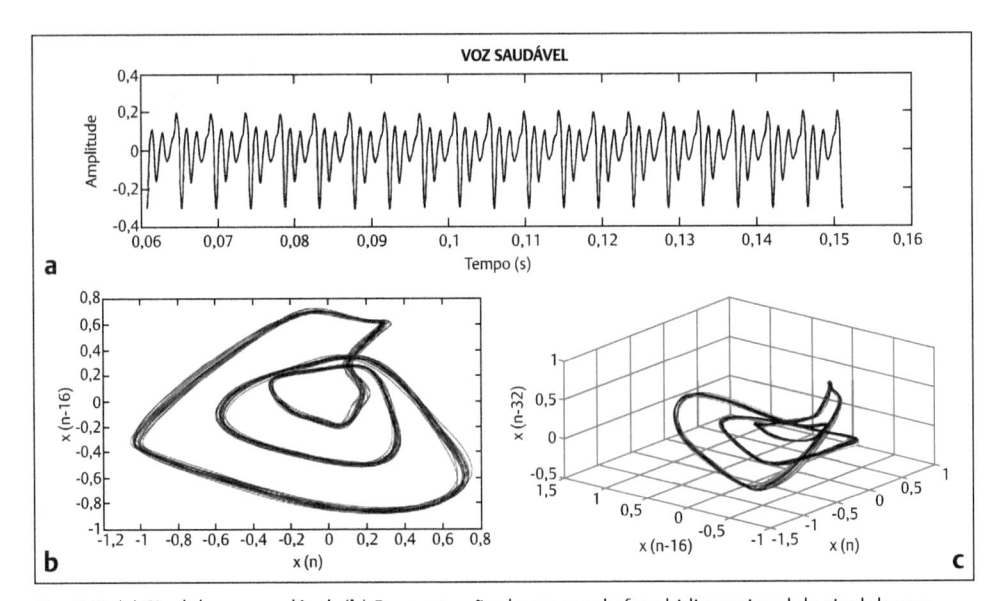

Fig. 3-5. (**a**) Sinal de voz saudável. (**b**) Reconstrução de espaço de fase bidimensional do sinal de voz saudável. (**c**) Reconstrução de espaço de fase tridimensional do sinal de voz saudável.

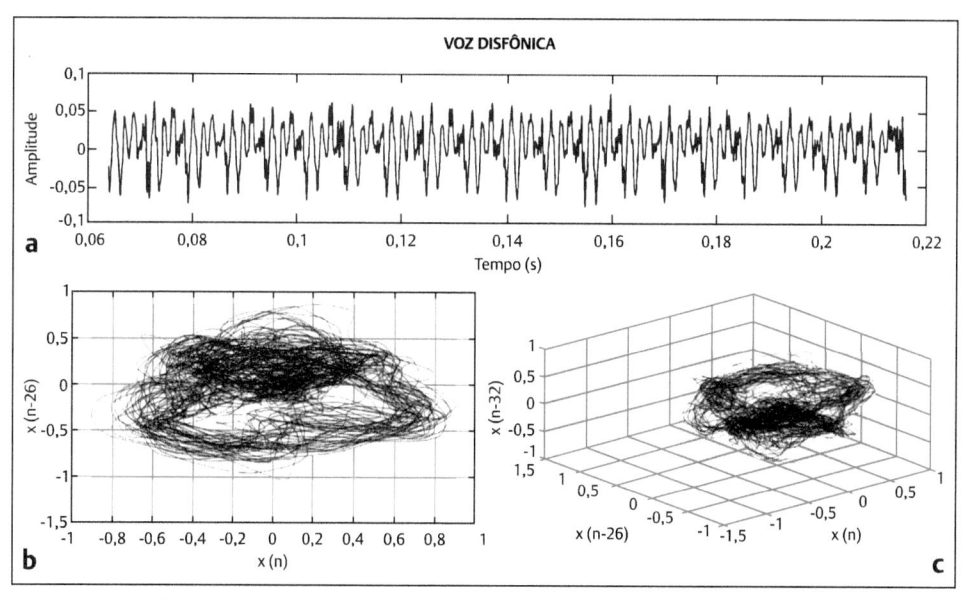

Fig. 3-6. (**a**) Sinal de voz com disfonia. (**b**) Reconstrução de espaço de fase bidimensional do sinal de voz com disfonia. (**c**) Reconstrução de espaço de fase tridimensional do sinal de voz com disfonia.

Neste trabalho, os parâmetros de *loops*, regularidade e convergência de traçados foram capazes de diferenciar as vozes normais de vozes com nódulo vocal e de vozes com edema de Reinke.

A partir da reconstrução do espaço de fase também é possível aplicar outras técnicas, como a seção de Poincaré. Esta técnica permite reduzir a dimensão *n* do espaço de fase para um sistema de dimensão *(n-1)* e permite quantificar a periodicidade de um sinal.[49] A seção de Poincaré é determinada através de um corte perpendicular às trajetórias do espaço de fase e considerando somente os pontos que interceptam essa seção é possível calcular a dispersão média dos mesmos.[52] Este tipo de ferramenta é capaz de classificar vozes normais e patológicas. Utilizando o cálculo da dispersão da seção de Poincaré, pode-se observar que vozes normais apresentam menores valores de dispersão, o que implica em um comportamento mais periódico se comparados com vozes com diferentes patologias.[52] Na Figura 3-7, é apresentado o exemplo de um sinal sintetizado com diferentes porcentagens de *shimmer*. É possível observar que quanto maior é a porcentagem de *shimmer*, maior é a dispersão dos traçados dos atratores no espaço de fase reconstruído e maior a dispersão dos pontos na seção de Poincaré.

Outra ferramenta encontrada na literatura são as medidas de entropia. A entropia é um conceito estatístico usado em termodinâmica. Ela descreve o grau de desordem ou complexidade de um sistema dinâmico e mede a taxa média de perda de informação à medida que o sistema evolui no tempo.[49] Também pode ser definida como uma medida da incerteza de uma variável randômica. Costa *et al* (2007)[53] calcularam a entropia relativa e a entropia de Shannon em vozes normais e vozes com patologia e comprovaram que ambas medidas são capazes de classificar as vozes, porém a entropia relativa apresenta maior eficácia na descriminação. Henríquez *et al* (2009)[54] calcularam a entropia de Rènyi

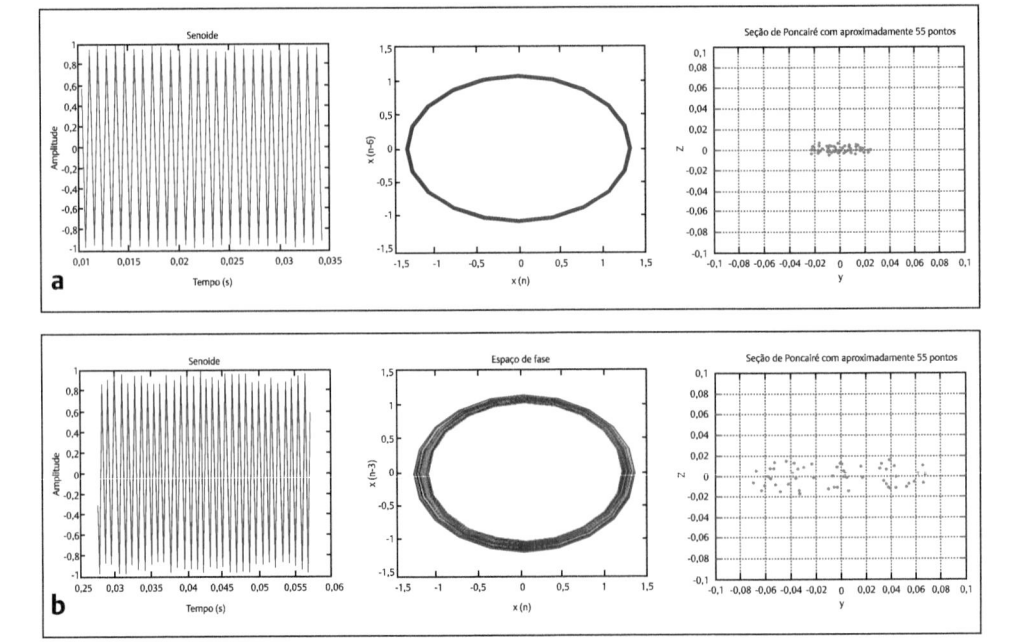

Fig. 3-7. (a) Direita: sinal simulado com 5% de *shimmer*; Centro: reconstrução de espaço de fase bidimensional do sinal simulado com 5% de *shimmer*; Esquerda: seção de Poincaré da reconstrução do espaço de fase do sinal simulado com 5% de *shimmer*. **(b)** Direita: sinal simulado com 15% de *shimmer*; Centro: reconstrução de espaço de fase bidimensional do sinal simulado com 15% de *shimmer*; Esquerda: seção de Poincaré da reconstrução do espaço de fase do sinal simulado com 15% de *shimmer*.

em vozes saudáveis e patológicas e encontraram maiores valores de entropia nas vozes com patologia. Scalassara *et al* (2009)[41] também verificaram maiores valores de entropia relativa em vozes patológicas e concluíram que sinais com distúrbios vocais apresentam maior complexidade e imprevisibilidade.

A dimensão de correlação[55] é uma medida que caracteriza a complexidade da dinâmica de um atrator. Essa medida está relacionada ao número de variáveis independentes necessárias para a reconstrução do atrator.[50] Portanto, quanto maior a dimensão de correlação, mais complexo será o sistema. Na área de voz, um dos primeiros trabalhos relacionados foi o do Kumar e Mullick (1990)[56] que empregaram a dimensão de correlação para estimar o número de variáveis independentes necessárias para modelar o trato vocal. As pesquisas de Zhang e Jiang (2003)[57] e de Henríquez *et al* (2009)[54] conseguiram discriminar vozes normais e patológicas utilizando esta ferramenta. Costa *et al* (2010)[58] analisaram vozes saudáveis e patológicas e verificaram que ambos os grupos apresentam uma dinâmica de baixa dimensão. Este estudo mostrou significância estatística entre ambos os grupos de vozes e entre vozes masculinas e femininas.

Outras ferramentas encontradas na literatura que apresentam resultados promissores para discriminar vozes alteradas de vozes normais são os gráficos e as medidas de recorrências. De acordo com Vieira *et al* (2014),[59] o gráfico de recorrência é uma matriz quadrada de ordem *N* preenchida por pontos brancos e pretos. Os pontos pretos representam um estado recorrente enquanto os pontos brancos indicam estado não recorrente. Na Figura 3-8, pode-se observar quatro exemplos de gráficos de recorrência de vozes com diferentes características. Neste contexto, um estado recorrente é um estado suficientemente próximo a outro em determinado instante de tempo.

A partir dos gráficos de recorrência é possível extrair medidas de quantificação de recorrência. Estas medidas fornecem informações objetivas a respeito das estruturas formadas no gráfico de recorrência. Webber Jr e Zbilut (1994) *apud* Vieira *et al* (2014)[59] citam como as medidas principais: taxa de recorrência, determinismo, comprimento máximo das linhas diagonais, Entropia de Shannon da distribuição de frequências dos comprimentos das linhas diagonais e tendência. Segundo os autores estas medidas estão relacionadas com a densidade dos pontos de recorrência nas estruturas diagonais presentes nos gráficos de recorrência. Outras medidas foram propostas para quantificar as estruturas verticais (ou horizontais) presentes nos gráficos de recorrência, são elas: a Laminaridade, o Tempo de Permanência e o Comprimento Máximo das Estruturas Verticais.[60]

Lopes *et al* (2014)[61] analisaram a acurácia das medidas de recorrência de forma isolada e de forma combinada em vozes de crianças com diferentes intensidades de desvio vocal. Os autores encontraram que essas medidas conseguem discriminar vozes saudáveis e com distúrbio, assim como classificar diferentes intensidades de alterações vocais quando aplicadas de forma isolada ou quando combinadas. Vieira *et al* (2018) aplicaram medidas de estruturas diagonais, medidas de estruturas verticais/horizontais e outras medidas para discriminar vozes saudáveis e vozes com patologias (paralisia unilateral de prega vocal, edema de Reinke e nódulos vocais) e encontram que as medidas de recorrência são capazes de separar esses grupos de vozes com altos níveis de acurácia, especificidade e sensibilidade.[62]

De maneira geral, a escolha da medida a ser utilizada no contexto clínico ou de pesquisa depende dos objetivos do avaliador, das características do sinal a ser avaliado, do parâmetro a ser analisado no sinal e do pacote computacional disponível para o usuário. Inegavelmente, a presença de um distúrbio de voz pode provocar uma sobreposição de mudanças nos mecanismos fisiológicos, aerodinâmicos e, consequentemente, no sinal vocal. Desse modo, uma das principais tendências atuais é a utilização de análises multivariadas com a combinação de diferentes medidas acústicas para avaliar o sinal vocal.

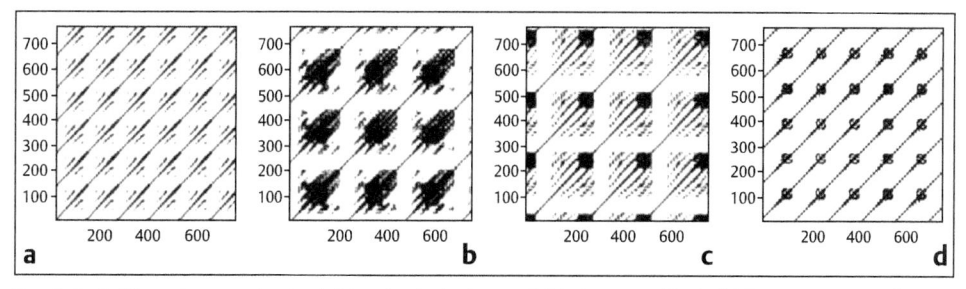

Fig. 3-8. Gráficos de recorrência obtidos de sinais de voz: (**a**) laringe saudável; (**b**) laringe com paralisia; (**c**) laringe com edema; (**d**) laringe com nódulos. (Fonte: Vieira *et al.*, 2014[59].)

REFERÊNCIAS BIBLIOGRÁFICAS

1. Patel RR, Awan SN, Barkmeier-Kraemer J, et al. Recommended Protocols for Instrumental Assessment of Voice: American Speech- Language-Hearing Association Expert Panel to Develop a Protocol for Instrumental Assessment of Vocal Function. Am J Speech Lang Pathol. 2018;27(3):887-905.
2. Brockmann-Bausser M, Drinnan MJ. Routine acoustic voice analysis: time to think again? Curr Opin Otolaryngol Head Neck Surg. 2011;19:165-70.
3. Titze IR. Workshop on acoustic voice analysis: Summary statement. [S.l.]: National Center for Voice and Speech; 1995:18-23.
4. Ma E, Yiu E. Multiparametric evaluation of dysphonic severity. J Voice. 2005;20:380-390.
5. Mehta D, Hillman R. Voice assessment: updates on perceptual, acoustic, aerodynamic, and endoscopic imaging methods. Curr Opin Otolaryngol Head Neck Surg. 2008;16:211-215.
6. Maryn Y, Corthals P, Bodt De M et al. Perturbation measures of voice: a comparative study between Multi-Dimensional Voice Program and Praat. Folia Phoniatr Logop. 2009;61:217-226.
7. Wolfe V, Martin D. Acoustic correlates of dysphonia: type and severity. J Comm Dis. 1997;30:403-416.
8. Lopes LW, Batista Simões L, Delfino da Silva J et al. Accuracy of acoustic analysis measurements in the evaluation of patients with different laryngeal diagnoses. J Voice. 2017;31(3):382.e15-382.e26.
9. Latoszek BBV, Maryn Y, Gerrits E, De Bodt M. A Meta-Analysis: Acoustic Measurement of Roughness and Breathiness. J Speech Lang Hear Res. 2018;61:298-323.
10. Ferrand CT. Harmonic-to-Noise-Ratio: an index of vocal aging. J Voice. 2002;16(4):480-7.
11. Awan SN, Frenkel ML. Improvements in estimating the harmonics-to-noise ratio of the voice. J Voice. 1994;8(3):255-262.
12. Samlam RA, Story BH, Bunton K. Relation of perceived breathiness to laryngeal kinematics and acoustic measures based on computational modeling. J Speech Lang Hear Res. 2013;56:1209-1223.
13. Godino-Llorente JI, Osma-Ruiz V, Sáenz-Lechón N, Vilda-Gómez P, Blanco-Velasco M, Cruz-Roldán F. The effectiveness of the glottal to noise excitation ratio for the screening of voice disorders. J Voice. 2010;24(1):47-56.
14. Dejonckere PH, Wieneke GH. Cepstral of normal and pathological voices: Correlation with acoustic, aerodynamic and perceptual data. In: Ball MJ, Duckworth M (eds.). Adv Clin Phon. 1996:217-226.
15. Awan SN. Estimating dysphonia severity in continuous speech: Application of a multi-parameter spectral/cepstral model. Clin Linguist Phon. 2009;23(11):825-841.
16. Awan SN, Roy N. Outcomes measurement in voice disorders: application of an acoustic index of dysphonia severity. J Speech Lang Hear Res. 2009;52:482-499.
17. Awan SN, Roy N, Zhang D, Cohen SM. Validation of the Cepstral Spectral Index of Dysphonia (CSID) as a Screening Tool for Voice Disorders: Development of Clinical Cutoff Scores. J Voice. 2015;30(2):1-15.
18. Hillenbrand J, Houde RA. Acoustic correlates of breathy vocal quality: Dysphonic voices and continuous speech. J Speech Hear Res. 1996;39:311-21.
19. Boersma P, Weenink D. Praat: doing phonetics by computer [Computer program] Version 5.3.51, 2013. [Cited 2019 Feb 10] Available from: http://www.fon.hum.uva.nl/praat/
20. Maryn Y, Weenink D. Objective dysphonia measures in the program Praat: smoothed cepstral peak prominence and acoustic voice quality index. J Voice. 2015;29:35-43.
21. Awan SN, Roy N, Jetté ME, Meltzner GS, Hillman RE. Quantifying dysphonia severity using a spectral/cepstral-based acoustic index: Comparisons with auditory-perceptual judgements from the CAPE-V. Clin Linguist Phon. 2010;24(9):742-758.
22. Lopes LW, Sousa ESS, Silva ACF et al. Medidas cepstrais na avaliação da intensidade do desvio vocal. CoDAS. 2018.
23. Flanagan JL. A difference limen of vocal formant frequency. J Acoust Soc Am. 1955;27:613-7.
24. Flanagan JL. A difference limen of vocal formant amplitude. J Acoust Soc Am. 1957;27:288-91.

25. Flanagan JL. Some properties of the glottal sound source. J Speech Hear Res. 1958;1:99-116.
26. Fant G. Acoustic theory of speech production. Paris: Moulton; 1960.
27. Flanagan JL. Speech analysis synthesis and perception. 2nd ed. New York: Springer Verlag; 1972.
28. Johnson K. Acoustic and auditory phonetics. 3rd edition. New Jersey: Wiley Blackwell; 2011.
29. Awrejcewicz J. Bifurcation portrait of the human vocal cord oscillations. J Sound Vibr. 1990;136(1):151-156.
30. Baken RJ. Irregularity of vocal period and amplitude: A first approach to the fractal analysis of voice. J Voice. 1990;4(3):185-97.
31. Titze IR, Baken R, Herzel H. Evidence of chaos in vocal fold vibration. Vocal fold physiology: New frontier in basic science, Singular. 1993:143-188.
32. Yanagihara N. Significance of harmonic changes and noise components in hoarseness. Speech Lang Hear Res. 1967;10(3):531-41.
33. Isshiki N, Okamura H, Tanabe M, Morimoto M. Differential diagnosis of hoarseness. Folia Phoniat. 1969;21:9-19.
34. Baken RJ, Daniloff RG (org.) Readings in clinical spectrography of speech. San Diego: Singular Publishing Group; 1991.
35. Camargo ZA. Análise da qualidade vocal de um grupo de indivíduos disfônicos: uma abordagem interpretativa e integrada de dados de natureza acústica, perceptiva e eletroglotográfica. 2002. Tese de Doutorado - PUCSP. [Cited 2019 Feb 10].
36. Mathieson L. Normal-disordered continuum. In: Kent RD, Ball MJ (Org.) Voice quality measurement. San Diego: Singular Publishing; 2000: p. 3-12.
37. Bielamowicz S, Kreiman J, Gerratt BR, Dauer MS, Berke GS. Comparison of voice analysis systems for perturbation measurement. J Speech Hear Res. 1996;39:126-34.
38. Vieira MN, McInnes FR, Jack MA. On the influence of laryngeal pathologies on acoustic and electroglottographic jitter measures. J Acoust Soc Am. 2002;111:1045-55.
39. Barbosa P, Camargo Z, Madureira S. Acoustic-based tools and scripts for the automatic analysis of speech in clinical and non-clinical settings. In: Patil HA, Neustein A, Kulshreshtha M (org). Signal and Acoustic Modeling for Speech and Communication Disorders. Berlin: De Gruyter, 2018:69-86.
40. Arantes P, Linhares MEN. Efeito da língua, estilo de elocução e sexo do falante sobre medidas globais da frequência fundamental. Porto Alegre: Letras de Hoje, 2017;52(1):26-39.
41. Scalassara PR, Dajer ME, Maciel CD, Guido RC, Pereira JC. Relative entropy measures applied to healthy and pathological voice characterization. Applied Mathematics and Computation. 2009;207(1):87-108.
42. Sundberg J. Ciência da Voz na Fala e no Canto. 2. ed. São Paulo: Editora da Universidade de São Paulo; 2018.
43. Barbosa PA. Detecting changes in speech expressiveness in participants of a radio program. Proceedings of the 10th Annual Conference of the International Speech Communication Association (Interspeech 2009). Brighton, 2009:2155-8.
44. Barbosa P, Camargo Z, Madureira S. Scripts for the Acoustic Analysis of Speech Data. In: S Madureira (org.) Sonorities. São Paulo: Pontifícia Universidade Católica de São Paulo, 2016:164-174. [Cited 2019 Feb 10].
45. Passetti R, Barbosa PA. Análise fonético-acústica de disfarces vocais com aplicações para a fonética forense. Cad Est Ling. 2018;60(3):567-583.
46. Titze IR, Baken RJ, Bozeman KW et al. Toward a consensus on symbolic notation of harmonics, resonances, and formants in vocalization. J Acoust Soc Am. 2015;137(5):3005-7.
47. Mende W, Herzel H, Wermke K. Bifurcations and chaos in newborn infant cries. Physics Letters A. 1990;145(8):418-424.
48. Baken RJ, Orlikoff RF. Speech Intensity, Vocal Fundamental Frequency. In: Baken RJ, Orlikoff RF (eds). Clinical measurements of speech and voice. 2nd ed. Albany, New York: Thomson Delmar Learning; 2000.
49. Kantz H, Schreiber T. Nonlinear time series analysis. Cambrigde University Press; 2004.

50. Fraser AM, Swinney HL. Independent coordinates for strange attractors from mutual information. Phys Rev A. 1986;33(2):1134.
51. Dajer ME, Andrade FAS, Montagnoli AN, Pereira JC, Tsuji DH. Vocal dynamic visual pattern for voice characterization. J Phys Conf Ser. 2011;332(1):012026.
52. Sobrinho FA, Dajer ME, Alberto LFC. Técnica de extração da seção de Poincaré para análise de sinais de voz. Proceeding Series of the Brazilian Society of Applied and Computational Mathematics, SBMAC. 2016;4(1):010048-1-7.
53. Costa SC, Coreia S, Falcão H, Almeida N, Assis F. Uso da entropia na discriminação de vozes patológicas. In: II Congresso de Inovação da Rede Norte Nordeste de Educação Tecnológica. João Pessoa, Paraíba: 2007.
54. Henríquez P, Alonso JB, Ferrer MA, Travieso CM, Godino-Llorente JI, Díaz-de-María F. Characterization of healthy and pathological voice through measures based on nonlinear dynamics. IEEE Transactions on Audio, Speech, and Language Processing. 2009;17(6):1186-1195.
55. Grassberger P, Procaccia I. Measuring the strangeness of strange attractors. Physica D: Nonlinear Phenomena. 1983;9(1):189-208.
56. Kumar A, Mullick SK. Nonlinear dynamical analysis of speech. J Acoust Soc Am. 1996;100(1):615-629.
57. Zhang Y, Jiang JJ. Nonlinear dynamic analysis in signal typing of pathological human voices: Electron Lett Jun. 2003:1021-1023.
58. Costa WCA, Aguiar Neto BG, Costa SC. Uso da dimensão de correlação na discriminação entre vozes saudáveis e patológicas. In: V Connepi-2010. 2010.
59. Vieira VJ, Costa SC, Correia SE, Costa WC, Assis FM. Análise de quantificação de recorrência a curto e a longo intervalo de tempo na avaliação de patologias laríngeas. In: XXIV Congresso Brasileiro de Engenharia Biomédica – CBEB 2014.
60. Marwan N. Encounters With Neighbours - Current Developments of Concepts Based on Recurrence Plots and Their Applications. PhD Thesis. University of Potsdam, 2003:159.
61. Lopes LW, Costa SL, Costa WC, Correia SE, Vieira VJ. Acoustic Assessment of the Voices of Children Using Nonlinear Analysis: Proposal for Assessment and Vocal Monitoring. J Voice. 2014;28(5):565-573.
62. Vieira VJD, Costa SC, Correia SEM, Lopes LW, Costa WCA, Assis FM. Exploiting nonlinearity of the speech production system for voice disorder assessment by recurrence quantification analysis. Chaos. 2018;28:085709.

LEITURAS SUGERIDAS

Awan SN, Roy N. Toward the development of an objective index of dysphonia severity: A four-factor acoustic model. Clin Linguist Phon. 2006;20(1):35-49.

Behrman A. Common practices of voice therapists in the assessment of patients. J Voice. 2005;19:454-69.

Brockmann-Bauser M, Bohlender JE, Mehta DD. Acoustic Perturbation Measures Improve with Increasing Vocal Intensity in Individuals With and Without Voice Disorders. J Voice. 2018;32(2):162-168.

Costa WC, Costa SL, Assis FM, Aguiar Neto BG. Classificação de sinais de vozes saudáveis e patológicas por meio da combinação entre medidas da análise dinâmica não linear e codificação preditiva linear. Rev Bras Eng Biomed. 2013;29(1):3-14.

Costa WC. Análise dinâmica não linear de sinais de voz para detecção de patologias laríngeas. Universidade Federal de Campina Grande. Tese de Doutorado. 2012; p. 176.

Dejonckere PH, Bradley P, Clemente P, Crevier-Buchman L, Friedrich G, Van De Heyning P et al. A basic protocol for functional assessment of voice pathology, especially for investigating the efficacy of (phonosurgical) treatments and evaluating new assessment techniques. Guideline elaborated by the Committee on Phoniatrics of the European Laryngological Society (ELS). Eur Arch Otorhinolaryngol. 2001;258(2):77-82.

Fant G. Half a century in phonetics and speech research. In: Fonetik 2000, Swedish phonetics meeting in Skövde, 2000:2852-61.

Kitizing P. LTAS criteria pertinent to the measurement of voice quality. J Phonetics. 1986;14:477-82.

Kubin G. Poincaré sections Techniques for speech. In Proc 1997 IEEE Workshop on Speech Coding for Telecomm. pp. 7-8. Pocono Manor, PA, 1997.

Metha DD, Hillman RE. Voice assessment: Updates on perceptual, acoustic, aerodynamic, and endoscopic imaging methods. Curr Opin Otolaryngol Head Neck Surg. 2008;16(3):211-5.

Nayak J, Bhat PS, Acharya R, Aithal UV. Classification and analysis of speech abnormalities. ITBM-RBM 2005;26:319-327.

Roy N, Barkmeier-Kraemer J, Eadie T, Sivasankar MP, Mehta D, Paul D et al. Evidence-based clinical voice assessment: a systematic review. Am J Speech Lang Pathol. 2013;22(2):212-226.

Vieira VJD. Avaliação de Distúrbios da Voz por meio de Análise de Quantificação de Recorrência. Instituto Federal de Educação, Ciência e Tecnologia da Paraíba. Dissertação de Mestrado, 2014, p. 217.

Wolfe VI, Martin DP, Palmer CI. Perception of dysphonic voice quality by naive listeners. J Speech Lang Hear. Res 2000;43:697-705.

PROTOCOLOS DE AUTOAVALIAÇÃO NA CLÍNICA VOCAL: DESENVOLVIMENTO, VALIDAÇÃO E ATUALIDADES

CAPÍTULO 4

Felipe Moreti
Leandro Pernambuco
Priscila Oliveira Costa Silva

INTRODUÇÃO

A autoavaliação consiste em uma dimensão não observável da avaliação em saúde baseada na subjetividade, multidimensionalidade e percepções do indivíduo em relação ao seu estado físico, funcional ou emocional.[1] Desta forma, a autoavaliação é fortemente influenciada pela gravidade do problema de saúde e por aspectos sociais, econômicos, demográficos, culturais e cognitivos, além dos traços de personalidade e condições psicológicas.[1]

Nas ciências da saúde, inclusive na área de voz, os protocolos de autoavaliação ganharam popularidade clínica e científica e são frequentemente formatados como questionários ou entrevistas, sendo conhecidos internacionalmente como *Patient-Reported Outcome Measures* (PROMs).[2] De forma geral, os PROMs abordam a perspectiva do paciente em relação a duas dimensões: estado de saúde/sintomas ou qualidade de vida.[1,3] Os protocolos de autoavaliação do estado de saúde têm como objetivo verificar como o indivíduo percebe o impacto do agravo ou doença nas condições gerais de saúde ou em algum aspecto específico do seu estado funcional. Já os protocolos de autoavaliação da qualidade de vida investigam como o indivíduo percebe o impacto do agravo ou doença em aspectos sociais, funcionais e psicológicos relacionados com a qualidade de vida.

Para serem utilizados, esses protocolos necessitam ser formalmente desenvolvidos e psicometricamente testados de forma a garantir suas evidências de validade, confiabilidade e equidade.[2,4] Segundo os princípios do *Standards for Educational and Psychological Testing*, diretriz tradicional proposta por três organizações norte-americanas para direcionar o processo de validação,[5] a primeira evidência de validade a ser investigada é baseada no conteúdo do protocolo. Nesta etapa, analisa-se tanto o aspecto formal da redação dos itens que compõem um protocolo como define-se a proporção de relevância e representatividade dos itens em relação ao construto de interesse, isto é, o quanto o conteúdo representa os aspectos mais relevantes e importantes de um determinado conceito.[6-8] O conteúdo refere-se aos temas, redação, formato dos itens, tarefas ou questões de um protocolo, além das instruções para sua administração e pontuação.[5,9]

Portanto, a evidência de validade baseada no conteúdo está diretamente relacionada com o desenvolvimento do protocolo e, embora essa etapa seja composta por procedimentos complexos e marque o prelúdio do processo de validação, sua descrição é raramente apresentada em detalhes nas publicações.[10] Na área de voz, são vários os protocolos de autoavaliação disponíveis na literatura, conforme apresentado no subitem *Protocolos de Voz Validados Para o Português Brasileiro* deste capítulo. Contudo, há ressalvas em relação ao processo de desenvolvimento de alguns desses protocolos e as deficiências são atribuídas, em parte, à fragilidade na elaboração do conteúdo nas etapas iniciais do processo em seus idiomas originais[2,11] e aos vieses associados à ausência de determinadas propriedades psicométricas.[3]

O estudo de Branski *et al.* (2010)[2] investigou os critérios utilizados no desenvolvimento de nove protocolos que analisam a relação entre voz e qualidade de vida. A revisão encontrou falhas significativas na elaboração e redução de itens e indicou que nenhum dos nove PROMs cumpriu todas as diretrizes recomendadas para o desenvolvimento de protocolos. Já o estudo de Francis *et al.* (2017)[11] revisou as propriedades psicométricas de 32 protocolos de autoavaliação vocal para adultos publicados entre 1984 e 2015. Os resultados mostraram que o processo de desenvolvimento foi muito heterogêneo entre os protocolos e que houve inconsistência e variabilidade em relação ao rigor metodológico na elaboração dos itens. A partir de uma revisão sistemática, Speyer *et al.* (2019)[3] identificaram 15 questionários de autoavaliação vocal desenvolvidos e publicados em inglês. Os autores concluíram que as propriedades psicométricas de alguns protocolos não foram apresentadas ou foram obtidas a partir de análises estatísticas ou desenhos de estudos com vieses.

Considerando este cenário e a importância que deve ser atribuída ao desenvolvimento e validação de protocolos de autoavaliação em voz, apresentaremos aqui os princípios para esse processo com base nas orientações de múltiplas referências que abordam o tema.[1,5,9,12-17]

DESENVOLVIMENTO E VALIDAÇÃO DOS PROTOCOLOS DE AUTOAVALIAÇÃO EM VOZ

Antes de iniciar o desenvolvimento do protocolo, é necessário que os pesquisadores discutam exaustivamente a pertinência de se investir nesse procedimento e reflitam sobre alguns aspectos: necessidade do protocolo; existência de outros protocolos com a mesma finalidade; vantagens do novo protocolo em relação aos que já existem; objetivo do protocolo; qual o público-alvo; quem administrará e interpretará o protocolo.[15,16]

Decidindo-se prosseguir com o desenvolvimento do protocolo, os pesquisadores devem buscar sistematizar esse processo. Existem na literatura algumas propostas para desenvolvimento e validação de instrumentos, das quais discorreremos abaixo duas delas, a proposta de desenvolvimento de Cohen, Swerdlik e Sturman (2014),[16] por consideramos que ela contempla, de forma geral, o que a maioria das outras referências recomendam e a proposta de desenvolvimento e validação de Aaronson *et al.* (2002),[18] baseada nos critérios do *Scientific Advisory Committee of the Medical Outcomes Trust* (SAC-MOT), proposta na qual a maior parte dos PROMs validados para o Português Brasileiro se baseou para a conclusão de seus estudos.

De acordo com a proposta de Cohen, Swerdlik e Sturman (2014)[16] para o desenvolvimento de protocolos, as etapas são: conceituação do protocolo (definição do construto), elaboração dos itens, aplicação do protocolo em integrantes da população-alvo, análise do protocolo e revisão do protocolo. Neste capítulo, abordaremos as três primeiras etapas. As demais envolvem a utilização de recursos estatísticos e fogem ao nosso objetivo. Para estudá-las, recomendamos consultar Streiner, Norman e Cairney (2015),[14] de Vet *et al.* (2011)[1] e Abad *et al.* (2011).[9]

A **conceituação do protocolo** deve pressupor que os itens que o compõem devem permitir que as interpretações dos resultados contemplem todas as interfaces que permeiam um determinado construto. Portanto, definir o construto é o primeiro passo do processo de desenvolvimento de um protocolo. O construto deve ser definido de forma suficientemente detalhada e delimitada para contemplar claramente quais dimensões relacionadas a ele serão incluídas e excluídas do protocolo.[5] Para essa construção, aconselha-se trabalhar com mapas conceituais e levar em consideração o que se deseja investigar ou medir (sintomas, qualidade de vida, estado funcional etc...), qual a população-alvo (crianças, adultos, idosos, classes de trabalho, pessoas com neuropatias etc...) e qual o objetivo do protocolo (diagnóstico, avaliativo, preditivo etc...).[1]

Além dos parâmetros já citados, a definição do construto também deve ponderar qual a sua dimensionalidade (uni ou multidimensional), o contexto cultural da população-alvo, as condições necessárias para o protocolo ser administrado (relação custo-benefício), a estrutura do protocolo (extensão; formatação de resposta dos itens; estratégia de análise dos resultados) e se já existem outros protocolos com finalidade semelhante.[1,5,9,14]

Para definir o construto é necessário que os pesquisadores sejam subsidiados por algumas fontes de informação. As principais recomendações apontam para uma revisão exaustiva da literatura vinculada ao construto (artigos, livros, dissertações, teses etc...), a opinião de especialistas na área (*brainstorming*, técnica de grupo nominal etc...), entrevistas com representantes da população-alvo até atingir saturação (ausência de dados novos), experiência dos pesquisadores e uma análise de conteúdo do construto.[15,17] Uma vez consultadas as fontes de informação, os pesquisadores devem traduzir o construto em uma definição operacional, ou seja, devem concretizar um conceito abstrato em uma definição constituída por comportamentos que manifestem a amplitude semântica do construto da forma mais abrangente possível.[15,17] Fundamentados na definição operacional, os pesquisadores devem iniciar a estruturação dos itens do protocolo.[15]

Assim como a conceituação do protocolo, a etapa de **elaboração dos itens** deve considerar algumas fontes de informação: extensa revisão de literatura, experiência empírica dos pesquisadores, entrevistas com informantes-chave até exaustão, painel de especialistas com membros da população-alvo, consulta à população-alvo (grupos focais, por exemplo). Além disso, devem-se relevar os aspectos sintáticos, semânticos e contextuais que contribuam para a clareza, pertinência, coerência e abrangência dos itens. Em seguida, a representatividade do protocolo e a relevância de cada item em relação à definição operacional do construto devem ser julgadas por especialistas na área e representantes da população-alvo.[1,9,14]

Recomenda-se que os pesquisadores elaborem inicialmente uma grande quantidade de itens. Essa quantidade depende da natureza do construto e sua dimensionalidade, mas considerando que, nas etapas seguintes, haverá um contínuo de redução dos itens em função das análises de qualidade a serem executadas, sugere-se desenvolver um grupo de itens 3 a 5 vezes maior do que o projetado para a versão final do protocolo.[15]

Os pesquisadores também devem adotar alguns cuidados durante a elaboração dos itens e para isso algumas situações devem ser evitadas: itens redundantes, dois ou mais conteúdos em um mesmo item, expressões com múltiplos significados, termos vagos, jargões, termos de difícil compreensão para o público-alvo, abreviações, itens que induzam a resposta, itens muito extensos, uso de termos semelhantes em todos os itens (monotonia), expressões com conotações extremas (excelente, péssimo etc.), itens não condizentes com a faixa etária do público-alvo, expressões que já reflitam a escala de resposta no item, incoerência entre conteúdo do item e o construto, exclusão de algum atributo ou dimensão do construto.[1,5,9,12,14,15,17]

Outro aspecto do protocolo a ser elaborado é o formato da sua chave de resposta. De maneira preliminar, define-se se as respostas seguirão escalas nominais, ordinais, contínuas ou discretas. Nos protocolos de autoavaliação, inclusive os de voz, as escalas contínuas são as mais frequentes.[14] Existem várias possibilidades de escalas contínuas: escala visual analógica, escalas adjetivas, escalas do tipo *Likert*, escalas de face, comparação pareada, método de Thurstone, método de Guttman, métodos econométricos, entre outros. Deve-se discutir ainda se haverá atribuição de escores, como o cálculo será realizado e qual a sua interpretação. A elaboração de escalas contínuas possui um conjunto de aspectos que devem ser apreciados no intuito de maximizar sua precisão e minimizar os possíveis vieses. Não pretendemos esgotar esse tópico neste capítulo. Para isso, indicamos a leitura de de Vet *et al.* (2011) e Streiner, Norman e Cairney (2015).[1,14]

Após elaboração dos itens, postula-se que especialistas e pessoas que representem a população-alvo julguem o conteúdo da versão preliminar do protocolo. Existem diversas propostas de como executar este procedimento como, por exemplo, técnica de grupo nominal, método Delphi ou consenso simples, seja presencial ou a distância, com juízes reunidos ou separados, a depender da estratégia escolhida. No caso dos juízes especialistas, estes devem ser qualificados de forma que possam contribuir com sua *expertise* na análise dos itens. Recomenda-se que pelo menos dez juízes especialistas componham esse comitê, de preferência com diferentes formações e oriundos tanto da área acadêmica como clínica. O comitê julgador deverá estar ciente da definição operacional do protocolo e deverá analisar os itens especialmente de acordo com sua relevância, viabilidade, clareza, semântica e estruturação. Deverão analisar se o conteúdo está alinhado ao evento ou desfecho a ser investigado, se está adequado para a população-alvo e se o estilo de resposta está coerente com a proposta do protocolo. Além disso, poderão sugerir modificações, ajustes e inclusões de conteúdos que avaliem pertinentes.[5,9,12,14,15]

Recomenda-se que o julgamento do comitê seja analisado tanto por abordagens qualitativas como quantitativas[8] e que as deliberações sobre eliminar, modificar ou manter o item sejam fundamentadas tanto pela análise empírica como pela análise mais aprofundada das respostas dos juízes.[7] Para a análise quantitativa, recomenda-se que cada aspecto julgado pelo comitê seja respondido por meio de escalas do tipo *Likert*, escala visual analógica ou respostas dicotômicas. De forma geral, o juiz deverá apontar se concorda ou não concorda com o item e, dependendo da escala utilizada, poderá qualificar sua resposta. Um indicador quantitativo sugerido para analisar o grau de concordância entre os juízes é o Índice de Validade de Conteúdo, que pode ser geral (IVC) e por item (IVC-I).[19]

Vale ressaltar que se o comitê de juízes não incluiu representantes da população-alvo, sugere-se a criação de um grupo focal com essas pessoas (três a cinco indivíduos) para avaliar se os itens estão compreensíveis, claros e se abrangem todo o construto. Caso ocorram modificações de itens, um novo grupo focal, com diferentes pessoas, deve ser estabelecido e assim sucessivamente até que se esgotem as indicações de mudanças.[15]

A versão do protocolo obtida após análise dos juízes deve finalmente ser submetida à **aplicação em integrantes da população-alvo**, etapa conhecida também como estudo-piloto. Deve-se obter por conveniência uma pequena amostra de 15 a 30 pessoas, de preferência que representem diferentes estratos da população-alvo. Ao administrar o protocolo, os pesquisadores poderão colher aspectos como compreensão dos itens (o entrevistador pode utilizar a estratégia de paráfrase, por exemplo), motivação e reações não verbais do respondente, capacidade de resposta (grau de dificuldade dos itens), necessidade de indivíduos "*proxy*" (outras pessoas que possam responder pelo indivíduo-alvo), tempo de aplicação do protocolo e sugestões dos respondentes.[1,5,9,14,15] Dessa forma, os pesquisadores poderão proceder novos ajustes antes de seguir para as próximas etapas do processo de validação, cujos procedimentos ainda deverão modificar o protocolo até que o mesmo chegue à sua versão final.

Com relação à proposta de Aaronson *et al.* (2002),[18] baseada nos critérios do SAC-MOT, os PROMs, ao serem validados em outros idiomas diferentes de seu original, devem passar por atributos para que possam ser considerados PROMs válidos, confiáveis e sensíveis. A maior parte dos PROMs na área de voz validados para o Português Brasileiro[20-28] tiveram suas validações baseadas na proposta de Aaronson *et al.* (2002),[18] sintetizadas nas quatro grandes etapas que serão descritas a seguir.

A etapa **tradução e adaptação linguística e cultural**[18,20-28] é dividida em duas grandes partes. A tradução do instrumento envolve os processos de tradução propriamente dito, retrotradução, comparação com a versão original e realização de ajustes necessários até se chegar na versão final traduzida, que seguirá para a aplicação na população-alvo para se verificar divergências conceituais e culturais, que precisam ser ajustadas antes do instrumento seguir para as próximas etapas da validação.[18]

A etapa **validade**,[18,20-28] por sua vez, compara os achados do instrumento que está em processo de validação com um critério clínico externo já conhecido, que pode ser desde uma autoavaliação vocal até mesmo outros PROMs já validados no idioma em questão, com a finalidade de verificar se a versão do protocolo no novo idioma mede a variável que se propõe a medir a versão original do instrumento.[18,29]

A etapa **confiabilidade**[18,20-28] é definida como a estabilidade de uma medida, avaliando o quanto o protocolo é isento de erros ao acaso[18,29] e nos estudos de validação dos PROMs pode ser dividida em duas grandes áreas. A consistência interna pode ser avaliada por meio do coeficiente Alfa de Cronbach, sabendo-se que quanto mais próximo de 1 for este valor, maior a consistência interna do protocolo. Já a reprodutibilidade teste-reteste visa avaliar o quanto o instrumento apresenta escores constantes ao longo do tempo em sujeitos avaliados que de fato não sofreram modificações em suas condições constatadas na avaliação,[18] confirmando, novamente, que o instrumento não é passível de flutuações aleatórias.

Finalmente, a etapa **sensibilidade**[18,20-28] visa verificar o quanto o protocolo que está sendo validado é sensível ao público para o qual foi destinado[18] e também é dividida em duas etapas. A sensibilidade individual das questões do protocolo visa verificar de que forma cada item do instrumento a ser validado diferencia indivíduos com ou sem a alteração em questão avaliada no protocolo, objetivando-se identificar itens do instrumento que, por ventura, não distinga a população-alvo da população em geral, sendo este item dispensável para o instrumento validado. Com relação à sensibilidade a mudança com tratamento, um instrumento sensível deve apresentar mudanças em seus escores quando os indivíduos são submetidos à alguma forma de tratamento, evidenciando que o instrumento é capaz de mensurar a autopercepção do indivíduo sobre a melhora de sua condição pós-tratamento.[18]

HISTÓRICO DOS PROTOCOLOS DE AUTOAVALIAÇÃO EM VOZ VALIDADOS E AVANÇOS NA ÁREA

A ampla utilização dos protocolos de autoavaliação vocal no contexto da avaliação multidimensional da voz representa um avanço importante nos campos clínico e científico de nossa área nas últimas décadas. A recente expansão da utilização das medidas gerais de qualidade de vida na determinação do impacto global das doenças e dos tratamentos médicos parece ter impulsionado esse processo, que tem auxiliado o profissional fonoaudiólogo a comunicar-se melhor com seu paciente, compreendendo o problema apresentado por ele em todas as suas perspectivas.

Gradativamente, desde a sua elaboração e validação, os protocolos de autoavaliação vocal tornaram-se ferramentas fundamentais na investigação do distúrbio vocal na população em geral e em grupos específicos, como crianças, idosos e profissionais da voz. Em âmbito nacional e internacional, diversas pesquisas comprovam a importância desses protocolos na compreensão dos aspectos envolvidos em um distúrbio de voz, com a utilização deles para os mais variados objetivos, como:

- Triagens/rastreio de distúrbios vocais.[30-35]
- Investigação da prevalência de distúrbios vocais.[36,37]
- Avaliação do impacto de um distúrbio vocal.[38-40]
- Investigação da relação entre os diferentes dados da avaliação multidimensional da voz.[32,38-40]
- Investigação de padrões de Voz e Qualidade de Vida de grupos específicos.[41-44]
- Avaliação dos efeitos de uma intervenção[45-48] e comparação dos efeitos de diferentes intervenções.[49]
- Avaliação da progressão de patologias de base que envolvem os distúrbios vocais;[50] entre outros.

Os primeiros protocolos traduzidos e validados para o português brasileiro foram o Questionário de Qualidade de Vida em Voz (QVV),[20] com base em sua versão original *Voice-Related Quality of Life* (V-RQOL);[51] o Índice de Desvantagem Vocal (IDV),[21] com base no *Voice Handicap Index* (VHI)[52] e o Perfil de Participação e Atividades Vocais (PPAV),[23] com sua versão original denominada *Voice Activity and Participation Profile* (VAPP).[53] Esses protocolos já são amplamente conhecidos e utilizados na atuação em voz por suas contribuições relevantes ao processo de avaliação e de reabilitação vocal.

De lá para cá novos instrumentos foram validados e, aos poucos, estão ganhando popularidade clínica e científica, a saber: o IDV-10, uma versão reduzida do IDV original que manteve as dez questões de maior relevância clínica, minimizando a redundância dos itens,[24] cuja versão original intitula-se *Voice Handicap Index*-10;[54] a Escala de Sintomas Vocais (ESV),[25] com sua versão original denominada *Voice Symptom Scale* (VoiSS),[55] um instrumento robusto de autoavaliação de sintomas vocais para evidenciar respostas clínicas a tratamentos das disfonias; o Questionário de *Performance* Vocal (QPV),[22] originado do inglês *Voice Performance Questionnaire* (VPQ)[56] que considera aspectos de seu rendimento vocal e intensidade do desvio vocal percebido quando comparado com o uso normal da voz; o Rastreamento de Alterações Vocais em Idosos (RAVI), desenvolvido e validado no Brasil,[33-35] com o objetivo de mapear a prevalência ou incidência de distúrbios da voz em idosos; e o Questionário de Saúde e Higiene Vocal (QSHV), também desenvolvido e validado no Brasil,[57] direcionado à avaliação do conhecimento em saúde e higiene vocal.

Além da vasta gama de informações que oferecem, os protocolos de autoavaliação vocal apresentam a vantagem de serem relativamente fáceis de aplicar, com escalas de respostas simples e objetivas, de forma a facilitar a compreensão do paciente. Na maioria deles, a escala tipo *Likert* é a mais utilizada, em virtude da possibilidade de mensurar suas respostas em uma perspectiva gradual. Essa é uma escala do tipo ordinal, constituída por questões em que o respondente além de concordar ou não, apresenta o grau de intensidade dessa resposta por meio de pontuações.[58]

A escala do tipo *Likert* é utilizada nos protocolos QVV para investigar tanto a gravidade como a frequência de aparecimento do problema relacionado com a qualidade de vida em voz (1 = não é um problema; 2 = é um problema pequeno; 3 = é um problema moderado/médio; 4 = é um grande problema; 5 = é um problema muito grande);[20] no IDV para avaliar a frequência de ocorrência dos aspectos relacionados com a desvantagem vocal apresentada (0 = nunca; 1 = quase nunca; 2 = às vezes; 3 = quase sempre; 4 = sempre);[21] e na ESV, também para avaliar a frequência de ocorrência de determinados sintomas vocais (0 = nunca; 1 = raramente; 2 = às vezes; 3 = quase sempre; 4 = sempre).[25]

Conforme já mencionado, outros tipos de escala podem ser adotados na elaboração dos instrumentos de autoavaliação vocal, e essa seleção deve ser guiada de acordo com o seu objetivo. Em alguns casos, deseja-se avaliar a frequência ou intensidade de um determinado acontecimento/sintoma, mas em outros é possível querer saber apenas sua presença ou ausência. Dessa forma, o formato da resposta precisa estar adequado ao interesse da investigação.[10]

No processo de elaboração e validação do protocolo RAVI, por exemplo, o autor cita que os aspectos de tempo, frequência, intensidade e gravidade não foram bem compreendidos pela população-alvo, resultando em respostas incoerentes e aparentemente não autênticas, associadas a reações de hesitação e estranhamento, com aumento do tempo total de realização do questionário.[59] Dessa forma, a mensuração das respostas foi obtida por meio de uma escala de natureza ordinal mais curta, considerando o item "frequência" ajustado para três alternativas (0 = não; 1 = às vezes; 2 = sempre).

O protocolo QSHV, por sua vez, disponibiliza uma escala de respostas de natureza nominal de três pontos, na qual o respondente assinala de acordo com a sua opinião sobre a influência de cada item de higiene vocal na própria voz (positiva, neutra ou negativa).[57] Trata-se de uma escala mais restrita, porém bastante sensível e confiável para avaliar o nível de conhecimento em saúde e higiene vocal de indivíduos disfônicos e vocalmente saudáveis, de acordo com seu estudo de validação.

O PPAV também utiliza uma escala de resposta diferenciada, a escala proporcional, considerada não muito usual nos instrumentos de autoavaliação. As questões devem ser respondidas a partir de uma marcação em escala analógica visual de 100 milímetros, o que garante a vantagem de oferecer uma graduação milimétrica da intensidade do problema de voz (normal – intenso) e da frequência dos efeitos negativos dele no dia a dia do respondente (nunca – sempre).[23]

Já o QPV é o protocolo mais diversificado com relação ao tipo de escala de resposta que utiliza. De acordo com cada questionamento, o respondente dispõe de 5 alternativas de "a" a "e" em formatos normais e ordinais, abordando objetivos diversos de investigação, com pontuação de 1 a 5 de ordem crescente.[22]

Modificando o interesse original da sua investigação, a VoiSS, que utiliza uma escala do tipo *Likert* para mensuração de seus atributos, também foi analisada a partir da utilização de uma escala de respostas diferenciada, a escala de Mokken, com o objetivo de avaliar se os sintomas relacionados com a voz seguem uma evolução hierarquizada.[60] A escala Mokken é um método psicométrico de redução de dados, que consiste na ordenação hierárquica de itens que mensuram um determinado fenômeno. O estudo em questão apresentou um avanço adicional na mensuração de voz do ponto de vista do paciente, indicando que as pessoas que sofrem de problemas de voz progridem por um conjunto de sintomas, de moderados a severos, de âmbito físico e emocional.[60]

A escolha certa da escala de resposta a ser utilizada para a mensuração das informações de interesse reflete diretamente na qualidade e confiabilidade da interpretação do protocolo. Falhas na medição das informações por meio de instrumentos de autoavaliação podem ocorrer em decorrência de diversos fatores, e a atenção a detalhes importantes, como a definição da escala a ser utilizada, é fundamental.[58]

Outro detalhe importante no contexto da interpretação das respostas obtidas é a análise psicométrica oferecida pelo instrumento. Os protocolos de autoavaliação vocal oferecem a vantagem de agrupar e diferenciar indivíduos a partir de pontos de corte estabelecidos em estudos psicométricos.[4,25,57,61] A análise estatística pela curva ROC e seus recursos é o procedimento mais comumente utilizado para classificar a habilidade de discriminação do protocolo para indivíduos disfônicos *versus* saudáveis.

De acordo com as pesquisas citadas,[4,25,57,61] os questionários mais eficientes em relação a essa habilidade de discriminação são a ESV com 16 pontos, o IDV com 19 pontos e o QSHV com 23 pontos, todos com sensibilidade e especificidade máximas de 100% mostrando-se classificadores perfeitos, excluindo falsos-positivos e falsos-negativos. O IDV-10, com 7,5 e o QVV, com 91,25 pontos, oferecem classificação excelente, já o QPV com 20,5 pontos e o RAVI com 2 pontos, oferece classificação boa para seleção de indivíduos com distúrbios vocais.

No entanto, apesar de apresentarem poder de discriminação elevado em suas análises psicométricas, todos os protocolos disponíveis atualmente utilizam somatório de itens para a obtenção de seus escores, sem considerar "pesos" diferentes para determinadas questões mais ou menos relevantes. Em uma análise do IDV-10 realizada para compreender a contribuição individual de cada item do instrumento na classificação da disfonia,[61] por exemplo, observou-se que um dos itens não conseguiu discriminar pacientes disfônicos de indivíduos vocalmente saudáveis e outro teve uma discriminação pobre, de acordo com os critérios estatísticos estabelecidos pelo estudo. Os autores sugerem que uma redução do número de itens pode ser apropriada para que uma versão ainda mais curta e mais eficiente deste questionário possa ser disponibilizada.

PROTOCOLOS DE VOZ VALIDADOS PARA O PORTUGUÊS BRASILEIRO

Desde 2009, quando o primeiro estudo de validação de PROMs para o Português Brasileiro foi publicado,[20] inúmeros outros instrumentos foram desenvolvidos, validados e publicados em periódicos nacionais e internacionais. O Quadro 4-1 mostra os principais protocolos desenvolvidos e/ou validados para o Português Brasileiro já publicados em periódicos nacionais ou internacionais, ordenados por cronologia da publicação.

Quadro 4-1. Principais Protocolos de Autoavaliação em Voz Desenvolvidos e/ou Validados para o Português Brasileiro Publicados em Periódicos Nacionais ou Internacionais

Nomes dos protocolos de autoavaliação em voz e siglas	Autores da publicação	Ano da publicação
Qualidade de Vida em Voz QVV	Gasparini G, Behlau M	2009
Índice de Desvantagem Vocal IDV	Behlau M, Alves Dos Santos L de M, Oliveira G	2011
Questionário de Performance Vocal QPV	Paulinelli BR, Gama ACC, Behlau M	2012
Perfil de Participação e Atividades Vocais PPAV	Ricarte A, Oliveira G, Behlau M	2013
Índice de Desvantagem Vocal 10 IDV-10	Costa T, Oliveira G, Behlau M	2013
Screening Index for Voice Disorder SIVD	Ghirardi AC, Ferreira LP, Giannini SP, Latorre M do R	2013
Escala de Sintomas Vocais ESV	Moreti F, Zambon F, Oliveira G, Behlau M	2014
Qualidade de Vida em Voz Pediátrico QVV-P	Ribeiro LL, Paula KM, Behlau M	2014
Brazilian Voice Disability Coping Questionnaire B-VDCQ	Oliveira G, Hirani SP, Epstein R, Yazigi L, Behlau M	2016
Rastreamento de Alterações Vocais em Idosos RAVI	Pernambuco L de A, Espelt A, Magalhães Júnior HV, Cavalcanti RV, de Lima KC (parte I) Pernambuco L de A, Espelt A, Morais Costa EB, de Lima KC (parte II) Pernambuco L, Espelt A, Costa de Lima K (parte III)	2016/2017
Questionário de Sintomas Vocais Pediátrico QSV-P	Ribeiro LL, Verduyckt I, Behlau M	2019

CONSIDERAÇÕES FINAIS

Para que os PROMs possam ser desenvolvidos ou mesmo validados em idiomas e culturas diferentes dos originalmente propostos, é imprescindível que passem por crivos desde o início do desenvolvimento do modelo conceitual até a etapa final da validação, para que o instrumento desenvolvido ou validado possa de fato ter valor conceitual, estatístico, de aplicabilidade e rigor científico que garantam aplicação e interpretação clínica seguras.

Pesquisas recentes parecem avançar nesse sentido de forma a oferecer instrumentos psicometricamente mais robustos e formas de interpretação mais adequadas para instrumentos já existentes. A correlação significativa entre distúrbios vocais e aspectos socioemocionais já é uma questão comprovada, contudo, sabe-se, também, que esses distúrbios afetam os indivíduos de modo muito diversificado e particular. Dessa forma, é importante que os instrumentos de autoavaliação estejam cada vez mais sensíveis a esta realidade.

REFERÊNCIAS BIBLIOGRÁFICAS

1. de Vet HCW, Terwee CB, Mokkink LB, Knol DL. Measurement in Medicine. Cambridge: Cambridge University Press; 2011.
2. Branski RC, Cukier-Blaj S, Pusic A, Cano SJ, Klassen A, Mener D et al. Measuring quality of life in dysphonic patients: a systematic review of content development in patient-reported outcomes measures. J Voice. 2010;24(2):193-8.
3. Speyer R, Kim JH, Doma K, Chen YW, Denman D, Phyland D et al. Measurement properties of self-report questionnaires on health-related quality of life and functional health status in dysphonia: a systematic review using the COSMIN taxonomy. Qual Life Res. 2019;28(2):283-96.
4. Pernambuco L, Espelt A, Magalhães HV Junior, Lima KC. Recommendations for elaboration, transcultural adaptation and validation process of tests in Speech, Hearing and Language Pathology. CODAS. 2017;29(3):e20160217.
5. American Educational Research Association, American Psychological Association, National Council on Measurement in Education. Standards for Educational and Psychological Testing. New York: American Educational Research Association; 2014.
6. Squires JE, Estabrooks CA, Newburn-Cook CV, Gieri M. Validation of the conceptual research utilization scale: an application of the standards for educational and psychological testing in healthcare. BMC Health Serv Res. 2011;11:107.
7. Delgado-Rico E, Carretero-Dios H, Ruch W. Content validity evidences in test development: an applied perspective. Int J Clin Health Psychol. 2012;12:449-460.
8. Magasi S, Ryan G, Revicki D, Lenderking W, Hays RD, Brod M et al. Content validity of patient-reported outcome measures: perspectives from a PROMIS meeting. Qual Life Res. 2012; 21:739-746.
9. Abad FJ, Olea J, Ponsonda V, Garcia C. Measurement in Social Sciences and Health. Madrid: Sintesis; 2011.
10. Carretero-Dios H, Perez C. Standards for the development and review of instrumental studies: considerations about test selection in psychological research. Int J Clin Health Psychol. 2007;7:863-82.
11. Francis DO, Daniero JJ, Hovis KL, Sathe N, Jacobson B, Penson DF et al. Voice-Related Patient-Reported Outcome Measures A Systematic Review of Instrument Development and Validation. J Speech Lang Hear Res. 2017;60(1):62-88.
12. Irwing P, Booth T, Hughes DJ. The Wiley handbook of psychometric testing: a multidisciplinary reference on survey scale and test development. Vol 1. Hoboken: Wiley; 2018.
13. Muñiz J, Elosua P, Hambleton RK. Directrices para la traducción y adaptación de los tests: segunda edición. Psicothema. 2013;25(2):151-7.
14. Streiner DL, Norman GR, Cairney J. Health measurement scales: a practical guide to their development and use. 5th ed. New York: Oxford University Press; 2015.
15. Pacico JC. Como é feito um teste? Produção de itens. In: Hutz CS, Bandeira DR, Trentini CM. Psicometria. Porto Alegre: Artmed; 2015.
16. Cohen RJ, Swerdlik ME, Sturman ED. Testagem e Avaliação Psicológica: introdução a testes e medidas. 8. ed. Rio de Janeiro: Amgh Editora; 2014.
17. Pasquali L. Psicometria: teoria e aplicação. Brasília: Ed. UnB; 1998.
18. Aaronson N, Alonso J, Burnam A, Lohr KN, Patrick DL, Perrin E et al. Assessing health status and quality-of-life instruments: attributes and review criteria. Qual Life Res. 2002;11(3):193-205.
19. Polit DF, Beck CT. The content validity index: are you sure you know what's being reported? Critique and recommendations. Res Nurs Health. 2006;29:489-497.
20. Gasparini G, Behlau M. Quality of Life: Validation of the Brazilian Version of the Voice-Related Quality of Life (V-RQOL) Measure. J Voice. 2009;23(1):76-81.

21. Behlau M, Alves Dos Santos L de M, Oliveira G. Cross-cultural adaptation and validation of the voice handicap index into Brazilian Portuguese. J Voice. 2011;25(3):354-9.
22. Paulinelli BR, Gama ACC, Behlau M. Validação do Questionário de Performance Vocal no Brasil. Rev Soc Bras Fonoaudiol. 2012;17(1):85-91.
23. Ricarte A, Oliveira G, Behlau M. Validation of the Voice Activity and Participation Profile Protocol in Brazil. CoDAS. 2013;25(3):242-9.
24. Costa T, Oliveira G, Behlau M. Validation of the Voice Handicap Index: 10 (VHI-10) to the Brazilian Portuguese. CoDAS. 2013;25(5):482-5.
25. Moreti F, Zambon F, Oliveira G, Behlau M. Cross-Cultural Adaptation, Validation, and Cutoff Values of the Brazilian Version of the Voice Symptom Scale - VoiSS. J Voice. 2014;28(4):458-68.
26. Ribeiro LL, Paula KM, Behlau M. Voice-Related Quality of Life in the Pediatric Population: Validation of the Brazilian Version of the Pediatric Voice-Related Quality of Life Survey. CoDAS. 2014;26(1):87-95.
27. Oliveira G, Hirani SP, Epstein R, Yazigi L, Behlau M. Validation of the Brazilian Version of the Voice Disability Coping Questionnaire. J Voice. 2016;30(2):247.e13-21.
28. Ribeiro LL, Verduyckt I, Behlau M. Sintomas vocais na população pediátrica: validação da versão brasileira do Questionário de Sintomas Vocais Pediátrico. CoDAS. 2019.
29. Martins GA. Sobre Confiabilidade e Validade. RBGN. 2006;8(20):1-12.
30. Gregory ND, Chandran S, Lurie D, Sataloff RT. Voice disorders in the elderly. J Voice. 2012;26(2):254-8.
31. Ghirardi AC, Ferreira LP, Giannini SP, Latorre M do R. Screening Index for Voice Disorder (SIVD): Development and Validation. J Voice. 2013;27(2):195-200.
32. Lira Luce F, Teggi R, Ramella B, Biafora M, Girasoli L, Calori G et al. Voice disorders in primary school teachers. Acta Otorhinolaryngol Ital. 2014;34(6):412-8.
33. Pernambuco L de A, Espelt A, Magalhães Júnior HV, Cavalcanti RV, Lima KC. Screening for Voice Disorders in Older Adults (Rastreamento de Alterações Vocais em Idosos - RAVI) - Part I: Validity Evidence Based on Test Content and Response Processes. J Voice. 2016;30(2):246.e9-17.
34. Pernambuco L de A, Espelt A, Morais Costa EB, Lima KC. Screening for Voice Disorders in Older Adults (Rastreamento de Alterações Vocais em Idosos - RAVI) - Part II: Validity Evidence and Reliability. J Voice. 2016;30(2):246.e19-27.
35. Pernambuco L, Espelt A, Lima KC. Screening for Voice Disorders in Older Adults (RAVI) - Part III: Cutoff Score and Clinical Consistency. J Voice. 2017;31(1):117.e17-117.e22.
36. Ohlsson AC, Andersson EM, Södersten M, Simberg S, Barregård L. Prevalence of voice symptoms and risk factors in teacher students. J Voice. 2012;26(5):629-34.
37. Lerner MZ, Paskhover B, Acton L, Young N. Voice disorders in actors. J Voice. 2013;27(6):705-8.
38. Meulenbroek LF, Thomas G, Kooijman PG, de Jong FI. Biopsychosocial impact of the voice in relation to the psychological features in female student teachers. J Psychosom Res. 2010;68(4):379-84.
39. Loizou C, Laurell G, Lindquist D, Olofsson K. Voice and quality of life in patients with recurrent respiratory papillomatosis in a northern Sweden cohort. Acta Otolaryngol. 2014;134(4):401-6.
40. Monini S, Filippi C, Baldini R, Barbara M. Perceived disability from hearing and voice changes in the elderly. Geriatr Gerontol Int. 2015;15(2):147-55.
41. Castelblanco L, Habib M, Stein DJ, de Quadros A, Cohen SM, Noordzij JP. Singing voice handicap and videostrobolaryngoscopy in healthy professional singers. J Voice. 2014;28(5):608-13.
42. Tanner K, Pierce JL, Merrill RM, Miller KL, Kendall KA, Roy N. The Quality of Life Burden Associated With Voice Disorders in Sjögren's Syndrome. Ann Otol Rhinol Laryngol. 2015;124(9):721-7.
43. Bauer V, Aleric Z, Jancic E. Comparing Voice Self-Assessment with Auditory Perceptual Analysis in Patients with Multiple Sclerosis. Int Arch Otorhinolaryngol. 2015;19(1):100-5.
44. Saltürk Z, Kumral TL, Bekiten G, Atar Y, Ataç E, Aydoğdu I et al. Objective and Subjective Aspects of Voice in Pregnancy. J Voice. 2016;30(1):70-3.

45. Schindler A, Mozzanica F, Ginocchio D, Maruzzi P, Atac M, Ottaviani F. Vocal improvement after voice therapy in the treatment of benign vocal fold lesions. Acta Otorhinolaryngol Ital. 2012;32(5):304-8.
46. Schindler A, Mozzanica F, Maruzzi P, Atac M, De Cristofaro V, Ottaviani F. Multidimensional assessment of vocal changes in benign vocal fold lesions after voice therapy. Auris Nasus Larynx. 2013;40(3):291-7.
47. Kapsner-Smith MR, Hunter EJ, Kirkham K, Cox K, Titze IR. A Randomized Controlled Trial of Two Semi-Occluded Vocal Tract Voice Therapy Protocols. J Speech Lang Hear Res. 2015;58(3):535-49.
48. Pedrosa V, Pontes A, Pontes P, Behlau M, Peccin SM. The Effectiveness of the Comprehensive Voice Rehabilitation Program Compared With the Vocal Function Exercises Method in Behavioral Dysphonia: A Randomized Clinical Trial. J Voice. 2016;30(3):377.e11-9.
49. Wenke RJ, Stabler P, Walton C, Coman L, Lawrie M, O'Neill J et al. Is more intensive better? Client and service provider outcomes for intensive versus standard therapy schedules for functional voice disorders. J Voice. 2014;28(5):652.e31-652.e43.
50. van Hooren MR, Baijens LW, Vos R, Pilz W, Kuijpers LM, Kremer B et al. Voice- and swallow-related quality of life in idiopathic Parkinson's disease. Laryngoscope. 2016;126(2):408-14.
51. Hogikyan ND, Sethuraman G. Validation of an Instrument to Measure Voice-Related Quality of Life (V-RQOL). J Voice. 1999;13(4):557-69.
52. Jacobson BH, Johnson A, Grywalski C, Silbergleit A, Jacobson G, Benninger MS et al. The Voice Handicap Index (VHI): Development and Validation. Am J Speech Lang Pathol. 1997;6(3):66-70.
53. Ma EP-M, Yiu EM-L. Voice Activity and Participation Profile: Assessing the Impact of Voice Disorders on Daily Activities. J Speech Lang Hear Res. 2001;44(3):511-24.
54. Rosen CA, Lee AS, Osborne J, Zullo T, Murry T. Development and Validation of the Voice Handicap Index-10. Laryngoscope. 2004;114(9):1549-56.
55. Deary IJ, Wilson JA, Carding PN, MacKenzie K. VoiSS: a patient-derived Voice Symptom Scale. J Psychosom Res. 2003;54(5):483-89.
56. Carding PN, Horsley IA, Docherty GJ. A study of the effectiveness of voice therapy in the treatment of 45 patients with nonorganic dysphonia. J Voice. 1999;13(1)172-104.
57. Moreti F, Behlau M. Questionário de Saúde e Higiene Vocal - QSHV: desenvolvimento, validação e valor de corte [resumo expandido TVOZ02]. Apresentado em: XXIV Congresso Brasileiro de Fonoaudiologia - SBFa; São Paulo, SP, 2016.
58. Bermudes WL, Santana BT, Braga JHO, Souza PH. Tipos de escalas utilizadas em pesquisas e suas aplicações. Rev Vértices. 2016;18(2):7-20.
59. Pernambuco LA. Prevalência e fatores associados à alteração vocal em idosos institucionalizados com capacidade cognitiva preservada [tese]. Natal (RN): Universidade Federal do Rio Grande do Norte, 2015; p. 243.
60. Deary IJ, Wilson JA, Carding PN, MacKenzie K, Watson R. From dysphonia to dysphoria: Mokken scaling shows a strong, reliable hierarchy of voice symptoms in the Voice Symptom Scale questionnaire. J Psychosom Res. 2010;68(1):67-71.
61. Behlau M, Madazio G, Moreti F, Oliveira G, Dos Santos L de M, Paulinelli BR et al. Efficiency and Cutoff Values of Self-Assessment Instruments on the Impact of a Voice Problem. J Voice. 2016;30(4):506.e9-506.e18.

AVALIAÇÃO OTORRINOLARINGOLÓGICA DA REGIÃO FARINGOLARÍNGEA

CAPÍTULO 5

Luciano Rodrigues Neves
Erich Christiano Madruga de Melo

Entende-se a avaliação da região faringolaríngea como um elemento extremamente importante da avaliação clínica otorrinolaringológica. Sempre que essa análise for feita posteriormente a uma minuciosa anamnese e a um exame físico criterioso, sua acurácia em definir a hipótese-diagnóstica será alta.

A anamnese clínica não deverá focar somente no comportamento vocal do examinado, quer seja nas questões relativas à voz falada e cantada, devendo considerar queixas gerais, sinais e sintomas referentes a respiração, articulação, mastigação e a deglutição, nos hábitos de vida e nos antecedentes patológicos pessoais e familiares.

Dentre os inúmeros sinais e sintomas que o paciente pode citar durante a anamnese, estão listados, abaixo, os mais comuns, e que corroboram a necessidade de se avaliar a região faringolaríngea:

- Rouquidão ou mudança da voz.
- Alterações respiratórias.
- Queixas deglutitórias.
- Queixas de ronco ou apneia do sono.
- Refluxo oronasal salivar ou alimentar.
- Alterações articulatórias.
- Pigarro, prurido ou tosse.
- Dificuldade para cantar.
- Infecções respiratórias de repetição.
- Sensação de presença de corpo estranho (globo faríngeo).

Dentre as opções instrumentais para realizar essa investigação da região faringolaríngea, serão explicados os exames mais comumente realizados:

- Nasofibroscopia flexível.
- Laringoscopia indireta com espelho.
- Endoscopia rígida da laringe ou telelaringoscopia.
- Endoscopia rígida da laringe associada a estroboscopia ou telelaringoestroboscopia.

AVALIAÇÃO DA REGIÃO FARINGOLARÍNGEA COM NASOFIBROSCOPIA FLEXÍVEL

Trata-se de um exame endoscópico com o emprego do nasofibroscópio flexível, o qual permite visibilizar as características morfológicas da região faringolaríngea tanto em sua situação em repouso (avaliação estática) quanto observá-la durante a respiração, a deglutição e a fonação (avaliação dinâmica).

A principal característica desse equipamento é a sua flexibilidade e maleabilidade, permitindo que o médico examinador possa manuseá-lo, curvá-lo e orientá-lo, de acordo com a sua necessidade e objetivo (Fig. 5-1).

As principais vantagens da nasofibroscopia flexível são:

- Equipamento de fácil manejo e praticidade.
- Portabilidade, permitindo realização em salas de Emergência, UTI ou em visitas de *home care*.
- Não emprega radiação ionizante.
- Pode ser realizado em adultos, adolescentes, crianças e até em neonatos, para tanto, utiliza-se nasofibroscópios de diferentes calibres, de acordo com o paciente a ser examinado.
- Permite avaliar a sensibilidade das regiões estudadas.
- Permite que o paciente, além das vogais sustentadas, possa falar, emitir frases padronizadas, realizar exercícios articulatórios, ler um texto e até cantar.
- Permite que se realize a VED (videoendoscopia da deglutição) ou FEES (*Fiberoptic Endoscopic Evaluation of Swallowing*).
- Pode ser utilizado para a verificação da terapêutica implementada, principalmente avaliando a funcionalidade e eficácia das manobras e provas fonoaudiológicas, quer seja durante a deglutição ou na fonação.

Por muito tempo, uma das principais desvantagens dos nasofibroscópios, em virtude do fato da imagem produzida ser adquirida por inúmeras fibras ópticas, era a pior qualidade e definição das imagens obtidas em relação aos endoscópios rígidos, os quais as captam por sistemas de lentes. No entanto, com a evolução tecnológica e o surgimento dos nasofibroscópios com microcâmera digital situados na ponta dos aparelhos (chamados de nasofibroscópios *chip in the tip*), atualmente, as imagens obtidas têm alta qualidade e definição semelhantes.

Por se tratar de um método invasivo, a realização da nasofibroscopia flexível não é isenta de riscos e/ou complicações, sendo os mais prevalentes a irritação nasal (coriza, espirros, prurido), o desconforto nasal e/ou faríngeo (dor, tosse, pigarro), engasgos e vômitos. No entanto, complicações mais graves como síncope vasovagal, epistaxes, sangramentos orais e laringospasmo, podem ocorrer.

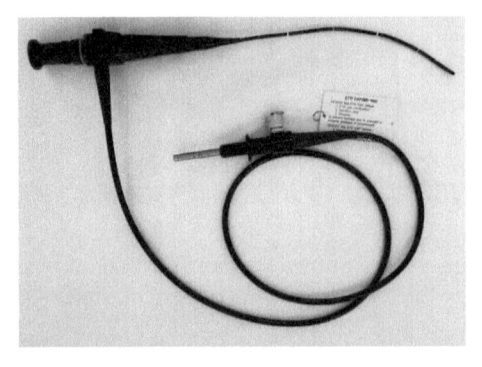

Fig. 5-1. Nasofibroscópio flexível.

Com o intuito de diminuir esses sintomas indesejáveis e, caso o paciente possa utilizar, pode-se utilizar anestésicos tópicos nasais, quer seja sob forma de gotas ou *spray* na cavidade nasal.

É importante enfatizar que o anestésico tópico, por dessensibilizar as regiões nasais e faríngeas, altera os achados detectados durante o exame, principalmente os relacionados com a sensibilidade tecidual, podendo ocorrer penetração ou aspiração de secreções durante o exame.

Define-se penetração supraglótica quando secreções oriundas da região faríngea atingem o ádito da laringe, sem ultrapassar a região glótica e, a aspiração laringotraqueal é conceituada quando essas mesmas secreções ultrapassam o ádito laríngeo, invadindo a região subglótica e a via aérea inferior (traqueia e brônquios).

Quando a aspiração ocorre sem sinais ou sintomas imediatos de alerta, como tosse, pigarro ou engasgo; trata-se de aspiração silente, situação extremamente preocupante.

Método

Didaticamente, pode-se dividir o exame de nasofibroscopia flexível em partes, as quais são realizadas sucessivamente na sequência abaixo listada.

Inspeção Estática das Cavidades Nasais

Observa-se as estruturas anatômicas situadas na cavidade nasal, principalmente o septo nasal, conchas inferiores e médias, avaliando suas características morfológicas e se as mesmas apresentam-se dentro do padrão da normalidade ou alteradas patologicamente. Além disso, observa-se a permeabilidade das cavidades nasais e as suas dimensões (Fig. 5-2).

Inspeção Estática da Região Nasofaríngea

Observa-se as estruturas anatômicas situadas na nasofaringe, principalmente a sua porção posterior, presença e característica do tecido adenoidiano, características morfológicas do palato mole e dos óstios faríngeos das tubas auditivas. Observa-se, também, a permeabilidade da nasofaríngea e a presença ou não de alguma alteração patológica (Fig. 5-3).

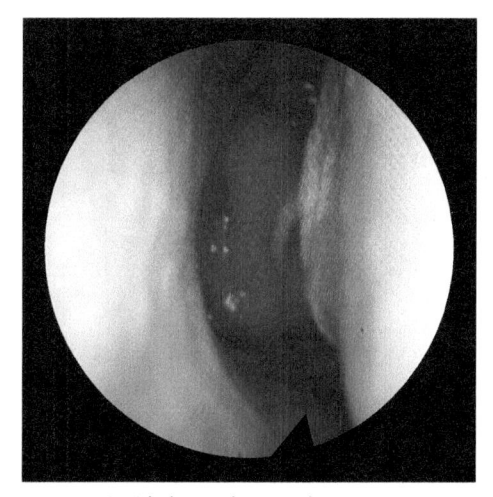

Fig. 5-2. Cavidade nasal esquerda.

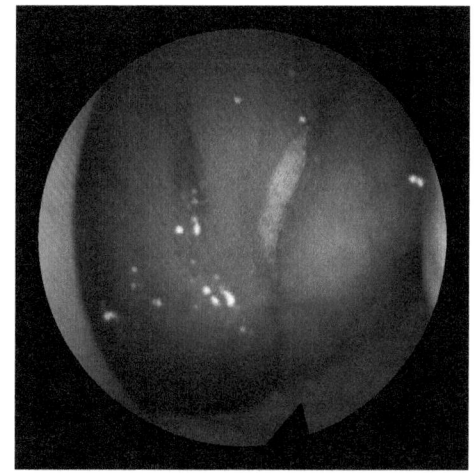

Fig. 5-3. Avaliação estática da região nasofaríngea.

Inspeção Dinâmica da Região Nasofaríngea

A região nasofaríngea e as estruturas anatômicas ali inseridas têm importante função fisiológica nos processos deglutitórios e fonatórios.

A avaliação dinâmica da nasofaringe far-se-á simulando o ato deglutitório e fonatório, quer seja com a solicitação de deglutições salivares ou alimentares, utilização de frases que contenham fonemas que priorizem as sonorizações nasais e observando dinamicamente se o funcionamento do esfíncter velofaríngeo é normal, hiperfuncional, hipofuncional ou deficitário.

Quando houver necessidade, pode-se também realizar manobras de diadococinesia faríngea com o intuito de observar o adequado movimento do palato mole (Fig. 5-4).

Inspeção Estática da Região Orofaríngea

Avalia-se a localização e características das estruturas anatômicas situadas nas porções laterais e posterior da orofaringe, principalmente a presença e morfologia das tonsilas. Observa-se, também, a permeabilidade da orofaringe e a presença ou não de alguma doença.

Inspeção Dinâmica da Região Orofaríngea

Observa-se o comportamento e movimentação da região orofaríngea ao solicitar comandos deglutitórios e fonatórios.

Inspeção Estática da Região Hipofaríngea

Avalia as estruturas anatômicas localizadas na hipofaringe, sendo dada ênfase a morfologia da cartilagem epiglótica, valécula epiglótica, simetria e característica dos seios piriformes e região retrocricóidea (Fig. 5-5).

Inspeção Dinâmica da Região Hipofaríngea

Com a solicitação de manobras deglutitórias e fonatórias, observa-se a movimentação e a respectiva simetria entre as hemifaringes (parede lateral e posterior da faringe, onde

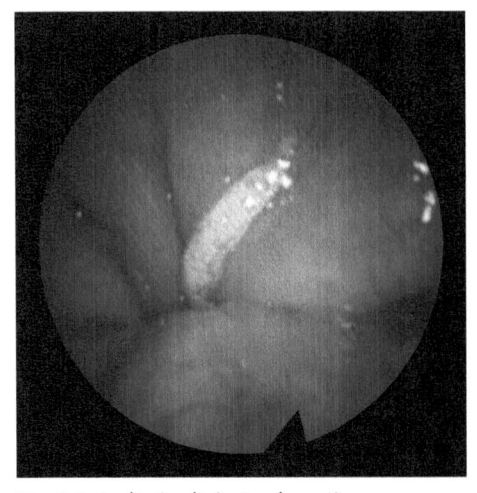

Fig. 5-4. Avaliação dinâmica da região nasofaríngea – deglutição.

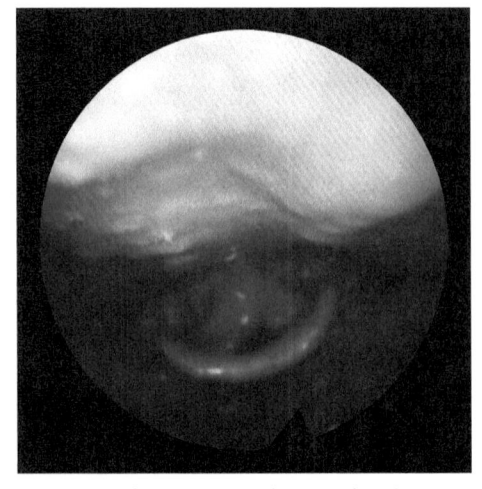

Fig. 5-5. Avaliação estática da região hipofaríngea.

estão inseridos os músculos constritores da faringe) e as respectivas estruturas anatômicas (cartilagem epiglótica, valécula epiglótica, simetria e característica dos seios piriformes e região retrocricóidea).

Inspeção Estática da Região Laríngea
Em decorrência do fato de que na região laríngea se localizam as pregas vocais, pregas vestibulares, ventrículo laríngeo e a cartilagem aritenóidea, na qual se insere todos os músculos intrínsecos da laringe (excetuando o músculo cricotireóideo), essa parte do exame necessita de rigor e critérios para a melhor coleta de informações possíveis.

Obviamente que atenção deve ser dada às características morfológicas e estruturais das pregas vocais (coloração, turgidez, lubrificação e etc.) e à simetria entre as estruturas que compõem as hemilaringes. Contudo, deve-se também atentar-se para as características morfológicas das estruturas que compõem a supraglote e subglote (Fig. 5-6).

Inspeção Dinâmica da Região Laríngea
Quer com o emprego de alimentos com diferentes consistências (líquido, pastoso ou sólido) ou comandos verbais variados, a avaliação dinâmica da região laríngea é a mais difícil de ser executada (Fig. 5-7).

Didaticamente, existem inúmeros protocolos de avaliação da movimentação das pregas vocais descritos na literatura. No entanto, apesar das suas diferenças, todos procuram avaliar o funcionamento dos músculos intrínsecos da laringe, sua simetria de ação entre os lados direito e esquerdo, além do impacto resultante dessa movimentação na prega vocal e, mais especificamente, na camada superficial da lâmina própria e epitélio.

Para isso, utiliza-se vogais sustentadas, frases foneticamente estruturadas e balanceadas ("Um homem e uma mulher viram um anjo voando.", "O sapo saltou o sapato."), contagens de números ou meses, músicas conhecidas ("Parabéns a você!"), glissandos ascendentes e descendentes ou até canções do repertório, nos casos de cantores.

Há de se lembrar também que a complexidade dos problemas vocais é imenso e, por vezes, em pacientes cantores, atores, dubladores ou locutores, deve-se fazer uma avalia-

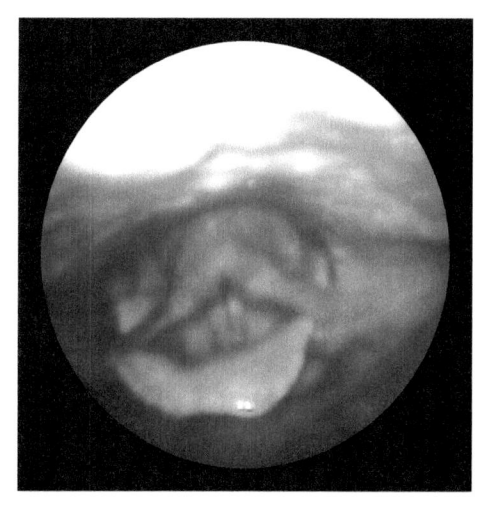

Fig. 5-6. Avaliação estática da região laríngea.

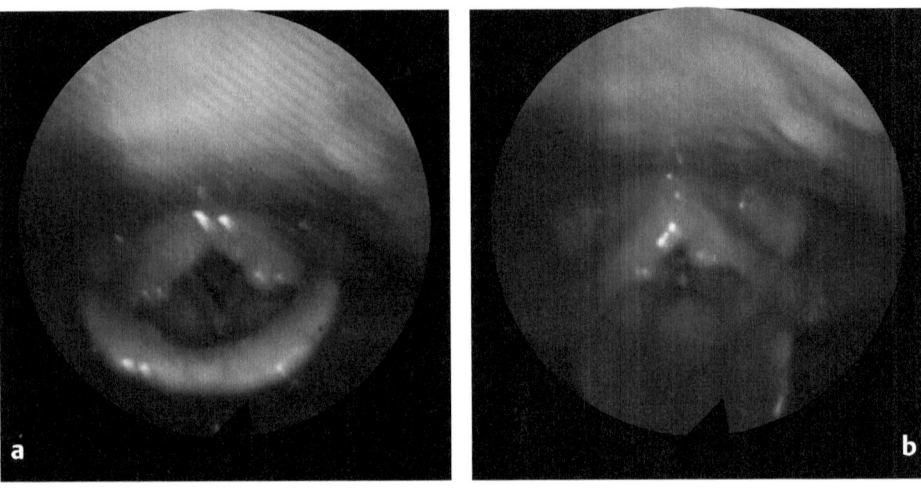

Fig. 5-7. Avaliação dinâmica da região laríngea: (**a**) respiração e (**b**) fonação.

ção customizada, tendo como premissas as queixas apresentadas, mas que são incomuns frente aos pacientes que não fazem uso profissional da voz, por exemplo:

- Dificuldade em fazer uma específica distorção vocal ou *drive*.
- Quebras de registro.
- Dificuldade em certas notas musicais.
- Alterações vocais após cantar, produzir vozes caricatas ou registros díspares aos habituais e etc.

AVALIAÇÃO DA REGIÃO FARINGOLARÍNGEA COM LARINGOSCOPIA INDIRETA COM E SEM ESTROBOSCOPIA

A laringoscopia indireta engloba uma série de métodos utilizados para visualização indireta da laringe, que usam luz artificial refletida em espelhos ou cabos de fibra óptica. São eles: laringoscopia indireta por espelho, endoscopia rígida da laringe com ou sem estroboscopia. Ela permite avaliar o paciente acordado com movimentação ativa da laringe, possibilitando uma análise anatômica e também funcional da laringe e do trato vocal.

Laringoscopia Indireta com Espelho

A laringoscopia indireta por espelho constitui-se no exame básico da laringe, sendo a forma mais simples de examinar indiretamente o órgão, permitindo sua inspeção dinâmica durante a fonação. Idealizada por Manuel Garcia em 1855 e aprimorada por Türck e Czemark, com a aplicação de luz artificial, em 1860, continua sendo utilizada nos dias atuais.

O paciente é posicionado sentado, com a língua projetada para fora da boca enquanto um pequeno espelho é introduzido na parte oral da faringe. Utiliza-se uma fonte de luz externa que é refletida no espelho e transmitida à laringe, permitindo a visualização do órgão. Há vários tamanhos de espelhos laríngeos disponíveis, devendo-se selecionar o maior que o indivíduo puder suportar em sua faringe, para uma melhor visão das estruturas. Pode ser necessária anestesia tópica para prevenir o reflexo nauseoso. O embaçamento da superfície especular é evitado pelo aquecimento prévio do espelho, e a língua é tracionada suavemente para fora da boca, envolvida por gaze e mantida nessa posição pela mão do examinador ou do próprio paciente. Solicita-se uma respiração oral controlada e profunda e a emissão da vocal "e", sustentada em frequência e intensidade vocais habituais, e depois a vogal "i", nas mesmas condições. A emissão da vogal "e" é mais cômoda, pois a língua se mantém plana e praticamente sem movimentos. Já a vogal "i" exige elevação da língua, o que pode reduzir a suportabilidade do espelho na faringe, porém, pelas características de ampliação do volume do vestíbulo laríngeo durante essa emissão, a glote fica mais bem exposta, o que auxilia a avaliação das condições anatômicas das pregas vocais.

No entanto, apesar de ser um método útil, permitindo um diagnóstico rápido e sem equipamentos caros, principalmente de lesões epiteliais maiores, este exame tem limitações. Ele provoca reflexo nauseoso; tem sua visualização limitada pela base da língua; altera a posição natural da laringe; não permite a avaliação da fala encadeada nem do canto; não permite a captura e a magnificação de imagens, o que dificulta a análise de lesões mais sutis das pregas vocais.

Endoscopia Rígida da Laringe

A endoscopia rígida da laringe, também chamada de telelaringoscopia, utiliza endoscópios rígidos que conseguem conduzir luz de alta intensidade à laringe, por um canal de fibra óptica, ao mesmo tempo em que transmitem a imagem do órgão de volta até o visor do endoscópio por lentes cilíndricas Hopkins (Fig. 5-8).

O paciente é posicionado sentado, com a língua projetada para fora da boca enquanto o laringoscópio é inserido, em direção à parte oral da faringe, e angulado até se observar a laringe. Pode ser necessária anestesia tópica. Pede-se ao paciente para emitir a vogal "e", sustentada em frequência e intensidade vocais habituais, e depois a vogal "i", nas mesmas condições, pois essa permite a elevação da laringe e a anteriorização da epiglote, facilitando a visualização da região anterior da glote e dos seios piriformes (Fig. 5-9).

Durante a respiração, avalia-se a região posterior da glote (área respiratória), a região subglótica e a traqueia (Fig. 5-10).

Na endoscopia rígida da laringe, observamos os componentes da laringe, sua mobilidade e a presença de lesões. Durante a emissão das vogais sustentadas devemos analisar também como é feita a aproximação das pregas vocais, se há boa coaptação glótica em toda sua extensão, e o comportamento das estruturas supraglóticas, se ocorre constrição anteroposterior ou medial.

O sistema de lentes na ponta do laringoscópio pode ter um ângulo de 70° ou 90°. A imagem pode ser magnificada e armazenada por um sistema de câmera e vídeo acoplado ao aparelho (videofaringolaringoscopia com endoscópio rígido).

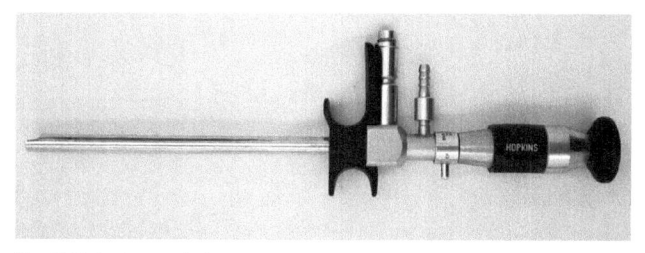

Fig. 5-8. Laringoscópio.

Fig. 5-9. Laringoscopia em adução.

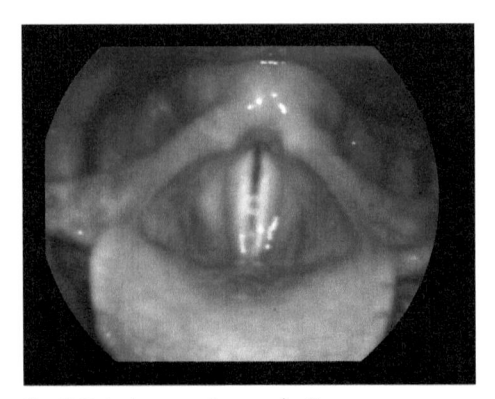

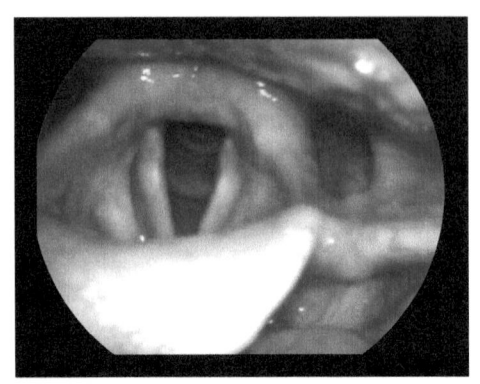

Fig. 5-10. Laringoscopia em abdução.

Podem-se avaliar emissões vocais em várias frequências, no entanto, também não é possível avaliar canto e fala encadeada, porque a língua encontra-se protrusa. Convém lembrar que, muitas vezes, ao realizar um "i" em tom agudo, o paciente desloca o registro vocal para o falsete, o que compromete a avaliação funcional da emissão, apesar de auxiliar a visibilidade das estruturas envolvidas.

Endoscopia Rígida da Laringe com Estroboscopia

A endoscopia rígida da laringe com estroboscopia utiliza os mesmos endoscópios rígidos e técnicas, descritos anteriormente, acoplados a uma fonte de luz estroboscópica (estroboscópio).

Um dos pontos-chaves no processo da fonação é a transformação da energia aerodinâmica, proveniente dos pulmões, em energia acústica. Para isso, é necessário o movimento ondulatório cíclico da mucosa das pregas vocais. Deste modo, a observação dos ciclos vibratórios é imprescindível em uma consulta de voz.

O estroboscópio emite pulsos luminosos em sincronia com os ciclos vibratórios das pregas vocais. Assim, a iluminação ocorre sempre em um determinado momento do ciclo de vibração das pregas, dando a impressão visual de que as mesmas estão sem movimento, em um mesmo ponto do ciclo. Quando se provoca uma pequena defasagem desses pulsos em relação à frequência de vibração das pregas vocais, obtém-se uma sensação subjetiva de lentificação dos movimentos, como se observássemos um filme em câmera lenta. O estroboscópio capta a frequência de vibração das pernas vocais e emite a luz entrecortada adquirindo imagens sucessivas das pregas vocais, em ciclos sucessivos e regulados, com uma minúscula defasagem entre cada ciclo, o que nos dá a falsa impressão de câmera lenta. Compõe-se um ciclo vibratório completo, pela soma sequencial de pequenos trechos iluminados de ciclos vibratórios sucessivos. Esse efeito permite visualizar, em velocidade mais lenta, detalhes da vibração da onda mucosa e da anatomia das pregas vocais. A imagem também pode ser magnificada e armazenada por um sistema de câmera e vídeo acoplado ao aparelho (videolaringoestroboscopia com endoscópio rígido).

A videolaringoestroboscopia é um dos exames mais acurados na avaliação funcional da laringe, utilizado também no diagnóstico precoce do câncer de laringe. É um dos métodos mais importantes no consultório do laringologista, pois permite uma avaliação da relação dinâmica e funcional entre o corpo e a cobertura da prega vocal, unindo a informação estrutural à funcional.

Os principais parâmetros avaliados no exame são: frequência fundamental (F_0) da voz, amplitude de vibração, fechamento glótico, simetria de amplitude e de fase, periodicidade dos ciclos vibratórios, onda mucosa e homogeneidade. Essa avaliação pode ser realizada em diferentes tons de tessitura, intensidades e qualidades vocais, de acordo com o objetivo em questão.

A) *Frequência fundamental (F_0):* número de ciclos por segundo. Vai caracterizar a voz em grave (< F_0) ou aguda (> F_0).
B) *Amplitude de vibração:* refere-se a excursão mediolateral do bordo livre da prega vocal. Correlaciona-se com a intensidade da emissão vocal, a F_0 e a rigidez da mucosa. Quanto maior a intensidade vocal, menor a F_0 e menor a rigidez, maior será a amplitude.
C) *Fechamento gótico:* avaliação dos tipos de fendas glóticas e suas causas (orgânicas ou funcionais).
D) *Simetria de amplitude e de fase:* reflete a presença ou não de diferenças de características da mucosa, de simetria de tônus do músculo tireoaritenóideo (TA) e de tensão longitudinal entre as pregas vocais.
E) *Periodicidade dos ciclos vibratórios:* refere-se à uniformidade no tempo de duração dos ciclos vibratórios. Pode ser normal ou vibração aperiódica.
F) *Onda mucosa:* definida como o movimento ondulatório da mucosa das pregas vocais. Começa em seu bordo livre inferior e se estende lateralmente até o bordo superior da prega vocal. Depende da capacidade de deslizamento da mucosa sobre o ligamento vocal. É considerada normal quando a onda atravessa pelo menos a metade da parte visível da prega vocal. Pode estar ausente, diminuída ou aumentada.
G) *Homogeneidade:* presença de simetria ao longo da mesma prega vocal.

A videolaringoestroboscopia tem como desvantagens a incapacidade de avaliar o início e o fim das emissões, a incapacidade de avaliar vozes não regulares ou aperiódicas e o fato de basear-se em ciclos góticos ilusórios e compostos.

Fonação Inspiratória Diagnóstica

É uma manobra diagnóstica realizada juntamente com a endoscopia rígida da laringe, que nos auxilia no diagnóstico das alterações de cobertura e, juntamente com a estroboscopia, nos fornece uma avaliação mais aprimorada das condições da lâmina própria.

Pede-se ao paciente que, após uma expiração, realize a fonação da vogal "a" no momento em que ele inspira profundamente o ar. Com isso, o efeito de Bernouilli promove aspiração da cobertura das pregas vocais, o que permite observar o quanto a cobertura das pernas vocais se expande. Isso nos permite identificar ou não o ligamento vocal, além de identificar lesões ocultas.

Endoscopia Rígida da Laringe com Câmera de Alta Velocidade

Método que começa a ser utilizado na clínica laringológica diária. Analisa os mesmos parâmetros da videolaringoestroboscopia, apresentando a vantagem de observar comportamentos pré- e pós-oscilatórios, no início e no fim das emissões.

AVALIAÇÃO DA REGIÃO FARINGOLARÍNGEA COM LARINGOSCOPIA DIRETA EM CENTRO CIRÚRGICO

A laringoscopia direita é também chamada de microlaringoscopia de suspensão, já que, frequentemente, está associada ao uso do microscópio cirúrgico. Ocorre a visualização direta da laringe, em centro cirúrgico, com o paciente sob anestesia geral (Fig. 5-11).

A laringe é exposta com a introdução de laringoscópios rígidos, de diferentes formas e diâmetros, que são suspensos por um sistema de alavanca, que se apoia no tórax do doente e se mantém fixo. É possível inspecionar a laringe e palpar as pregas vocais, o que nos dá importantes informações sobre a estrutura das pregas vocais e da articulação cricoaritenóidea. Pode ser acoplada à endoscopia de contato, o que permite avaliar, microscopicamente, o epitélio em busca de sinais de malignidade.

Método indicado quando há a necessidade de realizar biópsia e cirurgias endoscópicas e, mais raramente, para elucidação diagnóstica na falha dos métodos indiretos.

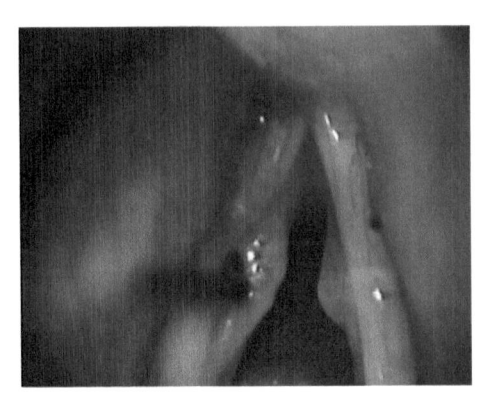

Fig. 5-11.
Laringoscopia direta.

BIBLIOGRAFIA

Abrahão M, Neves LR. Emergências e Urgências em Otorrinolaringologia e Cirurgia de Cabeça e Pescoço. São Paulo: Atheneu; 2017.
Andrada e Silva MA, Duprat AC. Avaliação do Paciente Cantor. In: Machesan IQ, Silva HJ e Tomé MC (organizadores). Tratado das Especialidades em Fonoaudiologia. São Paulo: Guanabara-Koogan; 2014.
Behlau M, Pontes P. Avaliação e Tratamento das Disfonias. São Paulo: Lovise; 1995.
Bless DM, Hirano M, Feder RJ. Videostroboscopic evaluation of the larynx. Ear Nose Throat J. 1987;66:289-296.
Brasil OO, Barbosa LH, Ramos HV. Semiologia Laríngea: Avaliação Clínica da Voz. In: Pignatari SSN, Anselmo-Lima WA, organizadores. Tratado de Otorrinolaringologia. 3. ed. Rio de Janeiro: Elsevier; 2017.
Brasil OOC, Domingues M, Behlau MS, Feijó DA. A utilização da fonação inspiratória na caracterização das lesões benignas da laringe. Braz J Otorhinolaryngol. 2000;66(5):512-8.
Casiano RR, Zaveri V, Lundy DS. Efficacy of videostroboscopy in the diagnosis of voice disorders. Otolaryn-gology Head Neck Surg. 1992;107:95-100.
Eckley CA, Sataloff R, Duprat AC. Voz Profissional. In: Pignatari SSN, Anselmo-Lima WA, organizadores. Tratado de Otorrinolaringologia. 3. ed. Rio de Janeiro: Elsevier; 2018
Hirano M, Bless D. Videostroboscopic examination of the larynx. San Diego: Singular; 1993.
Hirano M. Clinical Examination of Voice. New York: Springer-Verlag; 1981.
Rubin J, Sataloff RT, Korovin G, Gould W. Diagnosis and Treatment of Voice Disorder. New York: Igaku-Shoin; 1995.

FISIOLOGIA DO EXERCÍCIO NA CLÍNICA VOCAL

CAPÍTULO 6

Thays Vaiano
Flávia Badaró

A voz é o produto de um processo que envolve diversos sistemas do nosso corpo. Embora sua produção seja influenciada por questões emocionais, sociais, comportamentais e profissionais, o mecanismo que torna a vocalização possível é regulado por ajustes neuromusculares que podem ser modificados ou aprimorados por meio de exercícios.

O objetivo dos exercícios vocais, sejam eles para treinamento ou reabilitação, é obter uma fonação econômica e eficiente. **Economia vocal** é definida como a relação entre a voz emitida e o esforço necessário para produzi-la.[1] A intenção é obter a melhor qualidade vocal com o menor estresse mecânico imposto aos tecidos da laringe e o menor esforço possível da musculatura laríngea. Esses fatores combinados diminuirão o risco de fadiga e prejuízo vocal.[1-3]

Várias técnicas que visam a uma voz econômica, eficiente e ressoante já foram descritas na literatura e ainda são amplamente utilizadas na prática clínica, sendo que a maior parte delas pode ser aplicada tanto no treinamento como na reabilitação vocal. Os resultados obtidos dependem de um raciocínio fisiológico específico e bem elaborado, sobre cada exercício a ser realizado.

A fisiologia do exercício estuda como o corpo reage e se adapta ao exercício físico, tanto a curto como em longo prazo. É uma área crescente de estudos na medicina esportiva e fisioterapia, mas ainda pouco explorada na fonoaudiologia, embora a maior parte dos distúrbios fonoaudiológicos relacionados não só à voz, mas também à motricidade orofacial e à disfagia sejam solucionados por meio da realização de exercícios.

Há um crescente interesse no desenvolvimento e aplicação de programas de treinamento muscular vocal, respiratório e de deglutição, tanto para habilitação quanto para reabilitação.[4-7] O raciocínio subjacente a qualquer programa de exercícios precisa levar em consideração a duração e intensidade necessárias para a atividade muscular alvo, o tipo de fibra muscular envolvido na tarefa, características metabólicas, assim como princípios do treinamento muscular necessários, para que se possam alcançar resultados mais expressivos.

Adaptar os conhecimentos a respeito da musculatura esquelética geral é um ponto de partida, já que existem desafios técnicos para que seja possível compreender adequadamente o funcionamento da musculatura intrínseca da laringe. Muitos aspectos da fisiologia da musculatura esquelética intrínseca da laringe, como, por exemplo, a bioenergética, não são bem compreendidos, apesar de serem fundamentais para se compreender os aspectos que guiam a criação, implementação e desenvolvimento de um treinamento vocal. O tipo de fibra muscular e o substrato bioenergético utilizado para seu funcionamento metabólico são dois componentes fisiológicos que devem ser necessariamente considerados para o entendimento da fisiologia da musculatura laríngea em programas de treinamento específicos.[8,9]

O histórico foco na saúde da cobertura das pregas vocais colocou as considerações sobre o treino da musculatura laríngea em segundo plano. Sem dúvida, a integridade da mucosa das pregas vocais tem extrema importância para a função vocal, entretanto, não existe um modelo fisiológico na ciência do exercício que se assemelhe à função do epitélio e lâmina própria da prega vocal. A mucosa das pregas vocais faz parte do complexo laríngeo, que é constituído por músculos esqueléticos e, portanto, essa musculatura influencia, direta ou indiretamente, a integridade da cobertura das pregas vocais.

Todos os princípios da ciência do exercício, explorados neste capítulo, devem ser aplicados à musculatura laríngea intrínseca e aos músculos respiratórios, pois, diferentemente da mucosa que recobre as pregas vocais, esses músculos se adaptam às condições impostas a eles. Aspectos sobre fadiga vocal e outras implicações laríngeas relacionadas com a cobertura das pregas vocais não devem ser pensados sob a perspectiva da fisiologia do exercício.[10]

Na fisiologia do exercício, as adaptações neurológicas, metabólicas e das fibras musculares, com o uso de exercícios, foram extensivamente estudadas.[11,12] O tecido muscular é altamente adaptável às mudanças em condições que podem incluir: exercícios, falta de exercícios, perda de tecido, estimulação elétrica, crescimento, desenvolvimento e envelhecimento.[13,14] Estudos específicos dessas mesmas adaptações nos músculos esqueléticos laríngeos são mais restritos, uma vez que a disponibilidade e o acesso direto às fibras musculares laríngeas em humanos vivos é mais difícil.

Investigações dos tipos de fibras da musculatura laríngea,[15-18] suas adaptações ao envelhecimento em modelos humanos[19] e de ratos,[20,21] bem como as adaptações metabólicas existentes,[22] indicam que, embora existam algumas diferenças, também existem similaridades entre a musculatura esquelética intrínseca laríngea e a musculatura esquelética dos outros membros do corpo humano. Alguns dos aspectos comuns incluem: tipos de fibras musculares, aspectos metabólicos, mudanças da densidade dos capilares e junções neuromusculares pelo envelhecimento. Essas similaridades permitem que os conhecimentos sobre as adaptações neuromusculares que acontecem com a realização de exercícios físicos sejam, de alguma forma, utilizados com exercícios vocais propostos para treinar os músculos laríngeos.

Para que os conceitos de treinamento muscular possam ser bem utilizados na rotina clínica fonoaudiológica é preciso, previamente, entender como o músculo produz e utiliza energia, a chamada bioenergética.

BIOENERGÉTICA

A forma como o músculo fabrica e utiliza as moléculas de adenosina trifosfato (ATP) é denominada bioenergética muscular. As vias bioenergéticas que dão suporte ao metabolismo energético muscular são dinâmicas e podem ser melhoradas com o treino muscular aumentando a resistência à fadiga. Há também a possibilidade de queda em seu desempenho caso o músculo entre em destreino. As implicações das adaptações bioenergéticas à fibra muscular, durante os programas de treinamento muscular são importantes e devem ser consideradas por pesquisadores ao desenvolverem modelos teóricos de treino vocal, bem como por profissionais clínicos ao desenvolverem programas de habilitação ou reabilitação dos músculos envolvidos na produção vocal.[23]

Toda energia fornecida para contração muscular é derivada de substratos alimentares, como carboidratos, gorduras e proteínas. O produto final do metabolismo de tais substratos é a molécula de adenosina trifosfato (ATP). A capacidade de realizar o trabalho muscular depende do fornecimento de energia por tempo suficiente, de acordo com a duração da atividade física. Quando o corpo realiza trabalho, há necessidade de suprimento contínuo de ATP; contudo, suas reservas são utilizadas rapidamente. Portanto, a ressíntese de ATP é mandatória para garantir energia para a contração muscular.[24,25]

A utilização e ressíntese de ATP envolvem três sistemas metabólicos: 1) o sistema creatina-fosfocreatina; 2) o sistema anaeróbio glicolítico e 3) o sistema aeróbio oxidativo.[11]

O sistema creatina-fosfocreatina, também chamado anaeróbio aláctico, justamente por não precisar de O_2 e não produzir lactato, provê energia para atividades de alta intensidade e duração em torno de 1 a 15 segundos.[26] O treinamento com exercícios físicos resulta em alterações das concentrações musculares de ATP e fosfocreatina. O treinamento de força, por exemplo, pode aprimorar em cerca de 20% as concentrações musculares de ATP e fosfocreatina em indivíduos saudáveis.[27] Infelizmente, as reservas de ATP e fosfocreatina são pequenas e depletadas rapidamente durante o exercício intenso, e a ressíntese de ATP ocorre, necessariamente, por meio da glicólise anaeróbia ou do metabolismo oxidativo. A consequência desse processo é a queda abrupta de produção de força e de potência muscular.[24]

O metabolismo glicolítico, uma fonte de obtenção de energia não oxidativa, é requisitado quando uma atividade muscular dura mais do que alguns segundos e envolve a quebra de um açúcar simples (glicose) e carboidratos estocados (glicogênio).[24]

O exercício físico promove alterações relevantes na via anaeróbica glicolítica. O exercício intervalado, com períodos de alta intensidade e de baixa intensidade alternados, é capaz de aprimorar esta via, principalmente em razão do aumento da concentração de enzimas glicolíticas.[28] Além disso, indivíduos treinados exibem maior capacidade de remoção do lactato dos músculos, indicando maior número e/ou eficiência dos transportadores presentes nas fibras musculares.[29,30]

Embora a produção anaeróbica láctica de energia seja bastante rápida, esta via metabólica é pouco eficiente, visto que somente 2 mols de ATP são produzidos como resultado do catabolismo de cada mol de glicose. A maior parte da energia gerada na glicólise não resulta em ressíntese de ATP. Ao invés disso, a energia é dissipada na forma de calor. Contudo, levando-se em conta a enorme concentração de enzimas glicolíticas presente no citoplasma e a alta velocidade dessas reações, quantidade significativa de energia para a ação muscular é gerada rapidamente por meio desta via metabólica.[24] Desta forma, a quantidade de energia gerada por esse processo é maior que a disponibilizada pelo sistema creatina-fosfocreatina, contudo, o sistema oxidativo é muito mais expressivo neste sentido.[31]

O metabolismo oxidativo inclui carboidratos, gorduras e alguns aminoácidos.[11] Mecanismos oxidativos de produção energética permitem que mais energia seja liberada pela molécula de glicose: 36 moléculas de ATP no metabolismo oxidativo *versus* duas moléculas de ATP no metabolismo não oxidativo ou glicolítico. Para atividades de resistência, quando o músculo é requisitado por um tempo superior a 2 ou 3 minutos, a fosforilação oxidativa torna-se a principal fonte de obtenção de energia para manter a contração muscular.

Em resumo, ao início de uma atividade muscular, o sistema creatina-fosfocreatina de obtenção de energia é ativado. Se a atividade muscular continua, há depleção do substrato de energia imediato, e a glicólise passa a ser predominante. Se a atividade muscular ainda continuar e exceder a capacidade de obtenção de energia glicolítica, a fosforilação oxidativa torna-se, então, a principal via de obtenção de energia.

Além da bioenergética, compreender a composição da fibra muscular é extremamente importante ao se elaborar e propor um treinamento. O tipo de fibra e suas características contráteis e metabólicas determinam o padrão de resposta que poderá ser obtido com os treinos de força e/ou resistência.

FIBRAS MUSCULARES

O número de fibras musculares varia de acordo com o tamanho do músculo e o tipo de trabalho que ele desempenha. O músculo tireoaritenóideo (TA), responsável por ajustes finos na tensão das pregas vocais, possui algumas centenas de fibras musculares, enquanto que o quadríceps contém centenas de milhares de fibras musculares.[12] Sabe-se que o tipo de fibra muscular é determinado por sua inervação, contudo, o treino, destreino, desuso, características bioenergéticas e morfológicas da fibra podem ser influenciadas a operar de maneira semelhante a outro tipo de fibra, quando submetidos a treinamento.[12,24,31]

Existem dois tipos principais de fibras musculares categorizadas de acordo com suas características contráteis e metabólicas: fibras de contração lenta (Tipo I) e fibras de contração rápida (Tipo II).

As fibras tipo I produzem ATP através do metabolismo aeróbico oxidativo e, por esta razão, são mais resistentes à fadiga. Essas fibras são recrutadas durante atividades prolongadas, de intensidade leve a moderada e representam o principal tipo de fibra de musculaturas envolvidas na manutenção postural.[24]

As fibras tipo II podem ser divididas em dois tipos: IIa e IIx[24,32] e são recrutadas em atividades curtas e de forte intensidade. As fibras IIa são de contração rápida, de certo modo também são resistentes à fadiga, e possuem metabolismo glicolítico oxidativo, o que significa que utilizam tanto a fosforilação oxidativa, quanto a glicólise para a produção de energia. As fibras IIx são de contração rápida, porém com baixa resistência à fadiga e possuem maior capacidade de metabolismo anaeróbico.

Esclarecendo aqui questões terminológicas, tecnicamente, sempre que se identifica um novo tipo de fibra de contração rápida, com maior velocidade que a fibra até então conhecida, aquela recém-identificada passa a predominar na classificação terminológica. Atualmente, elas são as fibras IIx, com velocidade de contração maior do que as IIb, fibras essas que por muito tempo foram tidas como mais rápidas. O fato é que, tanto as fibras IIb, quanto as IIx apresentam funcionamentos distintos das fibras rápidas IIa, que desempenham funcionamento intermediário entre as fibras tipo I e IIx (ou IIb), uma vez que são de contração rápida, mas com baixa resistência à fadiga.[31]

De maneira geral, a musculatura esquelética é composta por 50% de fibras tipo I e 50% de fibras tipo II.[31] Embora a maior parte das pessoas possua essa distribuição, a literatura mostra que existem indivíduos geneticamente predispostos a ter mais um tipo de fibra que outro, como atletas de elite que se destacam em determinados esportes.[11] Fibras tipo I, por exemplo, são encontradas em maior quantidade em atletas que praticam esportes de resistência, como os maratonistas.[24]

Durante uma atividade, as fibras musculares são recrutadas em uma ordem específica relacionada com o grau de força requerida: **fibras tipo I – fibras tipo IIa – fibras tipo IIx**. O grau de recrutamento dessas fibras é determinado pela intensidade do esforço muscular. É possível que em atividades de baixa intensidade, as fibras IIx não cheguem a ser recrutadas. Mas, durante exercícios de intensidade máxima, todos os tipos de fibra muscular serão requisitados para produzir mais força; contudo, as fibras tipo II serão mais requisitadas que as do tipo I.[24]

Na fisiologia do exercício, existem princípios de treinamento muscular muito bem estabelecidos, que direcionam o treinamento para o desenvolvimento de habilidades de força e resistência. Como outros sistemas do corpo, os músculos se adaptam à demanda a eles imposta por meio de um processo de neuroplasticidade, para que sua homeostase ou estado estável sejam mantidos.

O corpo sempre busca trabalhar de forma eficiente e, para que isso seja possível, os músculos se adaptam aos desafios impostos, ajustando os mecanismos que podem ajudá-los a funcionarem mais eficientemente. Por outro lado, se um músculo deixa de ser requisitado ou desafiado, ele diminuirá sua eficiência fisiológica para alcançar um novo estado estável; a este processo dá-se o nome de **adaptação específica à demanda imposta**.

PRINCÍPIO DA ADAPTAÇÃO ESPECÍFICA À DEMANDA IMPOSTA (AEDI)

O princípio AEDI é um dos conceitos básicos mais importantes na ciência do esporte e significa que, quando o corpo é colocado sob alguma forma de estresse fará adaptações, o que o tornará mais resistente a essa forma específica de estresse e, portanto, melhor condicionado à atividade.

Melhorar o nível de condicionamento envolve a aplicação de quatro princípios básicos do treinamento muscular: sobrecarga, especificidade, individualidade e reversibilidade. Para que o treinamento vocal tenha efeito, esses princípios devem ser respeitados, pois, somente assim, ocorrerão mudanças nos sistemas muscular e energético utilizados na produção vocal.[33]

PRINCÍPIO DA SOBRECARGA

Para que um músculo adquira desempenho superior, ele precisará ser desafiado em níveis mais elevados do que aqueles aos quais está habituado. Então, a frequência e a intensidade dos exercícios devem suplantar a carga superior à que o músculo está acostumado a suportar. Assim, adaptações musculares começarão a acontecer. Além da frequência e intensidade do exercício, também pode ser oferecida alguma resistência ao funcionamento muscular ou até mesmo estimulação para que ele permaneça em determinada atividade por mais tempo que o usual. Em cada caso, o músculo será solicitado em níveis de força ou resistência maiores que o habitual e, assim, diversos mecanismos fisiológicos serão super-regulados.

As primeiras mudanças musculares são marcadas por adaptações neuromusculares e metabólicas que precedem a hipertrofia.[13,14] A melhora nos níveis de força é atribuída a tais adaptações neuromusculares que acontecem durante as primeiras 4 a 8 semanas de treino para, só em seguida acontecer, realmente, a hipertrofia muscular.[14]

É importante ressaltar que não há qualquer evidência sobre hipertrofia de musculatura laríngea na literatura. Portanto, os principais ganhos em treinos da musculatura vocal, tanto de força, quanto de resistência serão, predominantemente, associados a adaptações neurais e metabólicas.

Ainda assim, para que ocorra o desenvolvimento esperado das mudanças específicas de força é necessário que haja um processo de refinamento das unidades motoras recrutadas, de modo a contemplar a habilidade motora em questão. No entanto, é improvável que todas as unidades motoras de um determinado músculo sejam recrutadas simultaneamente, ainda que a tarefa seja de uma contração voluntária máxima, em um treino de força.[34]

Após duas semanas de treino de força muscular, 80% das mudanças alcançadas são atribuídas a fatores neurais. Por volta da oitava semana de treinamento 95% das mudanças de força se devem a fatores musculares, como o aumento do metabolismo local e hipertrofia das fibras musculares.[14] Hipertrofia muscular é a adaptação muscular mais tardiamente alcançada em um programa de treino muscular. O grau de hipertrofia depende da intensidade e frequência do treinamento, pois se o programa de treino muscular tiver como alvos força, resistência, ou mesmo uma combinação dos dois, ainda assim, a hipertrofia será a última adaptação muscular a acontecer.

Um número menor de evidências indica que adaptações neurais para treinos de resistência também acontecem rapidamente durante o treinamento e podem ser caracterizadas pela rotação de atividade entre unidades motoras.[34] Esse tipo de treino desenvolve fibras musculares que são fisiologicamente de contração lenta e resistentes à fadiga.[12]

O princípio da sobrecarga ainda não é bem compreendido na ciência da voz, em parte porque a definição de "carga vocal" ainda precisa ser determinada e mais bem compreendida. No caso, carga pode representar a quantidade, intensidade ou até mesmo a dose de uso vocal acumulada ao longo de um dia inteiro.[10]

Fazer um treino muscular com intensidade e frequência suficientes irá super-regular a bioenergia das fibras musculares quase que imediatamente.[11,14] Haverá, assim, um fornecimento mais rápido de adenosina trifosfato (ATP), que é a fonte primária de energia para a contração muscular, que propiciará melhor produção de força muscular e reduzirá a taxa de fadiga das fibras musculares. A oferta rápida de ATP é acompanhada de uma super-regulação dos estoques de ATP, glicogênio e oxigênio do músculo, bem como de um aumento da disponibilidade de enzimas bioenergéticas e aumento da quantidade de mitocôndrias necessárias para uma síntese de ATP mais rápida na célula.

Com o treino muscular observa-se também um aumento da densidade capilar.[12] Os capilares promovem uma distribuição direta do oxigênio do sangue para as células musculares, para que aconteça o metabolismo de energia (ou seja, produção de ATP) necessário para a contração muscular. O aumento da densidade capilar das fibras musculares permite uma entrega rápida de oxigênio para o funcionamento muscular. Essa entrega é mais rápida porque diminui a distância entre a célula muscular que fará o metabolismo do oxigênio e o local que precisa de ATP.

PRINCÍPIO DA ESPECIFICIDADE

O treino deve ser apropriado para a atividade que se deseja melhorar. A preparação para cantar uma ópera requer adaptações metabólicas e habilidades diferentes das necessárias para se cantar música sertaneja.

Para melhorar uma habilidade o grupo muscular e os padrões de movimento envolvidos na atividade de interesse deverão ser treinados.[33]

O tecido muscular responde ao treinamento por meio de adaptações específicas à demanda imposta. Em outras palavras, para melhorar a habilidade de cantar suavemente, então será necessário treinar o canto suave. Usar a voz falada de forma suave não transferirá esse aprendizado, automaticamente, para o canto suave. Unidades motoras e fibras musculares específicas são recrutadas para realizarem cada tarefa. Soprar um balão repetidamente melhorará a habilidade de soprar balões, mas não melhorará diretamente o suporte respiratório para o uso vocal, porque os músculos da respiração são recrutados de forma diferente para falar, cantar e soprar balões.[10]

PRINCÍPIO DA INDIVIDUALIDADE

O princípio da individualidade afirma que cada pessoa tem habilidades e necessidades únicas e, por este motivo, um mesmo exercício pode provocar efeitos diferentes, ainda que realizados de maneira semelhante.

O tipo, a quantidade, a duração e o número de repetições de cada exercício devem ser pensados de acordo com o objetivo a ser alcançado e com as possibilidades de cada indivíduo.

PRINCÍPIO DA REVERSIBILIDADE

As consequências do destreino ou da diminuição do treino muscular podem influir no desempenho vocal, principalmente no caso dos profissionais da voz. Uma vez treinado para desempenhar uma atividade vocal, é mais fácil manter esse condicionamento do que reiniciá-lo. Na ciência do exercício, é postulado que, para manter uma habilidade, o músculo esquelético e o sistema respiratório devem ser continuamente utilizados a 70% de sua habilidade máxima. Portanto, de acordo com o conhecimento da fisiologia do exercício, se a demanda vocal ficar abaixo dos 70% de uso por algumas semanas, o corpo passa a reverter os ganhos de força e resistência conquistados, porque já não precisa mais manter os mesmos níveis de função muscular.[10]

O termo "destreino" é geralmente utilizado na fisiologia do exercício para descrever uma redução da intensidade do exercício até o ponto de degradação das proteínas musculares, utilizadas para o desenvolvimento do trabalho muscular requerido.[12] A redução da intensidade do exercício diminui o nível de manutenção muscular e resulta em sua atrofia, perda de força, diminuição das funções biomecânicas que dão suporte ao metabolismo, redução no estoque de combustível celular, promovendo alterações no recrutamento e adaptações neurais adquiridas.[12,14]

Uma quebra de duas semanas no ritmo de exercícios fará com que sejam necessárias algumas semanas a mais de treino para retomar o nível de resistência, força e flexibilidade pré-interrupção.[34] Evidências indicam que é mais fácil manter um músculo treinado, regularmente, sob frequência e intensidade apropriadas, do que ter de treinar, novamente, uma habilidade muscular depois de um tempo sem treino.

Ainda não se tem evidências científicas suficientes para transferir todo o conhecimento sobre a musculatura esquelética e seu treinamento à musculatura laríngea. Quando se tiver mais acesso à fisiologia do exercício vocal, os profissionais clínicos poderão ter uma boa base para desenvolvimento, recuperação e manutenção de programas para profissionais da voz.

Os conhecimentos e princípios da fisiologia do exercício, quando alicerçam o raciocínio clínico para a elaboração e execução de atividades musculares, sejam para musculatura esquelética dos membros e tórax, como também para a musculatura esquelética laríngea, possibilitam um entendimento mais amplo e detalhado sobre possíveis ganhos a serem alcançados. Além disso, esclarecem como isso pode ocorrer como os músculos responderão diante de uma alta carga e as mudanças que acontecerão em suas estruturas internas; quais tipos de fibras musculares estão envolvidos e como estão funcionando; como tais fibras estão produzindo e repondo suas fontes energéticas para essa produção de trabalho; como as mesmas estão degradando metabólitos indesejados e, principalmente, como podem retornar ao seu estado de homeostasia, ou estado natural, de modo eficiente e o mais rápido possível.

Todos os sistemas envolvidos e relacionados na contração muscular, respiração, sustentação das estruturas, produção vocal e recuperação dos tecidos responderão de modo mais eficiente e com menor risco de produzir lesão se funcionarem em sinergismo e cooperação uns com os outros, o que, historicamente, é estudado pela fisiologia do exercício.

A compreensão sobre bioenergética, tipos de fibras musculares, princípios do treinamento muscular, auxiliará nas diretrizes do treinamento estipulado em cada caso favorecendo, assim, as primeiras respostas neuromusculares.

O propósito do planejamento de um treinamento muscular é elaborar a combinação mais efetiva de elementos essenciais, a fim de prover os estímulos que conduzirão à adaptação pretendida. Esse processo é muito mais uma arte que uma ciência, principalmente quando se trata da musculatura laríngea que, por conta de seu complexo acesso, restringe as possibilidades práticas e de exploração científica, fazendo com que empréstimos dos fundamentos e das bases fisiológicas do exercício e do esporte se façam necessários.

Independentemente de quanta ciência esteja disponível, a responsabilidade da tomada de decisão sobre todo e qualquer exercício cabe ao clínico e deverá sempre ser baseada em justificativas sólidas e cientificamente fundamentadas.

REFERÊNCIAS BIBLIOGRÁFICAS

1. Mills R, Hays C, Al-Ramahi J, Jiang JJ. Validation and Evaluation of the Effects of Semi-Occluded Face Mask Straw Phonation Therapy Methods on Aerodynamic Parameters in Comparison to Traditional Methods. J Voice. 2017;31(3):323-328.
2. Titze I. Voice training and therapy with semi-occluded vocal tract: rationale and scientific underpinnings. J Speech Lang Hear Res. 2006;49(2):448-459.
3. Croake DJ, Andreatte RD, Stemple JC. Immediate effects of the vocal functional exercises semi-occluded mouth postures on glottal airflow parameters: a preliminary study. J Voice. 2017;31(2):245.e9-245.e14.
4. Burkhead, LM, Sapienza CM, Rosenbek JC. Strength-training exercise in dysphagia rehabilitation: Principles, procedures, and directions for future research. Dysphagia. 2007;22:251-265.
5. Johnson AM, Ciucci MR, Connor NP. Vocal training mitigates age-related changes within the vocal mechanism in old rats. J Gerontol A Biol Sci Med Sci. 2013;68(12):1458-68.
6. Pitts T, Bolser D, Rosenbek J, Troche M, Okun MS, Sapienza C. Impact of expiratory muscle strength training on voluntary cough and swallow function in Parkinson disease. CHEST. 2009;135(5):1301-1308.
7. Russell JA, Nagai H, Connor NP. Effect of aging on blood flow in rat larynx. Laryngoscope. 2008;118(3):559-563.
8. Sandage MJ, Smith AG. Muscle Bioenergetic Considerations for Intrinsic Laryngeal Skeletal Muscle Physiology. J Speech Lang Hear Res. 2017;24;60(5):1254-1263.
9. Sandage MJ, Pascoe DD. Translating exercise science into voice care. Perspectives on Voice and Voice Disorders, ASHA. 2010;20:84-89.
10. Sandage MJ, Hoch M. Exercise Physiology: Perspective for Vocal Training. J Sing. 2018;74(4):419-425.
11. Brooks GA, Fahey TD, Baldwin KM. Exercise physiology: Human bioenergetics and its applications. 4th ed. Boston, MA: McGraw-Hill; 2005.
12. MacIntosh BR, Gardiner PF, McComas AJ. Skeletal muscle: Form and function. 2nd ed. Champaign, IL: Human Kinetics; 2006.
13. Folland JP, Williams AG. The adaptations to strength training: Morphological and neurological contributions to increased strength. Sports Medicine. 2007;37(2):145-168.
14. Lieber RL. Skeletal muscle structure, function, & plasticity: The physiological basis of rehabilitation. 3th ed. Baltimore, MD: Lippincott, Williams & Wilkins; 2010.

15. Sciote JJ, Morris TJ, Brandon CA, Horton MJ, Rosen C. Unloaded shortening velocity and myosin heavy chain variations in human laryngeal muscle fibers. Ann Otol Rhinol Laryngol. 2002;111:120-7.
16. Tellis CM, Rosen C, Thekdi A, Sciote JJ. Anatomy and fiber type composition of human interarytenoid muscle. Ann Otol Rhinol Laryngol. 2004;113(2):97-107.
17. Kersing W. Comparative histochemical aspects of mammalian thyroarytenoid musculature. Logoped Phoniatr Vocol. 2005;30(3-4):125-8.
18. Hoh JFY. Laryngeal muscle fibre types. Acta Physiol Scand. 2005;183(2):133-149.
19. Kersing W, Jennekens FG. Age-related changes in human thyroarytenoid muscles: a histological and histochemical study. Eur Arck Otorhinolaryngol. 2004;261(7):386-92.
20. Connor NP, Suzuki T, Lee K, Sewall GK, Heisey DM. Neuromuscular junction changes in aged rat thyroarytenoid muscle. Ann Otol Rhinol Laryngol. 2002;111(7 Pt 1):579-86.
21. Suzuki T, Bless D, Connor N, Ford C, Kyungah L, Inagi K. Age-related alterations in myosin heavy chain isoforms in rat intrinsic laryngeal muscles. Ann Otol Rhinol Laryngol. 2002;111(11):962-967.
22. McMullen CA, Andrade FH. Contractile dysfunction and altered metabolic profile of the aging rat thyroarytenoid muscle. J Appl Physiol. 2006;100(2):602-608.
23. Smith AG, Sandage MJ, Pascoe DD, Plexico LW, Lima IR, Cao G. Elementary School Teachers' Vocal Dose: Muscle Bioenergetics and Training Implications. J Speech Lang Hear Res. 2016;12(60):1831-1842.
24. McArdle, WD, Katch FI, Katch VL. Exercise physiology: Nutrition, energy, and human performance. Philadelphia, PA: Lippincott Williams & Wilkins; 2010.
25. Neder JA, Nery LE. Fisiologia Clínica do Exercício: teoria e prática. São Paulo: Artes Médicas; 2003.
26. Hultman E, Bergström J, Anderson NM. Breakdown and resynthesis of phosphorylcreatine and adenonise triphosphate in connection with muscular work in man. Scand J Clin Lab Invest. 1967;19(1):56-66.
27. MacDougall JD, Ward GR, Sale DG, Sutton JR. Biochemical adaptation of human skeyetal muscule to heavy resistance training and immobilization. J Appl Physiol Respir Environ Exerc Physiol. 1977;43(4):700-3.
28. Laursen PB, Jenkins DG. The scientific basis of high-intensity interval training: optimizing training programmes and maximasing performance in highly trained endurance athletes. Sports Med. 2002;32(1):53-73.
29. Brooks GA. Current concepts in lactate exchange. Med Sci Sports Exerc. 1991;23:895-906.
30. Juel C. Current aspects of lactate exchange: lactate/H+ transport in human skeletal muscle. Eur J Appl Physiol. 2001;86(1):12-6.
31. Powers SK, Howley ET. Fisiologia do Exercício - Teoria e Aplicação ao Condicionamento e ao Desempenho. 8. ed. Barueri: Editora Manole; 2014.
32. Hoffman J. Physiological aspects of sport training and performance. Champaign, IL: Human Kinetics, 2002.
33. Saxon K, Berry S. Care of the professional voice. Vocal exercise physiology: Same principles, new training paradigms. J Sing. 2009;66:51-57.
34. Sale D. Neural adaptation to resistance training. Med Sci Sports Exerc. 1988;20(5 Suppl):S135-45.

DISFONIAS COMPORTAMENTAIS

CAPÍTULO 7

Fabiana Zambon
Letícia Caldas Teixeira
Anna Alice Almeida

CONCEITOS E CLASSIFICAÇÕES

Estudos importantes apontam que a forma mais atual, difundida internacionalmente, é dicotomizar as disfonias em dois grupos: comportamentais e orgânicas.[1-7] A origem da disfonia comportamental está associada a um comportamento vocal inadequado ou excessivo, no qual o indivíduo pode apresentar ou não alterações estruturais nas pregas vocais.[4,5,7] Esse comportamento vocal é um conjunto de reações frente aos relacionamentos interpessoais, que pode acontecer por hábito, necessidades individuais, estímulos sociais, por uma combinação desses fatores, ou ainda, como consequência de uma reação emocional.[7] A disfonia orgânica acontece quando as alterações vocais apresentadas não são relacionadas com o comportamento, e sim, com alguma alteração estrutural laríngea ou a algum comprometimento neurológico.[2,8]

Dentro dessa perspectiva, é importante destacar que o uso inadequado da voz pode estar relacionado com a quantidade e intensidade de fala excessiva, além da ausência de controle sobre a própria voz.[4,5] Sabe-se ainda que o comportamento vocal pode estar envolvido não só na gênese, mas também na manutenção da disfonia. Nesse sentido, vê-se, clinicamente, que alguns comportamentos/hábitos nocivos, transtornos mentais comuns e traços de personalidade podem disparar ou manter a disfonia. Alguns indivíduos com disfonias orgânicas também podem apresentar transtornos mentais comuns, que podem ocorrer como consequência da disfonia ou de outras comorbidades, fato esse que pode agravar o quadro.

Na literatura, é possível encontrar outras denominações das disfonias que envolvem o comportamento, tais como Disfonias Funcionais,[8,9] Alteração Vocal Hiperfuncional[10,11] e Disfonias por Tensão Muscular.[10,12-14]

O termo Disfonia por Tensão Muscular (DTM) tem sido frequentemente utilizado, podendo a DTM ser primária ou secundária.[8,10,14,15] Uma DTM primária é caracterizada por uma alteração vocal totalmente funcional, ou seja, somente relacionada a aspectos do comportamento vocal do indivíduo, com movimentação laríngea atípica e anormal, sem uma alteração na laringe associada e sem etiologia psicogênica ou neurológica. A DTM secundária acontece quando o indivíduo apresenta uma lesão laríngea, ou um comprometimento psicogênico ou neurológico e desenvolve estratégias de uso de voz e posicionamento de laringe inadequados para compensar essa alteração. Um exemplo de DTM secundária pode ser o de um profissional da voz que apresenta uma Alteração Estrutural Mínima de Cobertura (AEMC), como um cisto epidermoide, e tem uma alta demanda e desgaste vocal, em circunstâncias inadequadas. Esse indivíduo pode desenvolver compensações inadequadas por usar a voz frente a essa condição, como tensão, ataque vocal brusco e uso excessivo de musculatura intrínseca e extrínseca da laringe.

Os indivíduos com disfonias comportamentais tendem a usar a voz de maneira inadequada ou ineficiente, e podem apresentar tensão na musculatura laríngea e paralaríngea.[15] O uso vocal excessivo e inadequado da voz pode acontecer no ambiente social, profissional ou em ambos. Questões relacionadas com a personalidade também podem influenciar no desenvolvimento e manutenção de uma disfonia comportamental.[13,16] Pesquisa indica que pacientes com disfonia funcional tendem a ter alto neuroticismo (emocionalmente reativos ou mais sensitivos a estímulos negativos) e a apresentar baixa extroversão, podendo ser pouco sociáveis, quietos, passivos e cuidadosos; já indivíduos com diagnóstico de nódulos vocais também tendem a ter alto neuroticismo, porém, apresentam alta extroversão, sendo mais falantes e comunicativos, o que pode favorecer o desenvolvimento de lesões laríngeas.[16]

Um estudo que investigou 93 voluntários com e sem disfonia comportamental, verificou que os fatores de risco vocais estão relacionados a algum traço de personalidade. As pessoas com traço de personalidade "extroversão" têm o hábito de falar muito ao telefone e/ou torcerem por algum esporte/time. Indivíduos com o traço "abertura" comumente são fumantes, falam em público e realizam imitações. Em contrapartida, indivíduos com alto grau de neuroticismo tendem a falar mais, gritar com mais frequência, falar mais alto, mais rápido e com mais esforço. Os indivíduos com alto grau de conscienciosidade, ou seja, cuidadosos e confiáveis, apresentam maiores interações sociais, como também apresentam uma vida social intensa. Ainda no mesmo estudo, os indivíduos que descansam pouco, que têm o hábito de cantar fora do tom e forte e apresentam grau de extroversão e neuroticismo, têm maiores chances de desenvolver disfonia.[17]

Em somatória, alguns outros fatores também podem favorecer o uso da voz com maior esforço e tensão, como uma técnica vocal inadequada frente a uma alta demanda, ajustes vocais na presença de uma infecção em vias aéreas superiores, aumento do esforço fonatório associado ao refluxo laringofaríngeo, compensações decorrentes de uma insuficiência glótica ou a alguma alteração na mucosa das pregas vocais e fatores de personalidade e/ou psicogênicos.[15]

Os fatores de risco para o desenvolvimento de uma disfonia também podem estar relacionados a fatores endógenos, exógenos ou associados ao uso vocal ocupacional.[3] Os fatores endógenos envolvem as questões internas do sujeito, como, por exemplo, tabagismo, etilismo ou alguma doença respiratória que pode aumentar o risco de uma disfonia. Os fatores exógenos são relacionados com o ambiente, como, por exemplo, exposição a algum produto químico ou poluição. Por fim, um ambiente de trabalho que apresenta condições desfavoráveis para o uso vocal também pode aumentar o risco do desenvolvimento de uma disfonia.[3]

O uso vocal em algumas profissões pode favorecer o surgimento de uma disfonia comportamental. A literatura aponta que os professores são um dos profissionais mais sujeitos a apresentar problemas de voz, além de terem alto número de sinais e sintomas relacionados com a sua ocupação.[18,19] Frequentemente, esses profissionais precisam trabalhar em um ambiente ruidoso, com excessivo número de alunos por sala de aula, muitas horas por dia e sem treinamento prévio de voz e comunicação, o que favorece o desenvolvimento de uma disfonia comportamental.[20,21]

Os docentes, quando comparados a outros profissionais, como cantores populares e clássicos, teleoperadores e fonoaudiólogos, relatam maior número de dores corporais, como, por exemplo, dor nas costas, na garganta e nos ombros, o que pode estar relacionado com a demanda e o comportamento vocal no trabalho, bem como com a falta de percepção e treinamento da voz.[22] Em somatória, professores com queixa vocal apresentam alta ocorrência de sintomas de desconforto no trato vocal, o que pode ocorrer em virtude do uso de voz mais forte e tenso ao lecionar.[23] Outros estudos destacam que essa população também é alvo de presença de transtornos mentais comuns, com destaque para ansiedade, depressão e estresse,[24-28] o que torna complexa a relação de causa e efeito entre as questões de saúde mental e do comportamento vocal.

As vozes dos indivíduos com disfonia comportamental podem variar bastante, podendo ser tensas, fracas, rugosas, soprosas, instáveis, com quebras de frequência e sonoridade.[8] O *pitch* pode estar desviado para o agudo ou a voz pode ser produzida em som basal.[11] Em alguns casos, indivíduos que possuem DTM podem apresentar uma fonação sussurrada e até perda total da voz.[8] Pode ocorrer tensão na musculatura cervical, posição de laringe alta e constrição supraglótica.[11,15] Além disso, alguns sintomas podem-se manifestar nesses pacientes, como fadiga vocal, sensação de desconforto na região da laringe, esforço e dor à fonação.[8,14]

ASPECTOS DE AUTORREGULAÇÃO E SUA INFLUÊNCIA NA INSTALAÇÃO E MANUTENÇÃO DA DISFONIA

As funções executivas (FE) estão ligadas às habilidades cognitivas necessárias para realizar comportamentos complexos com foco em determinado objetivo, além da capacidade de adaptar-se a diversas demandas e mudanças ambientais. De forma pontual, as FE relacionam-se às funções cognitivas, que implicam em atividades como atenção, concentração, seletividade de estímulos, capacidade de abstração, planejamento, flexibilidade de controle mental, memória operacional e autocontrole.[29]

O autocontrole ou autorregulação é um fenômeno complexo que envolve o comportamento (ativação, monitorização, inibição, preservação e adaptação), emoções e estratégias cognitivas para alcançar objetivos desejados.[30,31] De forma geral, a autorregulação é dividida em três fases: 1) automonitorização: que é a capacidade do indivíduo observar-se e tornar-se ciente do seu comportamento de mudança; 2) autoavaliação: onde o indivíduo compara um determinado comportamento a um padrão interno ou externo para perceber discrepâncias; e a 3) autorreforço: capacidade de relacionar a percepção da discrepância para desencadear esforços para mudar o comportamento. Essas três fases formam um ciclo de realimentação articulado.[32] De forma prática, a autorregulação exige ideais ou objetivos para a mudança de comportamento (normas), autoavaliação dos padrões (acompanhamento) e possibilidade/escape para retornar às normas (operar).

Atualmente, a autorregulação tem sido apontada como fundamental no tratamento e compreensão das disfonias comportamentais,[4,5,33,34] pois as fases descritas acima estão diretamente relacionadas com as mudanças de hábitos nocivos, aprendizagem e incorporação de novos comportamentos. Estudo recente aponta que indivíduos com sintomas vocais têm um nível mais baixo de autorregulação comparados a sujeitos sem sintomas vocais, inclusive com valores de autorregulação semelhantes a pessoas com comportamentos aditivos. Também há evidência de uma correlação moderada negativa entre sintomas vocais e autorregulação, isto é, à medida que o número de sintomas vocais aumenta, os escores de controle de impulso e de estabelecimento de objetivos diminuem.[4,5]

Outra pesquisa realizou um experimento com a finalidade de observar a depleção/esgotamento da autorregulação relacionada com o comportamento vocal.[34] Dividiram 104 mulheres em três grupos que realizaram tarefas de escrita, de leitura e de discurso livre. Foram propostas atividades que requeriam alta e baixa autorregulação, e um grupo recebeu também técnicas de relaxamento entre as atividades. As tarefas de voz que envolviam alta autorregulação estavam relacionadas com a supressão do efeito *Lombard* durante a leitura e discurso livre. Os resultados indicaram que o grupo que desenvolveu a atividade de baixa autorregulação suprimiu o efeito *Lombard* em maior medida quando comparado ao grupo que realizou tarefa de alta autorregulação e com o que recebeu relaxamento. Não houve diferenças entre os grupos na tarefa de leitura.[34] Isto significa que pessoas que estão em atividade com baixa demanda de autorregulação conseguem controlar melhor o efeito *Lombard*. Ao extrapolar para a prática clínica, percebe-se que os disfônicos podem perder o controle auditivo motor em lugares com competição sonora, o que além da dificuldade de autorregulação, pode contribuir para a manutenção de um comportamento vocal inadequado.

Na neurociência, é possível encontrar o termo controle vocal percebido, no qual há o controle consciente de um indivíduo sobre os seus próprios pensamentos, comportamentos, percepção e posição diante do evento. Autores definem que o controle vocal percebido refere-se à forma que o indivíduo acredita que pode controlar, no presente momento, comportamentos relacionados à sua voz, de forma a perceber como responde e como se ajusta a esses episódios.[35]

Um instrumento adaptado para mensurar esse aspecto é a Escala de Controle Vocal Percebido no Presente sobre a Voz (CPP-V),[35] que já foi utilizada para verificar a capacidade de autocontrole vocal dos professores. No estudo original, não foi encontrada nenhuma correlação significativa entre o autocontrole vocal e sintomas vocais,[35] mas, em estudo brasileiro realizado com 85 docentes, viu-se a relação entre controle vocal percebido, sintomas vocais e transtornos mentais comuns.[36]

Conhecer os fatores de autorregulação do paciente com distúrbio de voz durante a avaliação pode ser importante para o planejamento da terapia, para traçar metas, estabelecer objetivos, realizar direcionamentos práticos no cotidiano do paciente, além de contribuir na generalização e manutenção de ganhos nas tarefas/técnicas da reabilitação de voz.[4,5,33] Neste enfoque, a terapia de voz exige esforço e atenção dos pacientes, a fim de colocar em prática os novos comportamentos aprendidos de forma consciente, o que torna importante que o fonoaudiólogo insira estratégias de autorregulação na terapia.[33]

Estudo sugere ser fundamental incorporar duas questões para guiar a fonoterapia: o que fazer com o declínio do desempenho em tarefas de alta autorregulação exigidas de pacientes em terapia de voz; e ainda: como podemos configurar a terapia de voz para facilitar o ganho dos nossos pacientes, considerando que eles enfrentam uma série de demandas de autorregulação.[37] Porém, na literatura, verifica-se que ainda há a necessidade de mais estudos que associem autorregulação às estratégias de intervenção, para que, assim, se possa compreender melhor essa questão na prática clínica.

Acrescenta-se que para o sucesso terapêutico deva-se estabelecer metas no curto prazo (semanais) e no longo prazo (o que o indivíduo pretende alcançar como resultado final), além de controlar impulsividades em tarefas cotidianas, sempre com comportamentos de reforço positivo. A partir do momento em que o paciente começar a automatizar essas práticas no seu dia a dia, mais palpável será a mudança e manutenção do comportamento vocal saudável.

REABILITAÇÃO DAS DISFONIAS COMPORTAMENTAIS

A reabilitação vocal tem sido o tratamento de eleição para as disfonias comportamentais, e dentro de uma abordagem eclética, envolve estratégias indiretas e diretas.[1,3,8,38-44] A terapia vocal indireta inclui procedimentos de orientação sobre saúde e bem-estar vocal, contemplando estratégias com foco na identificação, conscientização e modificação de comportamentos inadequados. Em somatória, pode haver a necessidade de se trabalhar aspectos relacionados com a personalidade, autorregulação, objetivando o controle de impulsos e o estabelecimento de metas,[4,5] estratégias de enfrentamento da disfonia utilizadas pelo indivíduo[45,46] e estágio de prontidão para o tratamento.[47]

A terapia direta aborda os aspectos relacionados com a produção vocal, incluindo relaxamento da região cervical e da cintura escapular, respiração, redução do ataque vocal brusco, técnicas e exercícios facilitadores que favoreçam uma melhor integração fonte e filtro, melhora da ressonância, redução da tensão na região facial e aumento da precisão articulatória, além de massagem laríngea.[1,15,48] Na literatura, é possível encontrar o "Programa Integral de Reabilitação Vocal (PIRV), focado nas disfonias comportamentais, que trabalha em seis sessões as seguintes questões: orientação sobre higiene vocal, psicodinâmica vocal e treinamento vocal, o qual engloba corpo-voz, fonte glótica, ressonância, coordenação pneumofonoarticulatória e atitude comunicativa.[41]

Outra estratégia importante na reabilitação da disfonia comportamental é incluir, quando necessário, a Terapia Manual Laríngea. Dentre os estudos que abordam essa temática,[49] destacam-se a Terapia Manual Circunlaríngea[50] e a Terapia Manual Laríngea.[14] Ambas têm como principal objetivo promover a redução da tensão laríngea, um posicionamento de laringe mais adequado, com movimentação mais ampla e melhor equilíbrio muscular, proporcionando, consequentemente, melhora na qualidade vocal e conforto à fonação.

Em síntese, na reabilitação de indivíduos com disfonia comportamental é imprescindível que sejam incluídas estratégias que promovam mudança e conscientização dos comportamentos que possam influenciar na gênese e manutenção da disfonia. O indivíduo deve ser conscientizado sobre os aspectos de sua personalidade que aumentam o abuso vocal e, em alguns casos, pode ser necessário o encaminhamento para avaliação psicológica, visando um maior equilíbrio emocional.[15] Estratégias que envolvam autorregulação podem ajudar o paciente na mudança de comportamento.[4,5] A colaboração do paciente no processo de reabilitação é fundamental, sendo assim, o terapeuta deve buscar compreender o estágio de prontidão para o tratamento que o indivíduo se encontra.[47] Trabalhar a mudança e a conscientização dos aspectos do comportamento do indivíduo é extremamente importante para o sucesso do tratamento e manutenção da melhora vocal. Por fim, o uso de tecnologias na reabilitação desses pacientes também pode auxiliar de forma a facilitar o processo.

ADESÃO À TERAPIA VOCAL NAS DISFONIAS COMPORTAMENTAIS

A reabilitação, em curto ou médio prazo, demanda mudanças significativas na vida do indivíduo. Tantas modificações, consequentemente, vão requerer do paciente adesão ao tratamento da voz.[39,43,47,51-55]

Contudo, embora necessária, a adesão ao tratamento não é simples ou fácil. Ela engloba comportamentos inerentes à saúde do indivíduo que vão além do seguimento de prescrições clínicas.[56] Diversos fatores perpassam o comportamento da adesão, como as características da relação terapeuta paciente, o tipo e a gravidade dos sintomas, a complexidade do tratamento, aspectos psicológicos, culturais e socioeconômicos,[57] além de hábitos de vida, gênero, idade, estado civil, desconhecimento ou falta de compreensão do problema, tempo e custo do tratamento, efeitos indesejáveis das abordagens, esquemas terapêuticos complexos, além da motivação do indivíduo.[56,57]

Para a Organização Mundial da Saúde (OMS), a adesão ao tratamento da saúde é um fenômeno mundial e determinado pela interação de cinco fatores de uma esfera multidimensional[58] (Fig. 7-1), não exclusivo, dos tratamentos da voz.

Estudos sobre a adesão à terapia de voz alertam que muitos pacientes não concluem a fonoterapia.[53,59,60] Durante a reabilitação vocal, o clínico deve tentar identificar os aspectos que dificultam a adesão à terapia e buscar contorná-los ou minimizá-los junto ao paciente, o que pode contribuir para um melhor prognóstico.

Os procedimentos clínicos, com um diagnóstico multidisciplinar adequado, documentação vocal cuidadosa; mensurações quanti e qualitativas do desvio vocal, comparações de evoluções na voz, pré- e pós-tratamento; avaliação acústica; protocolos de autoavaliação para mapear o impacto do problema de voz; encaminhamentos para avaliação psicológica, em casos específicos; identificação de estratégias de enfrentamento disfuncionais; dados de autorregulação para auxiliar a demanda vocal dos pacientes são condutas que corroboram para melhores resultados na fonoterapia junto às disfonias principalmente quando o paciente participa ativamente do processo e compreende o objetivo dessas mensurações para a sua reabilitação.

Ressaltamos ainda que a voz humana é influenciada sobremaneira por multifatores externos e internos ao sujeito. Esses fatores anatômicos, físicos, ambientais, psicológicos, sociais e culturais estão intrínsecos ao próprio distúrbio vocal e envoltos na singularidade de cada paciente. Portanto, torna-se necessário refletir e construir estratégias para aumentar a adesão à terapia da voz considerando a complexidade também deste contexto.

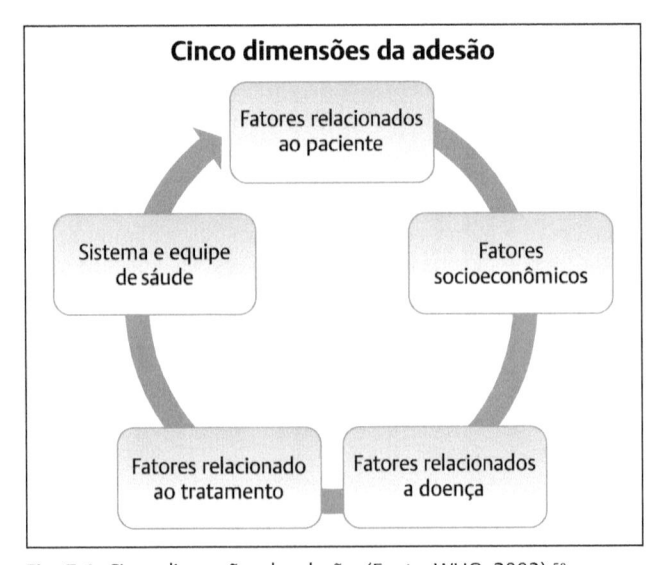

Fig. 7-1. Cinco dimensões da adesão. (Fonte: WHO, 2003).[58]

ESTRATÉGIAS PARA AUMENTAR ADESÃO À TERAPIA VOCAL

Muitos pesquisadores da área da voz têm estudado os fatores que influenciam na adesão dos pacientes ao tratamento de voz, o que reforça uma preocupação legítima e urgente para a terapia da voz. Há evidências científicas que sugerem que a adesão do paciente ao tratamento desempenha um papel maior, do que a abordagem terapêutica específica,[59,61] uma vez que prognósticos satisfatórios, muitas vezes, estão atrelados à ação do paciente em relação ao tratamento.[47]

Com base nos achados aqui expostos, serão apresentadas algumas sugestões de estratégias que podem contribuir para uma melhor adesão à terapia de voz e, em seguida, serão expostas as inovações tecnológicas que podem contribuir para auxiliar neste trabalho.

É importante reforçar que nenhuma dessas sugestões tem maior ou menor importância no contexto terapêutico, ou seja, não há uma hierarquia entre elas. Todos os elementos se somam e para cada paciente serão necessários ajustes distintos. O principal é que se compreenda que cada indivíduo é singular e que as técnicas ou métodos comprovados cientificamente se solidificam quando há a humanização do tratamento, manejo terapêutico, respeito à individualidade de cada paciente, além da compreensão de que a adesão à terapia vocal é um processo, um movimento contínuo, às vezes cíclico, não necessariamente progressivo e inerente ao sujeito em tratamento. Diante do exposto seguem algumas sugestões de estratégias que podem favorecer a adesão ao tratamento:

- Informar, esclarecer e orientar o paciente sobre o problema: um dos aspectos do sucesso no tratamento de voz depende da qualidade e eficiência do compartilhamento de informações e da recordação dessa informação. Todos os pacientes precisam receber um diagnóstico e um prognóstico, orientações vocais, esclarecimentos sobre o tempo das sessões e duração do tratamento. O envolvimento da família, muitas vezes é necessário, e esta deverá ser incluída e acolhida na reabilitação. As informações transmitidas ao paciente precisam ser claras, e o clínico deve ter cuidado e sensibilidade de adaptar as informações ao nível socioeducacional, cultural, gênero e idade do paciente, além de compartilhar materiais de apoio que reforcem a informação e auxiliem a recordação da informação.[62,63]
- Boa relação terapeuta paciente: toda terapia vocal começa no vínculo terapeuta-paciente. Nesta relação, cada paciente terá uma forma de se relacionar. Nas relações interpessoais do exercício profissional, a qualidade do encontro determina a sua eficiência e a troca de sensibilidade entre o profissional de saúde e o paciente é fundamental.[64] Nos primeiros estágios da reabilitação, a prioridade é estabelecer uma interação de confiança e coparticipação. Sugere-se um programa terapêutico customizado, com metas planejadas entre terapeuta e paciente e que motivem o paciente na execução do planejamento terapêutico. A colaboração mútua oferece melhores possibilidades de um tratamento bem-sucedido. Posturas críticas demais podem afastar o paciente, ao contrário posturas exageradamente estimuladoras, podem fazer com que o paciente tenha receio de decepcionar o terapeuta, o que também não é efetivo. Não há uma fórmula. A relação está continuamente em construção, e cada sessão de terapia de voz é única. Alguns pacientes precisam de muita objetividade, outros de mais acolhimento, alguns necessitam de um *feedback* contínuo, outros de evidências científicas.
- Alguns protocolos de qualidade de vida e voz, ou de desvantagem vocal[65] dentre muitos outros, são ferramentas preciosas no conhecimento do paciente. Eles exploram a real perspectiva do impacto da doença para o paciente e são ferramentas clínicas e de interação com o paciente, como medidas de comparações para antes e depois do tratamento.

- Habilidade e conhecimento clínico: a habilidade e o conhecimento clínico e a personalidade do terapeuta são aspectos que podem interferir nos resultados de um tratamento.[57] A educação continuada faz parte da qualificação do fonoaudiólogo no âmbito acadêmico, profissional e pessoal.
- Duração do tratamento: estabelecer um prazo de início e término para a reabilitação vocal é um aspecto que permite ao paciente organizar o tempo do tratamento na sua vida. Ensaios clínicos randomizados mostram efetividade de métodos de tratamentos em prazos de 6 semanas[62,63] e reforçam que, muitas vezes, esse é um fator motivacional nas terapias da voz. Outros estudos apontam que uma terapia intensiva também pode, em alguns casos, ser prescrita; contudo, pesquisas precisam investigar mais os benefícios de uma terapia em curto prazo, diferente das tradicionais, uma vez que a disfonia é multifatorial e envolve casos diversos.[57]
- Horário das sessões: o comparecimento ao tratamento é decisivo para o tratamento. Muitos pacientes precisam se ausentar do trabalho para comparecer ao atendimento fonoaudiológico, para tanto, os horários das avaliações e sessões precisam ser estabelecidos fora do turno de trabalho, facilitando a ida às sessões de atendimento. O tempo gasto para deslocamento até o local de atendimento deve ser pactuado com o paciente, e será oportuno dividir com ele essa logística e adequá-la na primeira sinalização de faltas. A dificuldade para cumprimento dos horários são uma das justificativas de perdas, durante um processo de reabilitação vocal.[52,53,57]
- Aprendizado: durante a terapia da voz, espera-se que novos ajustes motores sejam adquiridos. Contudo, esse aprendizado é complexo e muito singular. Indivíduos com disfonia têm poucas referências internas para o controle da própria emissão. Uma das formas de favorecer o aprendizado é conduzir o paciente, por meio de múltiplas vias, a monitorar a voz e executar as técnicas vocais. Este trabalho favorece o autoconhecimento da produção vocal, com monitoramentos uni ou multidirecionados, auditivos, tátil-proprioceptivos ou visuais.[66] Essas estratégias não envolvem tanto o comando verbal do terapeuta, mas sim a autopercepção do paciente para obtenção de uma fonação equilibrada. Outra forma de favorecer o aprendizado é por estrutura de exploração, conhecida popularmente como técnica de prática negativa, na qual o paciente contrapõe os ajustes adequados e inadequados para diferenciar a forma mais satisfatória para a produção da voz. A estrutura de modelagem também é interessante, pois produz exemplos práticos para imitação da produção.[48] Assim, o aprendizado de um novo comportamento vocal envolverá uma memória procedimental, regida pela vivência dos próprios ajustes, que a princípio pode ser difícil, mas no longo prazo maximizará a atenção sensorial e favorecerá o novo ajuste motor.[10] Por isso há necessidade de se repetir os exercícios propostos e os ajustes realizados, uma vez que a voz é um dos gestos motores mais utilizados ao longo da vida.
- Tipo de tratamento: comumente se prescreve atendimentos de voz individual, uma vez por semana, por 6 a 8 semanas. Outra opção é utilizar um tratamento intensivo, ou um programa de condicionamento vocal individualizado, de acordo com a demanda, necessidade e disponibilidade de cada sujeito[67] ou atividades em grupo, um método efetivo para a disfonia, em todas as idades.[68]

USO DA TECNOLOGIA NA REABILITAÇÃO VOCAL DAS DISFONIAS COMPORTAMENTAIS

A crescente evolução e uso de novas tecnologias pode influenciar nas terapias fonoaudiológicas,[69,70] além de ser um aspecto extremamente motivador para o paciente. Para a intervenção de aconselhamento, ou educação em saúde vocal, no qual o clínico auxilia na identificação e modificação de fatores psicossociais que afetam negativamente a voz, existem *softwares* e produtos variados que podem ser utilizados no processo de reabilitação vocal. Para explicar a produção da voz pode-se utilizar, por exemplo, o programa educacional *Vocal Parts*[71] ou outros vídeos educativos, alguns em 3D, como ótima qualidade, disponíveis com acesso livre na internet.

Para minimizar o uso de forte intensidade para falar em público, o uso de um amplificador de voz, quando bem orientado pelo terapeuta, é eficaz como medida profilática que protege o profissional de exigências extenuantes do falar forte durante longos períodos.[62] Atualmente, existem no mercado modelos de ótima qualidade, contudo, sua indicação deve ser conduzida pelo clínico, pois só entregar o dispositivo não garante o bom uso ou a adesão do paciente à sua utilização.

Os aplicativos para *Smartphones* são fortes aliados na reabilitação vocal e têm o potencial de ampliar e motivar a terapia de voz, além de auxiliar na prática em casa. A construção de um protótipo de Aplicativo "Q-Voz" reforça os avanços das ferramentas tecnológicas para auxiliar para os cuidados com a voz,[70] assim como as "Respostas para perguntas frequentes na área de Voz" (FAQs), material de orientação e informação vocal, que inclui voz profissional, disfonia infantil e fononcologia, disponibilizadas *on-line* pela Sociedade Brasileira de Fonoaudiologia (https://www.sbfa.org.br/portal2017/faqs). A tendência mundial é que haja um aumento de tecnologias e aplicativos móveis em saúde, uma nova modalidade de assistência em saúde, campo novo de pesquisa e em crescente expansão.[72]

Um aplicativo para dispositivos iOS (iPhones, iPods e iPads) construído para auxiliar o automonitoramento da qualidade de voz, mostrou-se de grande ajuda para auxiliar os pacientes a realizarem as atividades da terapia vocal em casa e de forma independente. O aplicativo tem grande potencial motivacional, principalmente na obtenção de ajustes funcionais adequados na produção de uma voz ressonante.[73]

A tecnologia também apresenta contribuições para a avaliação e terapia vocal, por meio de *feedback* visual com *softwares* de análise acústica.[74] *Softwares* de análise acústica ou espectrográfica produzidos no Brasil apresentam uma grande variedade de funções e parâmetros acústicos que permitem ao clínico realizar o acompanhamento e comparações do desempenho dos pacientes. Os produtos também se estendem a *softwares* de jogos de exercícios vocais, que objetivam a estimulação, condicionamento e treinamento da voz e fala de crianças, adolescentes e adultos (http://www.ctsinformatica.com.br/fonoaudiologia/voz).

Resultados de ensaios clínicos mostram que o material de apoio, usado nas terapias da voz, fornecem *feedback* positivo e reforçam informações transmitidas pelo terapeuta ao paciente.[62] Em casa, o paciente pode realizar as atividades com maior precisão, em decorrência do retorno disponível em áudio e/ou vídeo, o que permite um acompanhamento vocal mais efetivo a distância.

Outro recurso tecnológico é a eletroestimulação, um estudo com uso da eletroestimulação (TENS) em mulheres com nódulos vocais mostrou que o TENS aplicado isoladamente ou associado à técnica de vibração de língua provoca mudanças positivas na voz.[75]

As novas tecnologias auxiliam na prevenção, promoção e assistência da saúde em voz. A qualidade dessas tecnologias e a agilidade no acesso às informações, com a adequada aplicabilidade em saúde, são capazes de beneficiar a população e ativar ainda mais o crescimento da terapia de voz, principalmente nas disfonias comportamentais, onde o terapeuta precisa ter em mãos diferentes recursos para motivar e facilitar as mudanças no comportamento do paciente.

REFERÊNCIAS BIBLIOGRÁFICAS

1. Ruotsalainen JH, Sellman J, Lehto L, Verbeek JH. Systematic review of the treatment of functional dysphonia and prevention of voice disorders. Otolaryngol Head Neck Surg. 2008;138(5):557-65.
2. Simberg S, Santtila P, Soveri A, Varjonen M. Exploring genetic and enviromental effects in dysphonia: a twin study. J Speech Lang Hear Res. 2009;153-163.
3. Silva WJ, Lopes LW, Macedo AE, Costa DB, Almeida AA. Reduction of Risk Factors in Patients with Behavioral Dysphonia After Vocal Group Therapy. J Voice. 2017;31(1):123.e15-19.
4. Almeida AA, Behlau M. Adaptação cultural do Questionário Reduzido de Autorregulação: sugestões de aplicação para área de voz. CoDAS. 2017;29(5):e20160199.
5. Almeida AA, Behlau M. Relations Between Self-Regulation Behavior and Vocal Symptoms. J Voice. 2017;31(4):455-461.
6. Behlau M, Zambon F, Moreti F, Oliveira G, de Barros Couto E. Voice Self-assessment Protocols: Different Trends Among Organic and Behavioral Dysphonias. J Voice. 2017;31(1):112.e13-112.e27.
7. Behlau M. The 2016 G. Paul Moore Lecture: Lessons in Voice Rehabilitation: Journal of Voice and Clinical Practice. J Voice. 2018.
8. Behlau M, Madazio G, Oliveira G. Functional dysphonia: strategies to improve patient outcomes. Patient Relat Outcome Meas. 2015;(6):243-53.
9. Behlau M, Azevedo R, Pontes P. Conceito de Voz Normal e Classificação das Disfonias. In: Behlau M. O Livro do Especialista Vol. Rio de Janeiro: Revinter; 2001. p. 64-66.
10. Verdolini K, Rosen C, Branski R, Andrews MA. Classification Manual for Voice Disorders-I, Volume 1. American Speech-Language-Hearing Association. Special Interest Division 3, Voice and Voice Disorders. ASHA; 2006.
11. Stepp CE, Lester-Smith RA, Abur D, Daliri A, Pieter Noordzij J, Lupiani AA. Evidence for Auditory-Motor Impairment in Individuals With Hyperfunctional Voice Disorders. J Speech Lang Hear Res. 2017;10;60(6):1545-1550.
12. Roy N, Bless DM, Heisey D, Ford CN. Manual circumlaryngeal therapy for functional dysphonia: an evaluation of short- and long-term treatment outcomes. J Voice. 1997;11(3):321-31.
13. Roy N, Bless DM, Heisey D. Personality and voice disorders: a multitrait-multidisorder analysis. J Voice. 2000;14(4):521-48.
14. Mathieson L, Hirani SP, Epstein R, Baken RJ, Wood G, Rubin JS. Laryngeal manual therapy: a preliminary study to examine its treatment effects in the management of muscle tension dysphonia. J Voice. 2009;23(3):353-66.
15. Roy N. Functional dysphonia. Curr Opin Otolaryngol Head Neck Surg. 2003;11(3):144-8.
16. Roy N, Bless DM, Heisey D. Personality and voice disorders: a superfactor trait analysis. J Speech Lang Hear Res. 2000;43(3):749-68.
17. Silva HF. A personalidade como um fator associado à disfonia comportamental. Dissertação em Modelos de Decisão e Saúde. João Pessoa-PB: Programa de Pós-Graduação em Modelos de Decisão e Saúde, 2016.
18. Roy N, Merrill RM, Thibeault S, Gray SD, Smith EM. Voice disorders in teachers and the general population: effects on work performance, attendance, and future career choices. J Speech Lang Hear Res. 2004;47(3):542-51.
19. Behlau M, Zambon F, Guerrieri AC, Roy N. Epidemiology of voice disorders in teachers and nonteachers in Brazil: Prevalence and adverse effects. J Voice. 2012;26(5):665e9-18.
20. Zambon F, Moreti F, Behlau M. Coping strategies in teachers with vocal complaint. J Voice. 2014;28(3):341-8.
21. Marques da Rocha L, Behlau M, Dias de Mattos Souza L. Behavioral Dysphonia and Depression in Elementary School Teachers. J Voice. 2015;29(6):712-7.
22. Vaiano T, Moreti F, Zambon F, Guerrieri C, Constancio S, Rocha C et al. Body Pain in Professional Voice Users. J Speech Pathol Ther. 2016;1:107.
23. Rodrigues G, Zambon F, Mathieson L, Behlau M. Vocal tract discomfort in teachers: its relationship to self-reported voice disorders. J Voice. 2013;27(4):473-80.

24. Costa DB, Lopes LW, Silva EG, Cunha GMS, Almeida LN, Almeida AAF. Fatores de risco e emocionais na voz de professores com e sem queixas vocais. Rev CEFAC. 2013;15(4):1001-1010.
25. Rocha LM, Souza LD. Voice Handicap Index associated with common mental disorders in elementary school teachers. J Voice. 2013;27(5):595-602.
26. Almeida LNA, Lopes LW, Costa DB, Silva EG, Cunha GMS, Almeida AAF. Características vocais e emocionais de professores e não professores com baixa e alta ansiedade. Revista Audiol Commun. 2014;19(2):179-185.
27. Rocha LM, Behlau M, Souza LD. Behavioral Dysphonia and Depression in Elementary School Teachers. J Voice. 2015;29(6):712-7.
28. Rocha LM, Bach SL, Amaral PL, Behlau M, Souza LD. Risk Factors for the Incidence of Perceived Voice Disorders in Elementary and Middle School Teachers. J Voice. 2017;31(2):258.e7-12.
29. Hamdan AC, Pereira AP. Avaliação Neuropsicológica das Funções Executivas: Considerações Metodológicas. Psicologia: Reflexão e Crítica, 2009;22(3):386-93.
30. Freund AM, Baltes PB. Life-management strategies of selection, optimization, and compensation: Measurement by self-report and construct validity. J Pers Soc Psychol. 2002;82:642-662.
31. Karoly P, Boekaerts M, Maes S. Toward consensus in the Psychology of Selfregulation: How far have we come? How far do we have yet to travel? Applied Psychology. 2005;54(2):300-311.
32. Neal DJ, Carey KB. A Follow-Up Psychometric Analysis of the Self-Regulation Questionnaire. Psychology of Addictive Behaviors, 2005;19(4):414-22.
33. Vinney LA, Turkstra LS. The Role of Self-Regulation in Voice Therapy. J Voice. 2013;27(3):1-11.
34. Vinney LA, Mersbergen M, Connor NP, Turkstra LS. Vocal Control: Is It Susceptible to the Negative Effects of Self-Regulatory Depletion? J Voice. 2016;30(5):21-3.
35. Misono S, Meredith L, Peterson CB, Frazier PA. New Perspective on Psychosocial Distress in Patients With Dysphonia: The Moderating Role of Perceived Control. J Voice. 2015;30(2):172-176.
36. Barbosa IK. Relação entre sintomas vocais, controle vocal percebido e transtornos mentais comuns em professores do ensino básico. Trabalho de conclusão de curso de Graduação em Fonoaudiologia. João Pessoa: Universidade Federal da Paraíba: 2017.
37. Vinney LA. The Limited Resource View of Self-regulation: Implications for Vocal Behavior Change. Perspectives of the ASHA Special Interest Groups 3. 2016;1(3):105-11.
38. Carding PN, Horsley IA, Docherty GJ. A study of the effectiveness of voice therapy in the treatment of 45 patients with nonorganic dysphonia. J Voice. 1999;13(1):72-104.
39. Portone C, Johns MM 3rd, Hapner ER. A review of patient adherence to the recommendation for voice therapy. J Voice. 2008;22(2):192-6.
40. Schwartz RS, Cohen SM, Dailey SH, Rosenfeld RM, Deutsch ES, Gillespie MB et al. Clinical practice guideline: hoarseness (Dysphonia). Otolaryngol Head Neck Surg. 2009;141:S1-S31.
41. Behlau M, Pontes P, Vieira VP, Yamasaki R, Madazio G. Apresentação do Programa Integral de Reabilitação Vocal para o tratamento das disfonias comportamentais. CoDAS. 2013;25(5):492-496.
42. Gartner-Schmidt JL, Roth DF, Zullo TG, Rosen CA. Quantifying Component Parts of Indirect and Direct Voice Therapy Related to Different Voice Disorders. J Voice. 2013;27(2):210-6.
43. Góes TR, Ferracciu CC, Silva DR. Associação entre a adesão da terapia vocal e perfil de atividades vocais em pacientes disfônicos comportamentais. CoDAS. 2016;28(5):595-601.
44. Desjardins M, Halstead L, Cooke M, Bonilha HS. A Systematic Review of Voice Therapy: What "Effectiveness" Really Implies. J Voice. 2017;31(3):392.e13-392.e32
45. Epstein R, Hirani SP, Stygall J, Newman P. How Do Individuals Cope With Voice Disorders? Introducing the Voice Disability Coping Questionnaire. J Voice. 2009;23(2):209-17.
46. Oliveira G, Hirani SP, Epstein R, Behlau M. Coping strategies in voice disorders of a Brazilian Population. J Voice. 2012;26(2):205-13.
47. Teixeira LC, Rodrigues ALV, Silva AFG, Azevedo R, Gama AC, Behlau M. Escala URICA-VOZ para identificação de estágios de adesão ao tratamento de voz. CoDAS. 2013;25(1):8-15.

48. Van Stan JH, Roy N, Awan S, Stemple J, Hillman RE. Taxonomy of voice therapy. Am J Speech Lang Pathol. 2015;24(2):101-25.
49. Ribeiro VV, Pedrosa V, Silverio KCA, Behlau M. Laryngeal Manual Therapies for Behavioral Dysphonia: A Systematic Review and Meta-analysis. J Voice. 2017 [Epub ahead of print].
50. Roy N, Nissen SL, Dromey C, Sapir S. Articulatory changes in muscle tension dysphonia: evidence of vowel space expansion following manual circumlaryngeal therapy. J Commun Disord. 2009;42(2):124-35.
51. Leer EV, Connor NP. Patient Perceptions of Voice Therapy Adherence. J Voice. 2010;24(4):458-69.
52. Gama AC, Bicalho VS, Valentim AF, Bassi IB, Teixeira LC, Assunção AÁ. Adesão a orientações fonoaudiológicas após a alta do tratamento vocal em docentes: estudo prospectivo. Rev CEFAC. 2012;14:714-720.
53. Santos LR, Almeida L, Teixeira LC, Bassi I, Assunção AA, Gama AC. Adesão das professoras disfônicas ao tratamento fonoterápico. CoDAS. 2013;25(2):134-9.
54. Ribeiro MB, Gama ACC, Bassi IB, Teixeira LC. Parâmetros vocais, laríngeos e de autopercepção de professoras disfônicas: análise após tratamento fonoaudiológico. Rev CEFAC. 2013;15(3):631-41.
55. Costa BOI, Silva POC, Pinheiro RSA, Silva FF, Almeida AAF. Estágio de prontidão de pacientes com disfonia comportamental pré- e pós-terapia de voz de grupo. CoDAS. 2017;29(4):e20160198.
56. Gusmão JL, Mion Jr D. Adesão ao tratamento – conceitos. Rev Bras Hipertens. 2006;13(1): 23-25.
57. Patel RR, Bless DM, Thibeault SL. Boot Camp: A Novel Intensive Approach to Voice Therapy. J Voice. 2011;25(5):562-569.
58. World Health Organization. Adherence to long-term therapies: evidence for action. Geneva: World Health Organization; 2003.
59. Hapner E, Portone CM, Johns MM 3rd. A Study of Voice Therapy Dropout. J Voice. 2009;23(3):337-340.
60. Portone-Maira C, Wise JC, Johns MM, Hapner EE. Differences in temporal variables between voice therapy completers and dropouts. J Voice. 2011;25(1):62-6.
61. Verdolini MK, Burke MK, Lessac A, Glaze L, Caldwell E. Preliminary study of two methods of treatment for laryngeal nodules. J Voice. 1995;9(1):74-85.
62. Teixeira LC, Behlau M. Comparison between vocal function exercises and voice amplification. J Voice. 2015;29(6):718-726.
63. Pedrosa V, Pontes A, Pontes P. The effectiveness of the comprehensive voice rehabilitation program compared with the vocal function exercises method in behavioral dysphonia: a randomized clinical trial. J Voice. 2016;30(3)377:e11-9.
64. Goulart BN, Chiari MB. Avaliação clínica fonoaudiológica, integralidade e humanização: perspectivas gerais e contribuições para reflexão. Rev Soc Bras Fonoaudiol. 2007;12(4):335-40.
65. Tutya AS, Zambon F, Oliveira G, Behlau M. Comparação dos escores dos protocolos QVV, IDV e PPAV em professores. Rev Soc Bras Fonoaudiol. 2011;16(3):273-8.
66. Behlau M, Madazio G, Feijo D, Azevedo R, Gielow I, Rehder MI. Aperfeiçoamento vocal e tratamento fonoaudiólogo das disfonias. In: Behlau M. Voz: o livro do especialista Vol II. Rio de Janeiro: Revinter, 2005; p.410-565.
67. Behlau M, Moreti F, Pecoraro G. Condicionamento vocal individualizado para profissionais da voz cantada – relato de casos. Rev CEFAC. 2014;16(5):1713-1722.
68. Almeida LNA, Fahning AKCA, Trajano FMP, Anjos UU, Almeida AAF, Anjos UU. Fonoterapia em grupo para disfonia. Rev CEFAC. 2015;17(6):2000-2008.
69. Santos KW, Rrindade CS, Fernandes AR, Vidor DC. Utilização de softwares em pesquisas científicas de fonoaudiologia. J Health Inform. 2012;4(2):55-58.
70. Lavaissieri P, Melo PED. Protótipo de aplicativo para terapia vocal: análise por pares. CoDAS. 2017;29(1):e20150300.
71. Blue Tree Publishing. Vocal Parts Software. DVD-ROM. Blue Tree Publishing Inc. 2000.

72. Tibes CMS, Dias JD, Zem-Mascarenhas SH. Aplicativos móveis desenvolvidos para a área da saúde no Brasil: revisão integrativa da literatura. REME Rev Min Enferm. 2014;18(2):471-8.
73. Van Leer E, Pfister RC, Zhou X. An iOS-based Cepstral Peak Prominence Application: Feasibility for Patient Practice of Resonant Voice. J Voice. 2017;31(1):131.e 9-16.
74. Mora R, Jankowska B, Guastini L, Santomauro V, Dellepiane M, Crippa B et al. Computerized voice therapy in hypofunctional dysphonia. J Otolaryngol Head Neck Surg. 2010;39(5):615-21.
75. Santos JK, Silvério KC, Oliveira NF, Gama AC. Electrostimulation Effect in Women With Vocal Nodules. J Voice. 2016;30(6):769.e1-7.

DISFONIA POR DOENÇA DO REFLUXO GASTROESOFÁGICO E REFLUXO LARINGOFARÍNGEO

Claudia Alessandra Eckley
Alcione Ramos Campiotto

INTRODUÇÃO

A doença do refluxo gastroesofágico (DRGE) é a doença mais prevalente do trato digestório acometendo cerca de 10-50% da população mundial.[1] É causada por refluxo retrógrado do conteúdo gastroduodenal para o esôfago, podendo acender até a faringe, laringe, cavidades nasais e paranasais e até os pulmões.[1-5] Esta doença é multifacetada, sendo que os sintomas clássicos de queimação retroesternal e regurgitação podem ser sobrepostos ou acompanhados por sintomas supraesofágicos.[6-10] As manifestações supraesofágicas da DRGE, também chamadas de refluxo laringofaríngeo (RLF),[9] tem sido associadas a até 60% das consultas médicas por queixas de garganta e voz em adultos.[3-10] Atualmente, acredita-se que os sintomas laringofaríngeos associados à doença podem ser tanto causados pela agressão direta do material refluído quanto por reflexo vagal.[1-8] Em 2012, um estudo multicêntrico projetado com o objetivo de conhecer a prevalência da DRGE no Brasil mostrou que cerca de 12% da população geral brasileira apresenta algum sintoma sugestivo da doença pelo menos duas vezes por semana.[11] A real incidência do refluxo laringofaríngeo em nosso meio é desconhecida.

APRESENTAÇÃO CLÍNICA

As propriedades químicas e enzimáticas do conteúdo gastroduodenal refluído causam inflamação a alterações morfológicas na mucosa da faringe e laringe, mas também podem levar a mecanismos reflexos irritativos via nervo vago, resultando em sintomas e mudanças comportamentais que, potencialmente, podem causar impacto significativo na produção vocal.[12]

As queixas que geralmente levam os pacientes com refluxo laringofaríngeo (RLF) a procurarem o médico raramente lembram a forma clássica da doença, pois em até 70% dos casos não há sintomas digestivos associados.[5,7,9,12,13] Sintomas comuns associados ao RLF são pigarro, dor ou desconforto na garganta, sensação de globus, tosse, disfonia e laringospasmo.[9,13,14] A disfonia é altamente prevalente em pacientes com refluxo laringofaríngeo sendo relatada em 10 a 91% dos pacientes,[15-17] especialmente em profissionais da voz.[18-21] No entanto, vários outros fatores podem estar associados a estes mesmos sintomas, como fumo, abuso vocal, ingestão alcoólica, abuso de cafeínas e xantinas, exposição a químicos ou alérgenos, idade e atividade profissional.[1,2,7,22] Todos estes fatores devem ser considerados na interpretação dos achados clínicos, sendo que boa parte deles, além de servirem como agressores primários, também contribuem para aumentar a secreção gástrica e relaxar o esfíncter inferior do esôfago facilitando o refluxo.[2,5,6,11,23]

O pigarro, sintoma mais comum apresentado pelos pacientes com RLF, deve-se em parte ao edema da região retrocricoídea, além de hiperplasia das tonsilas linguais e estase salivar nesta região e nos seios piriformes, que causam a sensação de globus faríngeo, o segundo sintoma mais comum. Infelizmente, o próprio ato de pigarrear aumenta a inflamação local perpetuando o processo e podendo até levar à formação de úlceras ou granulações causadas pelo contato na região dos processos vocais (granulomas de contato).[4,5,9,23] Soma-se a esta inflamação da mucosa uma possível hiperatividade vagal que contribui para a gênese e perpetuação dos sintomas laringofaríngeos e respiratórios.[24,25]

A inflamação crônica da laringe e do trato vocal associada a um padrão vocal abusivo e estilo de vida inadequado podem levar a distúrbios da produção vocal. Uma revisão sistemática sobre a etiologia e fisiopatologia dos distúrbios vocais em pacientes com refluxo laringofaríngeo realizada em 2017 concluiu que a disfonia pode ser causada por alterações micro e macroscópicas da mucosa vibratória das pregas vocais como, por exemplo, lacerações, microtraumas, infiltrados inflamatórios, ressecamento e espessamento da mucosa.[17] Esta costuma ser mais acentuada pela manhã, em virtude do edema das pregas vocais acumulado durante a noite quando há episódios de refluxo. Nos casos mais leves, onde ainda não há lesão das pregas vocais, a disfonia tende a melhorar no decorrer do dia, podendo recidivar após as refeições, abuso vocal ou atividades físicas de esforço. A disfonia de caráter mais constante é prenúncio de lesão orgânica e deve ser pesquisada imediatamente, pois apesar de rara, a agressão química crônica pode levar a degeneração neoplásica do epitélio.[2,8,17]

A tosse seca associada à DRGE e ao RLF geralmente é de caráter crônico, podendo ocorrer a qualquer hora do dia, mas principalmente à noite ao deitar e após as refeições. Aparentemente, não só a aspiração do conteúdo refluído gera a tosse, mas o próprio estímulo químico no esôfago proximal já é capaz de deflagrar o reflexo da tosse.[25] Acredita-se, também, que a inflamação crônica acarreta uma neurite do nervo vago, que participa da gênese e perpetuação da tosse nestes pacientes.[25,26] Acrescenta-se a isto o fato da própria tosse aumentar a pressão intra-abdominal, facilitando o refluxo adicional e perpetuando o processo.[26]

Um dos sintomas de RLF mais angustiantes para o paciente e preocupantes para o médico é o laringospasmo.[8,15,18] Há estudos demonstrando que a presença do refluxo no esôfago proximal já é capaz de deflagrar o reflexo laríngeo de espasmo e tosse, por estímulo dos nervos laríngeos recorrentes.[27] Pacientes com este sintoma são considerados graves, justificando tratamento agressivo.

Na população pediátrica, os sintomas de RLF podem ser menos evidentes confundindo-se frequentemente com outros sintomas e infecções das vias aéreas superiores.[28] Isto se deve à anatomia e proximidade das estruturas das vias respiratórias altas à região cricofaríngea, além do posicionamento mais alto da laringe nas crianças. Os sintomas e achados mais comuns associados às manifestações supraesofágicas da DRGE nas crianças pequenas são retardo no ganho ponderal, otites de repetição, sinusites, adenoidites e amigdalites, além da disfonia e da tosse crônica.[28] É importante fazer o diagnóstico diferencial com doenças infecciosas primárias, malformações congênitas da laringe e trato respiratório e digestório, bem como de processos alérgicos como as rinossinusites ou a esofagite eosinofílica.[29]

FATORES ASSOCIADOS

Fatores funcionais coexistem com a alteração laríngea e, tanto nos quadros de disfonia funcional quanto nas disfonias organofuncionais, o RLF pode estar associado ao uso incorreto da voz. Tanto pode ocorrer um comportamento vocal abusivo, quanto uma adaptação no mecanismo de fonação frente aos sinais laríngeos presentes; nas disfonias associadas ao RLF, as alterações funcionais da voz mais frequentes são o abuso e mau uso vocal, além do aumento da tensão musculoesquelética, principalmente em região cervical e escapular.[30,31]

A disfonia por tensão muscular (DTM) tem sido definida como um termo clínico e diagnóstico que descreve um espectro de distúrbios no comportamento vocal causados por aumento da tensão da musculatura laríngea e paralaríngea.[32] Atualmente, acredita-se que a DTM seja uma ponte entre alterações orgânicas e funcionais causada por uma combinação de fatores psicológicos e comportamentais, mau uso ou abuso vocal, e compensação de doença de base, como o refluxo laringofaríngeo.[32-34]

O estresse psicológico é reconhecido como importante fator ou cofator do desenvolvimento de doenças crônicas e tem importante impacto na qualidade de vida.[35,36] Em estudo qualitativo cujo objetivo era examinar as relações entre fatores psicológicos e sintomas de voz em adultos, os autores sugeriram que fatores psicológicos e emoções influenciam os sintomas da voz, facilitando o desenvolvimento de um modelo conceitual preliminar de como as respostas adaptativas e mal adaptativas se desenvolvem e como elas influenciam a função vocal.[37,38] Estudos da qualidade de vida associada a DRGE e RLF relatam importante redução na qualidade de vida destes indivíduos[35] e melhora após o tratamento e controle da doença.[39,40]

AVALIAÇÃO DIAGNÓSTICA

O diagnóstico e o tratamento do refluxo laringofaríngeo são especialmente controversos já que a sensibilidade e a reprodutibilidade dos exames existentes é relativamente baixa e a resposta terapêutica pode ser arrastada, pois depende de mudanças de hábitos alimentares e estilo de vida.[3,6,11]

Como a sensibilidade dos exames classicamente consagrados para o diagnóstico da DRGE (endoscopia digestiva alta e exames de monitorização prolongada do esôfago) é baixa para o refluxo laringofaríngeo e como os principais sintomas e sinais desta forma supraesofágica da DRGE concentram-se na laringe e faringe, o diagnóstico do RLF tem se baseado na busca destes sintomas e sinais.[3,8] No entanto, muitos destes são comuns a outras doenças que acometem o seguimento laringofaríngeo, tornando estes parâmetros subjetivos e, por vezes, pouco confiáveis e reprodutíveis. A fim de minimizar a subjetividade diagnóstica dos parâmetros clínicos supostamente associados ao RLF, a partir de 2000 foram desenvolvidos e validados dois instrumentos na língua inglesa, o *"reflux symptom index"*[41] (RSI) e o *"reflux finding escore"* (RFS),[42] que dão pontos para a presença e intensidade dos sintomas (RSI) e sinais videolaringoscópicos (RFS) associados à doença, ambos traduzidos e validados para o Português Brasileiro.[43,44] Estudos prospectivos posteriores utilizando estes sistemas de pontuação e comparando pacientes antes e após o tratamento com droga inibidora da bomba de prótons por 8 a 16 semanas, tem demonstrado alta sensibilidade diagnóstica destes dois instrumentos associados, contanto que seja feita minuciosa avaliação clínica descartando outras possíveis causas de laringofaringite crônica.[23,45]

Os achados laríngeos mais comuns associados ao refluxo laringofaríngeo são o edema e hiperemia da mucosa laríngea, em especial de seu terço posterior (Fig. 8-1), o edema em

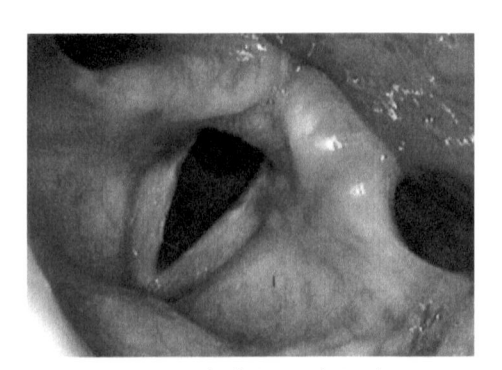

Fig. 8-1. Imagem videolaringoscópica de uma laringe de adulto com RLF. Observem o edema e a hiperemia difusos, mais acentuados nas aritenoides e região interaritenoídea.

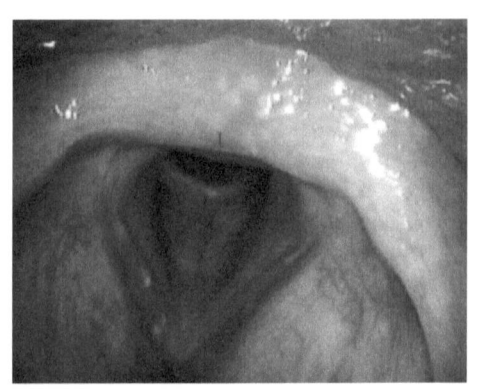

Fig. 8-2. Imagem videolaringoscópica da parede posterior da faringe de um adulto com RLF. O aspecto granuloso grosseiro corresponde à hiperplasia do tecido linfoide, sendo mais acentuado na oro e laringofaringe.

graus variados das estruturas laríngeas podendo chegar a obliterar os ventrículos de Morgani e atingir a mucosa subglótica (Fig. 8-2). Os casos mais dramáticos podem apresentar úlceras e granulomas de contato nos processos vocais, estenoses da laringe posterior, da subglote, ou mesmo transformação maligna do epitélio.[9,23]

Como uma grande parcela dos pacientes com RLF não tem alterações anatômicas ou funcionais no trato digestório os exames de endoscopia digestiva alta e pH-metria esofágica com sensor único distal apresentam baixa taxa de positividade.[46] No entanto, em qualquer caso suspeito de RLF é prudente a avaliação endoscópica do estômago e esôfago em virtude do risco do tratamento clínico, que geralmente deve ser prolongado, camuflar outras doenças do trato digestório.[23,45]

Já os exames de monitorização prolongada do esôfago, como a pH-metria com sensor duplo (proximal e distal) ou a pH-impedanciometria, por serem exames mais invasivos e grandemente incômodos para os pacientes, devem ser reservados para os casos refratários ao tratamento ou para as dúvidas diagnósticas.[9,46-49]

Mais recentemente surgiram exames de imuno-histoquímica para dosagem da pepsina salivar, que demonstram sensibilidade e especificidade similares aos exames de monitorização prolongada do esôfago no diagnóstico do RLF, mas ainda estão em fase de pesquisa diagnóstica e não foram consagrados na prática clínica.[50,51]

TRATAMENTO
Mudanças no Estilo de Vida e Fonoterapia

Os sintomas vocais apresentados se mostraram diferentes quando comparados homens e mulheres: alteração vocal crônica: 26% das mulheres e 17% entre os homens; alteração vocal intermitente (37 e 33% respectivamente); fadiga vocal (53 e 39% respectivamente); quebras vocais (32% e 28%) e, finalmente, 21% das mulheres e 33% dos homens assintomáticos. Tais achados corroboraram os estudos publicados anteriormente[52] de modo que o profissional da saúde responsável pelo caso, deverá estar atendo a esse detalhe para um atendimento mais assertivo.[51,53]

A qualidade vocal mais frequentemente encontrada na população estudada foi a rugosa (rouca) ou soprosa; também foram encontrados *pitch* adequado, *loudness* adequada ou fraca e ressonância laringofaríngea.

Quanto ao atendimento fonoaudiológico, independentemente da modalidade adotada – terapia sistemática individual, terapia em grupo, grupos de orientação ou acompanhamentos periódicos – é de primeira e, talvez, maior importância que se realize o esclarecimento quanto à relação entre a DRE, a presença do RLF, as queixas e/ou alterações vocais existentes, a importância do tratamento médico concomitante, assim como as orientações quanto à saúde vocal e o trabalho específico com os aspectos vocais funcionais associados, não desconsiderando, é claro, as características individuais, assim como a necessidade ou não de um trabalho vocal específico frente às lesões benignas ou outras alterações associadas, se for o caso.[51]

A terapia vocal, de maneira geral, e aqui também nos casos associados à presença do RLF, deve fornecer condições de compreensão do quadro geral e dos limites individuais existentes. Quanto à equipe interdisciplinar, essa deve fazer a correlação entre os dados obtidos laringológicos, perceptivos auditivos e acústicos, buscando um trabalho completo e abrangente, facilitando que ocorram discussões dinâmicas nas quais o paciente possa ser estimulado a ter participação ativa. O fonoaudiólogo, por sua vez, deve buscar compreender quais aspectos estão envolvidos em cada caso e iniciar o trabalho levando em consideração a necessidade de cada paciente. Do mesmo modo, os diferentes aspectos da percepção corporal, auditiva, proprioceptiva e da conscientização da alteração vocal e dos limites serão ou não abordados, dependendo da avaliação realizada e das demandas individuais. De modo geral, os pontos fundamentais a serem abordados são a relação corpo, voz e emoção, os aspectos sociais da fonação a serviço de uma comunicação oral eficiente e o treinamento vocal específico, sem perder de vista a possibilidade de ser flexível na escolha da técnica utilizada. O foco será a mudança do estilo de vida e a modificação comportamental.[51,52,54,55]

Para Stemple, subsistemas de produção vocal devem ser considerados e o planejamento da terapia deve incluir a sequência de orientação ao paciente, abordando questões de higiene vocal – e aqui acrescentamos a orientação dietética – um programa de exercícios de função vocal e treino de voz ressonante que são uma série de exercícios vocais que levam ao fortalecimento e coordenação da musculatura laríngea, aumento da eficiência na relação entre fluxo aéreo, vibração das pregas vocais e ressonância.[56]

Na área da terapia vocal, tentar realizar modificações na rotina alimentar de um paciente pode gerar um risco na adesão e, consequentemente, no sucesso do tratamento; este é um componente fundamental que, muitas vezes, não é considerado na escolha e implementação dos protocolos de terapia. Há muitos fatores que compõem o risco de adesão, incluindo características de personalidade, motivação, expectativas frente à terapia, facilidade de uso das diferentes técnicas ou orientações e, principalmente, o entendimento do cliente sobre o desenvolvimento e a natureza do transtorno em si. Uma maneira de minimizar esses fatores é aplicando o Modelo Transteórico (MTT)[57] que propõe que a mudança de comportamento de saúde compreende o progresso através de seis estágios de mudança: pré-contemplação, contemplação, preparação, ação, manutenção e término.[58] Identificar o estágio atual de cada paciente é crucial para conduzir melhor o manejo terapêutico.

Tratamento Médico

O tratamento da DRGE e do RLF deve ter como pilar principal a compreensão da fisopatogenia da doença. No caso específico do RLF, a grande maioria dos doentes tem poucas ou nenhuma alteração anatômico ou funcional do trato digestório o que torna mais evidente a fundamental importância dos hábitos alimentares na gênese e manutenção dos sintomas. Assim, a reeducação alimentar com adequação dos tipos de alimentos ingeridos e horários das refeições deve ser o primeiro foco a ser abordado com o paciente.[59-62]

O tratamento medicamentoso é recomendado nos casos em que os sintomas e sinais inflamatórios laringofaríngeos forem constantes ou incapacitantes. Apesar de não haver estudos com nível de evidência alta sobre a eficácia das drogas inibidoras das bombas de prótons (IBP) no tratamento do RLF, na prática clínica estas drogas têm sido amplamente usadas.[9,11,23] A maioria dos pacientes com RLF que não tem alterações mecânicas no trato digestório e que atingem uma adequada reeducação dos hábitos alimentares consegue ficar sem a medicação após o período inicial de tratamento. No entanto, as recidivas são frequentes, sendo em sua maioria associadas ao relaxamento do controle dietético. Outra classe de droga frequentemente usada para o tratamento da forma clássica da DRGE são os pró-cinéticos, drogas que atuam melhorando o peristaltismo, acelerando o esvaziamento gástrico e aumentando o tônus do EEI.[11] Estas drogas têm efeito restrito no RLF, exceto nos casos onde há concomitância com sintomas dispépticos e de má digestão.

Os resultados de um estudo realizado confirmam que a adesão ao IBP é fraca e as razões para uma baixa adesão poderiam ser evitadas com a educação do paciente. Nos casos analisados, mesmo quando a adesão ao IBP era adequada, persistiam sintomas como globus, muco, disfunção da voz e disfagia. Outras intervenções, como dieta e mudanças comportamentais, devem fazer parte da terapia de voz cujo objetivo seja o controle do refluxo.[60-62]

O tratamento cirúrgico fica reservado para o pequeno contingente de pacientes com RLF que caem em uma das seguintes situações: os que apresentam um teste terapêutico medicamentoso positivo mas que não conseguem ficar sem o uso da droga; para os pacientes com refluxo não ácido; e para aqueles que tem lesões neoplásicas ou que podem oferecer risco de morte, como as estenoses laríngeas ou traqueais, a fibrose pulmonar, entre outras.[2,9,11,23,28,40]

Em estudo prospectivo multicêntrico publicado em 2018, cuja proposta era avaliar a utilidade das medidas de qualidade vocal como resultado do tratamento em pacientes com sintomas relacionados ao refluxo laringofaríngeo (RLF), analisados com base na escala GR-BASI, a conclusão foi que a qualidade da voz melhorou de maneira semelhante aos sinais e sintomas ao longo de um tratamento empírico de 6 meses, com melhoras nos 3 primeiros meses. Ou seja, as avaliações da qualidade da voz podem ser utilizadas como um dos indicadores da eficácia do tratamento em pacientes com sintomas relacionados ao RLF.[62] No entanto, como as alterações epiteliais associadas ao Refluxo Laringofaríngeo frequentemente não alteram a produção vocal diretamente, é essencial que o controle de cura seja estabelecido por exame laringoscópico seriado.[38]

CONSIDERAÇÕES FINAIS

Apesar de sua alta prevalência e de ser reconhecido como importante fator associado a alterações vocais e a piora da qualidade de vida, o RLF ainda é pouco compreendido. Seu diagnóstico é controverso, e os tratamentos vigentes não conseguem atuar de forma direta no refluxo, mas somente em sua composição química. Essencialmente, trata-se de uma doença associada a maus hábitos alimentares e de vida, o que torna seu controle um desafio para a equipe multidisciplinar envolvida.

REFERÊNCIAS BIBLIOGRÁFICAS

1. Joniau S, Bradshaw A, Esterman A, Carney AS. Reflux and laryngitis: a systematic review. Otolaryngol Head Neck Surg. 2007;136(5):686-92.
2. Altman KW, Prufer N, Vaezi MF. The challenge of protocols for reflux disease: a review and development of a critical pathway. Otolaryngol Head Neck Surg. 2011;145(1):7-14.
3. Pearson JP, Parikh S, Orlando RC, Johnston N et al. Review article: reflux and its consequences--the laryngeal, pulmonary and oesophageal manifestations. Conference held in conjunction with the 9th International Symposium on Human Pepsin (ISHP) Kingston-upon-Hull, UK, 21-23 April 2010. Aliment Pharmacol Ther. 2011;33(Suppl 1):1-71.
4. Moore JM, Vaezi MF. Extraesophageal manifestations of Gatroesophageal Reflux Disease: real or imagined? Curr Opin Gastroenterol. 2010;26(4):389-94.
5. Gupta R, Sataloff RT. Laryngopharyngeal reflux: current concepts and questions. Curr Opin Otolaryngol Head Neck Surg. 2009;17(3):143-8.
6. Moraes-Filho JPP, Navarro-Rodriguez T, Barbutti R, Chinzon D, BernardoW. Brazilian GERD Consensus Group. Guidelines for the diagnosis and management of gastroesophageal reflux disease: an evidence-based consensus. Arq Gastroenterol. 2010;47(1):99-115.
7. Moraes-Filho JPP, Cinzon D, Eisig J, Hashimoto CL, Zaterka S. Prevalence of heartburn in the Brazilian population. Arq Gastroenterol. 2005;42(2):122-7.
8. Koufman JA. The Otolaryngologic Manifestations of Gastroesophageal Reflux Disease (GERD): a clinical investigation of 225 patients using ambulatory 24-hour pH-monitoring and an experimental investigation of the role of acid and pepsin in the development of laryngeal injury. Laryngoscope. 1991;101(4, Part 2, Suppl.53):1-78.
9. Koufman J, Sataloff RT, Toohill R. Laryngopharyngeal Reflux: Consensus Conference Report. J Voice. 1996;10(3):215-16.
10. Burati D, Duprat AC, Eckley CA, Costa HO. Doença do Refluxo Gastroesofágico Análise de 157 Pacientes. Rev Bras ORL. 2003;69(4):458-62.
11. Moraes-Filho JPP. Doença do refluxo gastroesofágico de difícil tratamento. RBM Rev Bras Med. 2012;69(12):41-46.
12. Lechien JR, Delvaux V, Huet K, Khalife M, Fourneau A, Piccalugas M et al. Phonetic Approaches of Laryngopharyngeal Reflux Disease: A Prospective Study. J Voice. 2017;31(1):119.e11-e20.
13. Lopes LW, Cabral GF, Almeida AAF. Vocal Tract Discomfort Symptoms in Patients with Different Voice Disorders. J Voice. 2015;29(3):317-323.
14. Morice AH. Is reflux cough due to gastroesophageal reflux disease or laryngopharyngeal reflux? Lung. 2008;186(Suppl 1):S103-6. Epub 2007 Oct 2.
15. Spantideas N, Drosou E, Karatsis A, Assimakopoulos D. Voice Disorders in the General Greek Population and in Patients With Laryngopharyngeal Reflux. Prevalence and Risk Factors. J Voice. 2015;29(3):389.e27-389.e32.
16. Martins RH, Amaral HÁ, Tavares ELM, Martins MG, Gonçalves TM, Dias NH. Voice Disorders: Etiology and Diagnosis. J Voice. 2016;30(6):761.e1-761.e9.
17. Lechien JR, Saussez S, Harmegnies B, Finck C, Burns JA. Laryngopharyngeal Reflux and Voice Disorders: A Multifactorial Model of Etiology and Pathophysiology. J Voice. 2017;31(6):733-752.
18. Lerner MZ, Paskhover B, Acton L, Young N. Voice Disorders in Actors. J Voice. 2013;27(6):705-708.
19. Guss J, Sadoughi B, Benson B, Sulica L. Dysphonia in Performers: Toward a Clinical Definition of Laryngology of the Performing Voice. J Voice. 2014;28(3):349-355.
20. Martins RHG, Pereira ERBN. Voice Disorders in Teachers. A Review. J Voice. 2014;28(6):716-724.
21. Myint C, Moore JE, Hu A, Jaworek AJ, Sataloff RT. A Comparison of Initial and Subsequent Follow-Up Strobovideolaryngoscopic Examinations in Singers. J Voice. 2016;30(4):472-477.
22. Belafsky PC, Rees CJ. Laryngopharyngeal reflux: the value of otolaryngology examination. Curr Gastroenterol Rep. 2008;10(3):278-82.
23. Ali Mel S. Laryngopharyngeal reflux: diagnosis and treatment of a controversial disease. Curr Opin Allergy Clin Immunol. 2008;8(1):28-33.

24. O'Hara J, Jones NS. The aetiology of chronic cough: a review of current theories for the otorhinolaryngologist. J Laryngol Otol. 2005;119(7):507-14.
25. Vertigan AE, Kapela SM, Franke I, Gibson PG. The Effect of a Vocal Loading Test on Cough and Phonation in Patients with Chronic Cough. J Voice. 2017;31(6):763-772.
26. Kahrilas PJ, Altman KW, Chang AB, Field SK, Harding SM, Lane AP et al. Chronic Cough Due to Gastroesophageal Reflux in Adults: CHEST Guideline and Expert Panel Report. Chest. 2016;150(6):1341-1360.
27. Shembel AC, Sandage MJ, Abbott KV. Episodic Laryngeal Breathing Disorders: Literature Review and Proposal of Preliminary Theoretical Framework. J Voice. 2017;31(1):125.e7-125.e16.
28. Sherman PM, Hassall E, Fagundes-Neto U, Gold BD, Kato S, Koletzko S et al. A global, evidence-based consensus on the definition of gastroesophageal reflux disease in the pediatric population. Am J Gastroenterol. 2009;104(5):1278-95.
29. Furuta GT, Liacouras CA, Collins MH, Gupta SK, Justinich C, Putnam PE et al. Eosinophilic esophagitis in children and adults: a systematic review and consensus recommendations for diagnosis and treatment. Gastroenterology. 2007;133(4):1342-63.
30. Shaw GY, Searl JP. Laryngeal manifestations of gastroesophageal reflux before and after treatment with omeprazole. South Med J. 1997;90:1115-22.
31. Koufman J, Blalock D. Functional voice disorders. Otolaryngol Clin North Am. 1991;24(5):1059-73.
32. Houtte EV, Lierde KV, Claeys S. Pathophysiology and Treatment of Muscle Tension Dysphonia: A Review of the Current Knowledge. J Voice. 2011;25(2):202-207.
33. Altman KW, Atkinson C, Lazarus C. Current and Emerging Concepts in Muscle Tension Dysphonia: A 30-Month Review. J Voice. 2004;19(2):261-267.
34. Van Lierde KM, Claeys S, Bodt MD, von Cauwenberge P. Long-Term Outcome of Hyperfunctional Voice Disorders Based on a Multiparameter Approach. J Voice. 2007;21(2):179-188.
35. Connor NP, Palazzi-Churas KLP, Cohen SB, Leverson GE, Bless DM. Symptoms of Extraesophageal Reflux in a Community-Dwelling Sample. J Voice. 2007;21(2):189-202.
36. Dietrich M, Abbott KV, Gartner-Schmidt J, Rosen CA. The Frequency of Perceived Stress, Anxiety, and Depression in Patients with Common Pathologies Affecting Voice. J Voice. 2008;22(4):472-488.
37. Misono S, Haut C, Meredith L, Frazier PA, Stockness A, Michael DD et al. Dysphonia, perceived control, and psychosocial distress: a qualitative study. J Voice. 2018: pii: S0892-1997(17)30444-7.
38. Kwok M, Eslick GD. The Impact of vocal and Laryngeal Pathologies Among Professional Singers: A Meta-analysis. J Voice. 2019;33(1):58-65. Epub 2018 Mar 6.
39. Lee JS, Lee YC, Kim SW, Kwon KH, Eun YG. Changes in the Quality of Life of Patients with Laryngopharyngeal Reflux After Treatment. J Voice. 2014;28(4):487-491.
40. Moore J, Greenberg C, Thibeault SL. Predictors of Six-month Change in the Voice Handicap Index in a Treatment-seeking Population. J Voice. 2017;31(1):41-47.
41. Belafsky PC, Postma GN, Koufman JA. Validity and reliability of the reflux symptom index (RSI). J Voice. 2002;16(2):274-7.
42. Belafsky PC, Postma GN, Koufman JA. The validity and reliability of the reflux finding score (RFS). Laryngoscope. 2001;111(8):1313-7.
43. Almeida AGP, Saliture TBS, Silva AS, Eckley CA. Tradução para o Português brasileiro e adaptação cultural do Reflux Finding Score. BJORL. 2013;79(1):47-53.
44. Saliture TB, Duprat AC, Eckley CA. Tradução e adaptação cultural do Reflux Symptom Index para o Portugues Brasileiro. Tese de Doutorado. FCM Santa Casa de São Paulo, 2015.
45. Siupsinskiene N, Adamonis K, Toohill RJ, Sereika R. Predictors of response to short-term proton pump inhibitor treatment in laryngopharyngeal reflux patients. J Laryngol Otol. 2008;122(11):1206-12.
46. Say S, Richter J. Direct comparison of impedance, manometry and pH probe in detection reflux before and after a meal. Digestive Dis Sci. 2005;50:1584-90.

47. van Zanten SJ, Henderson C, Hughes N. Patient satisfaction with medication for gastroesophageal reflux disease: a systematic review. Can J Gastroenterol. 2012;26(4):196-204.
48. Silny J. Intraluminal multiple electrical impedance procedure for measurement of gastrointestinal motility. J Gastrointest Motil. 1991;3:151-162.
49. Sifrim D, Holloway R, Silny J et al. Acid, non-acid, and gas reflux in patients with gastro-oesophageal reflux disease during ambulatory 24hr pH impedance recordings. Gastroenterology. 2001;120:1588-1598.
50. Tack J. Review article: role of pepsin and bile in gastro-oesophageal reflux disease. Aliment Pharmacol Ter. 2005;22(suppl1):48-54.
51. Colton RH, Casper JK. Compreendendo os problemas da voz: uma perspectiva fisiológica ao diagnóstico e ao tratamento. Porto Alegre: Editora Artes Médicas; 1996.
52. Koufman JA. Reflux and Voice disorders. Center for Voice Disorders Homepage. (Acesso em abril de 2001.) Disponível em: www.bgsm.edu/voice/
53. Anelli W. Aspectos perceptivo-auditivos e acústicos da doença do refluxo gastroesofágico. Tese de Mestrado. São Paulo: Escola Paulista de Medicina, 2002.
54. Jotz GP, Cervantes O, Abrahão M, Miranda SL. Manifestações otorrinolaringológicas do refluxo gastroesofágico. Diagnóstico e tratamento. Rev Bras Med ORL. 1996;3:1-6.
55. Sataloff R, Castell D, Katz P, Sataloff D. Reflux laryngitis and related voice disorders. Singular Publishing Group, Inc. San Diego London, 1999.
56. Verdolini K. Resonant voice therapy. In: Stemple J (ed). Voice Therapy: Clinical Studies. San Diego: Singular, 2000: pp 46-61.
57. Rodriguez, LE. Analyzing adherence risk in voice clients: a speech language pathologist's guide. Masters report. Austin: The University of Texas, 2014-05.
58. Prochaska JO, Velicer WF. The transtheoretical model of health behavior change. Am J Health Promot. 1997;12(1):38-48.
59. Wendel B, Pfeiffer A, Pehl C, Schimdt T, Kaess H. Effect of Decaffeinaition of Coffee or Tea on Gastro-esophageal Reflux. Aliment Pharmacol Ther. 1994;8:283-7.
60. Pernambuco L, Espelt A, Góis AC, de Lima KC. Voice disorders in older adults living in nursing homes: prevalence and associated factors. J Voice. 2017;31(4):510.e15-510.e21
61. Pisegna JM, Yang S, Purcell A, Rubio A. A mixed-methods study of patient views on reflux symptoms and medication routines. J Voice. 2017;31(3):381.e15-381.e25.
62. Lechien JR, Finck C, Khalife M, Huet K, Delvaux V, Picalugga M et al. Change of signs, symptoms and voice quality evaluations throughout a 3- to 6-month empirical treatment for laryngopharyngeal reflux disease. Clin Otolaryngol. 2018;43(5):1273-1282.

DISFONIAS NEUROLÓGICAS: DIAGNÓSTICO DIFERENCIAL

Marina Padovani
Giovana Diaferia

As disfonias neurológicas compõem as manifestações do subsistema fonatório nas disartrofonias. Uma vez que as disartrofonias correspondem ao comprometimento de um ou mais subsistemas da fala, qualquer disfonia de causa neurológica central ou periférica, com ou sem comprometimento de outro subsistema, pode também ser denominada disartrofonia.[1] Esse termo, ao invés de disartria, descreve melhor o comprometimento do controle motor oral da fonoarticulação, pois inclui o subsistema fonatório, consistentemente descrito como alterado nos mais diferentes quadros etiológicos, enquanto que o termo mais difundido, "disartria", tem seu significado fortemente atrelado às alterações de articulação e inteligibilidade de fala.

A avaliação clínica é ainda um procedimento central no diagnóstico dos transtornos neurológicos, não havendo, muitas vezes, alterações anatômicas/estruturais ou metabólicas possíveis de serem detectadas por exames laboratoriais ou de neuroimagem disponíveis. Da mesma forma, o diagnóstico diferencial entre as diversas disartrofonias pode ser realizado clinicamente pelo fonoaudiólogo.[2] Em determinadas doenças neurológicas, a alteração vocal e de comunicação pode aparecer como primeiro sintoma; neste sentido, a caracterização da manifestação das diferentes disartrofonias, a partir de testes clínicos, pode contribuir para a maior acurácia de sua identificação.

A caracterização da fala disartrofônica tem sido o meio para auxílio na promoção do diagnóstico e no acompanhamento de transtornos neurológicos.[3] Contudo, as disartrofonias constituem um grupo heterogêneo de transtornos da fala com apenas algumas características comuns, como a inteligibilidade reduzida, a soprosidade e a instabilidade vocal.[4]

Descrever as características dos subsistemas da fala não tem se mostrado suficiente na distinção dos vários tipos de disartrofonia e a busca por medidas sensíveis e específicas tem sido objeto de diversos pesquisadores.[5-8] Tarefas mensuráveis, como a escala analógico-visual (EAV), associadas às medidas acústicas, podem ser uma opção com maior possibilidade discriminatória entre as disartrofonias. O complemento da avaliação, com o uso de protocolos de autoavaliação, é indicado nesta área, permitindo a customização da intervenção da equipe multiprofissional, a partir da percepção do sujeito quanto ao impacto da disartrofonia em diferentes dimensões de sua vida.

Para a avaliação clínica, alguns protocolos estruturados para investigação das disartrofonias foram traduzidos e adaptados culturalmente e/ou validados para o português brasileiro, sendo o mais recente o "Protocolo de avaliação da disartria",[9] traduzido do original alemão desenvolvido por Ziegler *et al.* (1990),[10] que determina as tarefas a serem aplicadas para cada subsistema da fala, quantifica os desvios e classifica o grau de disartria pela somatória de pontos. Na versão brasileira, foi aplicado em sujeitos com doença de Parkinson, tendo evidenciado o subsistema fonatório como o mais pontuado, seguido pela articulação.

A avaliação de controle motor da fala da *American Speech Language-Hearing Association* (ASHA)[11] contempla diferentes tarefas para a avaliação vocal (vogal sustentada, leitura e conversação) e seleciona os parâmetros de qualidade vocal, duração da emissão, *loudness* e estabilidade para análise (ASHA) como os mais suscetíveis à falta de controle motor oral.

Uma outra possibilidade para a avaliação perceptivo-auditiva da voz nas disfonias neurológicas é o uso da EAV. Essa escala foi apresentada como robusta e sem influências de aspectos culturais,[12] oferecendo valores de corte para os diferentes graus de alteração vocal, diferenciando uma faixa de variabilidade normal da qualidade vocal, com valores muito similares em estudo nacional.[13] Sua utilização na avaliação das disartrofonias ainda é incipiente, mas se mostra promissora na distinção das mesmas, com possibilidades mais discriminatórias entre sujeitos com e sem disartrofonias e entre diferentes disartrofonias entre si.[14,15]

Em estudo nacional, a EAV foi aplicada para avaliação dos parâmetros qualidade vocal e instabilidade, com a emissão da vogal "a", e nos parâmetros ritmo e integridade articulatória, com a emissão da sequência "iu" repetidas vezes.[15]

Foi possível verificar que o desvio da qualidade vocal nos grupos-controles (acima e abaixo de 45 anos) permaneceu dentro da faixa de variabilidade normal da qualidade vocal proposta por Yamazaki *et al.* (2017), que determina esse intervalo em até 35,5 mm.[13] Para os outros grupos, o maior desvio da qualidade vocal foi encontrado na distonia laríngea (84,57 mm), seguido pelo tremor essencial (74,57 mm), a esclerose lateral amiotrófica bulbar (65,50 mm), esclerose lateral amiotrófica (53,17 mm), a doença de Parkinson (50,71 mm) e a *miastenia gravis* (46,75 mm). O desvio da qualidade vocal acompanhou o grau de intensidade da disartrofonia, apresentando maiores valores para as disartrofonias mais intensas, com correlação positiva. Foi possível diferenciar o grupo-controle acima de 45 anos dos grupos distonia laríngea e do tremor essencial vocal. A distonia laríngea diferiu da esclerose lateral amiotrófica e da doença de Parkinson.

Em relação à estabilidade da emissão, os controles também apresentaram os menores valores médios (22,13 mm e 30,92 mm, respectivamente) e os maiores desvios foram encontrados na distonia laríngea (73,93 mm), seguido pelo tremor vocal (68,86 mm), esclerose lateral amiotrófica bulbar (59,25 mm), esclerose lateral amiotrófica (44,67 mm), *miastenia gravis* (39,50 mm) e doença de Parkinson (32,82 mm). Também foi encontrada correlação positiva com o grau da disartria e com o grau de desvio geral da qualidade vocal, ou seja, a instabilidade acompanha o desvio da qualidade vocal. Esta medida pode diferenciar o grupo controle com mais de 45 anos da distonia laríngea e da doença de Parkinson. A instabilidade é descrita como presente nas emissões disártricas, independente do tipo,[6] mas, como a aplicação da (EAV) foi possível perceber que ela é menos intensa na doença de Parkinson e na *miastenia gravis*, e mais acentuada na esclerose lateral amiotrófica na versão mais comum e na bulbar, no tremor essencial e na distonia laríngea, respectivamente.

A estabilidade da emissão foi um dos parâmetros selecionados para avaliação da sensibilidade, especificidade e eficiência, sendo descrita como uma característica típica das disartrofonias.[16] A área encontrada sob a curva (*ROC – receiver operator curve*) foi de 0,721, ou seja, satisfatória, com sensibilidade de 0,826, especificidade de 0,609 e valor de corte

18,5 mm. A estabilidade mostrou-se mais sensível do que específica, com maior habilidade para detectar a disartrofonia do que excluir os não disartrofônicos.

Na avaliação clínica, pode ser importante para a conclusão diagnóstica da disartrofonia a observação de medidas vocais objetivas, fornecidos por programas específicos de análise acústica da voz. A relação entre as avaliações subjetiva e objetiva fornece maior segurança no diagnóstico, acompanhamento e controle da eficácia terapêutica nos pacientes com tais comprometimentos. O estudo acústico pode requerer a análise de diferentes parâmetros, incluindo frequência fundamental (correlato físico correspondente à altura), duração (tempo de articulação) e intensidade (energia vocal utilizada pelo falante).

Na análise acústica, deve-se ter cuidado com a análise qualitativa do sinal sonoro para que esta seja fidedigna. Além das condições de registro, protocolo e sistemas de gravação,[17] a análise do tipo do sinal pode determinar a confiabilidade dos resultados. Titze (1995) descreveu os tipos de sinais sonoros, classificando-os em tipos I, II e III.[18] As disartrofonias caracterizam-se, principalmente, pelos sinais tipo II ou III, que têm alterações qualitativas, recomendando-se a seleção do trecho mais estável para análise. Além disso, a seleção dos parâmetros acústicos a serem estudos e da escala mais apropriada a ser utilizada também merece ser cuidadosa.[19]

Um dos *softwares* que foi muito utilizado para as disartrofonias, tanto na clínica como nas pesquisas, foi o Multi-Dimensional Voice Program (MDVP), da Kay Elemetrics, considerado confiável na avaliação da disfunção vocal nas disartrofonias[20,21] e promissor na padronização e avaliação vocal rápida.[22] Este programa apresenta um módulo com medidas específicas para controle motor da fala e voz, chamado *Motor Speech Disorders*. Este módulo foi utilizado para análise de emissões disartrofônicas em estudo nacional.[15] Na análise das variáveis acústicas estudadas, selecionou-se medidas relacionadas com a frequência fundamental e com os índices de perturbação.

Na análise dos valores de frequência fundamental máxima (a maior frequência fundamental em todo o período), medida em Hz, foi possível diferenciar controles com mais de 45 anos (183,4Hz) de sujeitos com tremor essencial (283,4Hz) e entre a distonia laríngea (352,9Hz) e a doença de Parkinson (199,9Hz).

O desvio-padrão (dp) da frequência fundamental, uma medida de dispersão, que considera a média da distância dos valores e pode ser considerado um índice de variabilidade,[23] também foi analisado. Esta medida foi uma das que mais diferenciou os disártricos dos controles, com os seguintes valores: 4,0 para controle < 45 anos; 3,2 para controle > 45 anos; 47,5 para distonia laríngea; 17,8 para esclerose lateral amiotrófica apendicular; 26,5 para esclerose lateral amiotrófica bulbar e 20,6 para tremor essencial vocal. Esta medida também separou a distonia laríngea, com os maiores valores de dp, da doença de Parkinson, que apresentou o menor desvio-padrão, depois dos grupos-controle. Ainda, a doença de Parkinson diferenciou-se do tremor essencial. Nesta medida, a *miastenia gravis* apresentou o segundo maior valor de dp, evidenciando a dificuldade na manutenção da fonação sustentada nestes casos. E por fim, o desvio-padrão da frequência fundamental correlacionou-se com o grau geral de desvio da qualidade vocal.

Outra medida de variabilidade utilizada foi a vF_0, definida como coeficiente de variação da frequência fundamental, em %, no Módulo *Motor Speech Disorders*, da Kay Elemetrics, que também distinguiu os grupos disártricos dos controles. Os valores para os grupos-controles encontram-se ao redor de 2% e nas disartrias, a partir de 5,94%. O valor normativo do programa MDVP é de 1,10%. Houve diferença entre controles e distonia laríngea,

Esclerose lateral amiotrófica apendicular e bulbar e o tremor essencial vocal. Essa medida também se correlacionou positivamente com o grau de desvio geral da qualidade vocal.

Para fins de comparação entre diferentes programas, ainda no estudo de Padovani (2011), a variabilidade da frequência fundamental, também foi analisada em semitons, no programa nacional de baixo custo *Vox Metria, da* CTS Informática.[15] Neste *software*, esta medida diferenciou todos os disártricos dos controles, com valores acima de 3 semitons nas disartrofonias, como se observa no Quadro 9-1. Esses achados também foram encontrados em outro estudo que identificou que a variabilidade da fundamental pôde discriminar a distonia laríngea do tremor essencial vocal e entre eles e controles, com valores de 14st e 8,8st, respectivamente.[24]

A variabilidade da frequência fundamental foi sugerida como uma das medidas importantes e sensíveis à instabilidade neurogênica da vibração das pregas vocais, refletindo aspectos do controle fonatório,[21] como identificado no estudo acima, com melhor possibilidade discriminatória no programa nacional.

A variabilidade da frequência fundamental em semitons, apresentou, na curva *ROC*, área de 0,894, de boa acurácia, com sensibilidade de 0,857 e especificidade de 0,816 e valor de corte 1,5st, tornando-se, assim, uma medida de boa especificidade e sensibilidade. Ainda foi possível identificar que essa medida, em semitons, correlacionou-se positivamente com medidas acústicas e da análise perceptivo-auditiva, como o desvio-padrão da fundamental (dp), com o coeficiente de variação da frequência fundamental em % (vF$_0$%), e com a magnitude da frequência do tremor (Mftr). Na avaliação perceptivo-auditiva, houve correlação positiva com o desvio da qualidade vocal e com a medida de estabilidade.

Outras medidas da clínica vocal foram aplicadas em amostras disartrofônicas, relacionadas à perturbação da frequência e amplitude, ainda no estudo de Padovani (2011).[15] A medida de perturbação de frequência *jitter* RAP, definida como uma medida de perturbação de longo termo que representa a perturbação média relativa extraída da avaliação da variabilidade de 3 períodos (%), com valor normativo de 0,68%, diferenciou apenas o grupo-controle acima de 45 anos (0,8%) da distonia laríngea (3,14%). Nesta medida, a distonia laríngea diferenciou-se da doença de Parkinson (0,99%), o maior e menor valor encontrado nos disartrofônicos, respectivamente.

Quadro 9-1. Variabilidade da Frequência Fundamental, em Semitons, Extraída no Programa VoxMetria, da CTS Informática

Grupo	Média	Desvio-padrão
Grupo-controle ≤ 45 anos	1,1	0,29
Grupo-controle > 45 anos	1,3	0,49
Distonia laríngea	9,2	5,46
Esclerose lateral amiotrófica	3,6	1,83
Esclerose lateral amiotrófica bulbar	6,9	3,52
Miastenia gravis	4	3,38
Doença de Parkinson	5,2	4,38
Tremor essencial vocal	6,8	3,91

P < 0,001.

O quociente de perturbação da amplitude – *shimmer*APQ, em %, com valor de normalidade até 3,07%, também foi extraído e diferenciou controles acima de 45 anos (3,17%) e distonia laríngea (12,7%), doença de Parkinson (5,71%) e tremor essencial vocal (9,14%). O APQ também se correlacionou com o grau de desvio geral da qualidade vocal.

Para as emissões disartrofônicas, outras medidas de variabilidade são propostas, denominadas, medidas de tremor. Estas são específicas e extraídas do Módulo *Motor Speech Profile* e apresentam valores normativos incluindo o intervalo entre 0,37% a 0,39% para a magnitude de frequência do tremor (Mftr) e 1,67% a 2,25% para magnitude da amplitude do tremor (Matr).

Para a medida de magnitude da frequência do tremor (Mftr), a distonia laríngea e o tremor essencial vocal foram diferentes dos controles. A distonia ainda se diferenciou da esclerose lateral amiotrófica apendicular e a doença de Parkinson e o tremor essencial vocal também se diferenciou das mesmas. Essa medida foi a que mais diferenciou as disartrofonias entre elas, além de correlacionar com o grau geral de desvio da qualidade vocal e o desvio da estabilidade.

Quando foram analisados os resultados para a magnitude da amplitude do tremor (Matr), de valores normativos entre 1,67% e 2,25%, todos os grupos com disartria, exceto o de *miastenia gravis*, diferenciaram-se do controle. Essa medida se correlacionou com o desvio da qualidade vocal.[15]

Há relatos controversos sobre o uso das medidas de tremor. Enquanto para González, Cervera e Mirallés (2002) as medidas de tremor mostraram-se menos sensíveis,[25] para Padovani (2011), elas detectaram tanto os disártricos (Mftr), quanto os não disártricos (Matr).[15] Em outro estudo, essas medidas também foram capazes de distinguir a doença de Parkinson e o tremor essencial vocal, corroborando a análise perceptivo-auditiva por EAV.[14]

Outra possibilidade para a caracterização das disartrofonias com medidas acústicas é a análise de formantes. O módulo *Motor Speech Profile*, da Kay Elemetrics disponibiliza a análise da transição do segundo formante, que mede a habilidade do paciente em repetir duas vogais combinadas, a saber, /i/ e /u/, de modo rápido e rítmico. As duas vogais têm posicionamentos diferentes de língua e lábios, justamente o que gera a diferença entre elas, e estes produzem diferentes valores de segundo formante.

Os formantes são zonas de incremento de energia no espectrograma e estão diretamente relacionados com a posição dos articuladores.[26] No caso do segundo formante, esta relação é direta com a anteriorização ou posteriorização da língua.[17] Cada vogal do português brasileiro requer um posicionamento específico da língua para sua definição e, portanto, gera valores diferentes do segundo formante para cada uma. A análise da transição do segundo formante consiste na habilidade do paciente em realizar a transição dos pontos articulatórios de maneira rápida e rítmica sem a presença de uma vogal neutra, avaliando, assim, a mobilidade articulatória.[27]

Das quatro medidas possíveis de transição do segundo formante, a saber, magnitude, regularidade, velocidade da variação do segundo formante e o valor médio de segundo formante na vocalização, não houve nenhuma que diferenciasse os grupos disartrofônicos dos controles, nem entre os disartrofônicos.[15] Kim, Weismer, Kent e Duffy (2009) utilizaram pistas de transições de segundo formante e encontraram redução destas pistas nos grupos disártricos de parkinsonianos e acometidos por acidente vascular encefálico, mas não se diferenciaram nas doenças.[28] Ackerman e Ziegler (1991) encontraram medidas acústicas de oclusão articulatória que refletiram uma redução na amplitude do movimento dos articuladores,[29] bem como Sapir, Ramig, Spielman, Fox (2009) consideraram válida a medida de centralização do formante.[30]

Outro estudo nacional, somente com parkinsonianos, buscou medidas acústicas complementares à avaliação clínica perceptivo-auditiva, utilizando o Programa Análise de Voz 2.3 DSP Instrumentos, desenvolvido por pós-graduando em processamento de sinais da USP – São Carlos.[9] Foram analisados os parâmetros acústicos da voz: frequência fundamental (f_0), medidas de perturbação (*jitter, shimmer*), suavidade espectral de resíduo (SFR), suavidade espectral de filtro inverso (SFF), amplitude do *pitch* (PA) e coeficiente de excesso (EX). Para obtenção dos dados foi solicitada a emissão sustentada da vogal /a/. Medidas com diferenças estatísticas entre parkinsonianos e controles ocorreram para tempo máximo fonatório, *jitter, shimmer*, suavidade espectral do filtro inverso (SFF) e amplitude do *pitch* (PA).

Uma tarefa recomendada na avaliação do controle motor da fala é a diadococinesia, sugerida como sensível às rupturas motoras, principalmente de natureza neurológica.[31] A prova de diadococinesia pode ser realizada com enfoque laríngeo, a partir da repetição da vogal /a/, ou na fala, por meio da repetição de uma mesma sílaba, na construção consoante-vogal, como por exemplo /pa/, /ta/, /ka/ ou com sequência de sílabas /pataka/. Tal avaliação reflete a adequação da maturidade e a integração neuromotora do indivíduo.[23]

Relatos muito antigos já observavam uma degeneração progressiva nas funções do trato vocal dos parkinsonianos, com início da disfunção no nível laríngeo, seguido do controle lingual e labial.[32] Mas foi em meados da década de 80 que essa tarefa foi mais difundida e sua aplicação, padronizada. Há indícios de correlação entre o grau de alteração de diversas doenças com a diadococinesia, encontrando valores menores para graus maiores de disartria.[33]

Apesar de alguns trabalhos avaliarem a emissão da vogal /a/ alternando com a emissão de /i/ e /u/, como o realizado por Prathanee (1998),[34] com o objetivo de avaliar a diadococinesia labial, a emissão somente do /a/ repetidas vezes pode nos oferecer dados da diadococinesia laríngea, uma vez que para a emissão desta vogal, o trato vocal encontra-se em posição neutra, sem interferência dos articuladores, pelo fato desta ser a vogal mais central da nossa língua.[35] Desta maneira, sabendo que as doenças neurológicas interferem no controle motor geral, pode ocorrer também envolvimento das funções motoras laríngeas. Uma vez que as disartrias podem manifestar alterações laríngeas[1] e que, em algumas doenças, um dos sintomas iniciais pode ser vocal, essa pode ser mais uma prova para avaliar a habilidade motora laríngea.

Em estudos com sujeitos disartrofônicos, há relato de diferença na diadococinesia da vogal /a/ em relação à /pa/, /ta/, /ka/ e /pataka/, tanto no grupo controle quanto nos parkinsonianos,[36] e também a observação que a diadococinesia laríngea (vogal /a/), apresentou grande redução do número de sílabas por segundo para todos os grupos estudados, deixando os valores mais próximos entre si, o que talvez tenha dificultado a distinção entre os mesmos.[37] O autor aventa ser uma tarefa mais lenta e complexa, inclusive para o grupo sem alterações neurológicas. De toda forma, todos os grupos neurológicos apresentaram valores menores que 4 sílabas por segundo, sempre abaixo do grupo sem alterações neurológicas, parecendo ser este o marco que divide o grupo disartrofônico do controle.

Uma observação importante inclui a observação qualitativa da execução da prova, com a verificação de que sujeitos doença de Parkinson, esclerose lateral amiotrófica e *miastenia gravis*, não conseguiram realizá-la, variando a intensidade ao invés de alternar a sonoridade, ou seja, eles mantinham a fonação constantemente e modificavam o volume, alternando entre mais fraco e mais forte. A diadococinesia da vogal /a/ mostrou-se sensível para distinguir os indivíduos com alterações neurológicas dos sem, mas, distintamente do observado com a sílaba /ka/, não distinguiu diferentes quadros etiológicos entre si. Contudo, somente a doença de Parkinson, a esclerose lateral amiotrófica de sintomas bulbares e a *miastenia gravis* apresentaram dificuldade e até inabilidade em sua execução. Esta informação pode ser de relevante importância na condução de uma avaliação fonoaudiológica ou neurológica.[37]

Quanto aos estudos normativos, Padovani *et al.* (2009)[8] ofereceram os valores para jovens e idosos, e Magalhães (2008)[38] descreveu os valores para ambos os sexos, entre 50 e 79 anos, tendo encontrado que os indivíduos mais novos realizaram maior número de sílabas, vogais e sequências mais curtas, quando comparados aos mais velhos. Os homens foram mais rápidos para todas as emissões, exceto para pataca, e a autora conclui que foi possível estabelecer os valores de referência, com diferenças quanto à idade e sexo.[38]

Em resumo, as variáveis perceptivo-auditivas consideradas correlacionaram-se com o grau da disartria, apontando a relação entre os subsistemas da fala e a interferência de um no outro. Os valores dos grupos disártricos foram sempre maiores dos respectivos controles, mostrando que a EAV permite melhor diferenciação dos desvios vocais e de fala quando comparada às escalas de alguns pontos.[39]

As medidas acústicas relacionadas com a frequência fundamental diferenciaram a distonia laríngea dos demais grupos em todos os parâmetros avaliados e o desvio-padrão da frequência fundamental (dp), juntamente com o coeficiente de variação da F_0 (vF_0) foram os parâmetros que distinguiram todos os disártricos dos controles. A medida de perturbação de amplitude, Shimmer APQ, só não distinguiu a esclerose lateral amiotrófica e a *miastenia gravis* dos respectivos controles. A variabilidade da frequência fundamental mostrou-se uma opção para distinguir todos os grupos disártricos dos controles, correlacionando com outras medidas acústicas (dp, vF_0), de tremor (Mftr) e com a perceptivo-auditiva, nas medidas do desvio geral da qualidade vocal e da estabilidade.

As medidas de tremor caracterizaram a maioria da disartrofonias, o que não aconteceu com a transição do segundo formante, que parece ser mais sensível à Esclerose Lateral Amiotrófica bulbar.

As medidas acústicas selecionadas, então, podem contribuir no processo diagnóstico das disartrofonias e em sua caracterização.[40-42]

A seguir, faremos algumas considerações sobre a caracterização da disartrofonia em diagnóstico diferencial dos parkinsonismos atípicos.

PARKINSONISMO ATÍPICO

Sabe-se que disartrias ocorrem em parkinsonismo atípico, como a atrofia de múltiplos sistemas (AMS), paralisia supranuclear progressiva (PSP), degeneração corticobasal (CBD) e demência com corpos de Lewy (DLB).

O aparecimento de disartria durante o primeiro ano de doença, em paciente com parkinsonismo de etiologia degenerativa, sugere fortemente o diagnóstico de atrofia de múltiplos sistemas (AMS) ou outras formas de parkinsonismo atípico.[43] A AMS é caracterizada pela presença de sinais parkinsonianos, cerebelares, autonômicos e piramidais, em várias combinações.[44] Quando há predomínio dos sintomas parkinsonianos, é chamada de degeneração estriatonigral; quando o predomínio é dos sintomas cerebelares recebe o nome de atrofia olivopontocerebelar; e, finalmente, quando há o predomínio de sintomas autonômicos recebe o nome de síndrome de Shy-Drager.

Como o aparecimento de disartria e disfagia durante o primeiro ano de doença, em paciente com parkinsonismo de etiologia degenerativa, sugere fortemente o diagnóstico de AMS ou outras formas de parkinsonismo, a atuação fonoaudiológica pode também auxiliar no diagnóstico diferencial da AMS.

Um estudo que caracterizou os distúrbios da fala e da voz dos pacientes com AMS em cinco pacientes descreveu que a disartrofonia apresentada por todos os pacientes foi a do tipo mista, mesclando os componentes hipocinético, atáxico e espástico, com predomínio do primeiro.[45] Este estudo corroborou com a primeira descrição da disartrofonia na AMS, que a descreveu como do tipo mista, com a combinação de componentes hipocinéticos, atáxicos e espásticos. Para eles, o componente predominante foi hipocinético em 48% dos pacientes, atáxico em 35% e espástico em 11%.[46] Já Rehman (2001) relatou a existência de disartrofonia mista, com a combinação de componentes hipocinéticos, atáxicos e espásticos.[47]

Se considerarmos que o componente hipocinético da disartrofonia está relacionado aos sinais extrapiramidais, o componente espástico aos sinais piramidais e o componente atáxico aos sinais cerebelares, verificamos que os sinais clínicos da avaliação fonoaudiológica estão diretamente relacionados com a fisiopatologia. Eles se correlacionam com os sinais clínicos da avaliação neurológica, embora o predomínio de componentes possa ser diferente para a manifestação clínica neurológica e fonoaudiológica.

Vários outros estudos têm relatado a presença da disartrofonia na AMS, e alguns deles acrescentam que o tipo ou a gravidade da disartrofonia pode ser importante no diagnóstico diferencial com outros quadros. A presença de sintomas de fala pode auxiliar na diferenciação clínica entre pacientes com disfunção autonômica pura e aqueles com envolvimento neurológico central.[48] A disartria ocorre em quase todos os pacientes com AMS confirmada *post-mortem*, em trabalho de descrição de 100 casos.[44]

Tipicamente, as alterações de voz e fala que acompanham os parkinsonismos atípicos são diferentes daquelas observadas na doença de Parkinson, principalmente em relação a dois pontos específicos: a gravidade em relação ao tempo de doença e o tipo de disartrofonia. Um indicador diagnóstico de AMS é a ocorrência de sintomas de fala mais graves e que deterioram mais rapidamente que na DP.[49]

Na doença de Parkinson, o intervalo médio entre o início dos sintomas motores e os sintomas de fala corresponde a 6,3 anos.[36] Entretanto, nos pacientes com AMS, ocorre um intervalo médio de 1 ano e 1 mês entre a manifestação dos sintomas motores e os de fala.[45]

A disartrofonia que acompanha a DP é a hipocinética, com voz monótona, imprecisão articulatória, pausas inadequadas; jatos de fala, voz rouca/rouca e soprosa e velocidade de fala alterada.[47] Entretanto, a descrição da disartrofonia que acompanha a AMS tem sido diversa daquela da DP, com manifestações não tipicamente parkinsonianas.[44] Já na síndrome de Shy-Drager, a caracterização principal incluiu excesso de rouquidão, emissão basal intermitente (frequência mais baixa da tessitura vocal) e velocidade de fala deliberadamente diminuída.[50]

A fala de sujeitos com AMS foi descrita como mais gravemente afetada que a de sujeitos com DP, com disartria difusa, assim como o baixo volume e monotonia do parkinsonismo.[49]

PARALISIA SUPRANUCLEAR PROGRESSIVA (PSP)

A fala pode estar alterada na PSP, mas nem sempre está relacionada com a pior complicação desse quadro, a disfagia. Enquanto 75% dos pacientes apresentavam fala anormal, todos, exceto um, tinham estudos anormais de deglutição.[51] As habilidades motoras orais e de fala foram levemente prejudicada, mas significativamente diferente dos controles. Assim, embora a disfagia estivesse associada à disartria, as duas condições nem sempre foram simultâneas no mesmo paciente. Desta forma, os autores sugerem que o questionário de deglutição e o exame motor oral são um método fácil e custo-efetivo para prever os distúrbios da deglutição na PSP. O questionário de deglutição, o exame motor oral e o exame de produção da fala puderam prever com precisão as anormalidades detectadas nos estudos de deglutição. Pacientes com quedas precoces e declínio cognitivo mostraram-se em alto risco de desenvolvimento precoce de pneumonia.

Em estudo para determinar o tempo para identificar as deficiências motoras na PSP, 88% dos sujeitos atingiu pelo menos um marco. O tempo mediano desde o início da doença até o primeiro comprometimento motor importante foi de 48 meses, 24 meses após a primeira consulta. A fala ininteligível ocorreu em uma duração de doença mediana de 71 meses, mediana de 44 meses após a primeira consulta. Como desfecho composto, a fala/marcha foi responsável por 98% do primeiro comprometimento motor importante da amostra. O comprometimento da marcha e a fala ininteligível são marcos que ocorrem rapidamente na PSP e podem ser monitorados com escalas de classificação padronizadas.[52]

Tanto na PSP quanto na AMS, acredita-se que a disartria progressiva representa uma manifestação de envolvimento do tronco encefálico e cerebelar. De fato, estudos de tomografia por emissão de pósitrons revelaram hipometabolismo acentuado no cerebelo e tronco cerebral de pacientes com AMS, que se correlacionaram com disartria.[49]

Avaliações objetivas da disfunção da deglutição na PSP também foram associadas com comprometimento geral da fala, voz e articulação, que foram, entre outras características, identificadas como preditores de deglutição anormal; entretanto, a disartria nem sempre foi pareada com disfagia no mesmo paciente. A disfagia foi identificada após uma mediana de 1 ano após o início da disartria na PSP.[53]

DEGENERAÇÃO CORTICOBASAL (DCB)

A disartria foi descrita como um dos sintomas iniciais em 11% dos sujeitos com DCB. No seguimento, em média 5,2 anos, a disartria foi diagnosticada em 70% dos pacientes.[54] No entanto, em outro estudo com 147 casos de DCB, a disartria foi observada apenas em 29% dos pacientes, mas não houve informações sobre a duração da doença.[55]

A degeneração corticobasal (DCB) foi caracterizada por movimentos voluntários da língua e dos lábios, identificados em todos os pacientes, por meio de avaliação da disartria e da apraxia orofacial (AOF), com movimentos simples e sequenciais. Gestos sequenciais foram mais frequentemente prejudicados. O escore de AOF não foi correlacionado com a gravidade da disartria, sugerindo mecanismos subjacentes independentes. Assim, quando avaliadas especificamente, a disartria e a AOF são mais frequentes na DCB, sugerindo que a fisiopatologia subjacente é o resultado de um déficit na programação e execução de movimentos repetitivos. O déficit em múltiplos gestos sequenciais está relacionado a lesões simultâneas do lóbulo parietal e da área motora suplementar.[56]

A disartrofonia é frequente na DCB, embora permaneça discreta por um longo período de tempo. Erros temporais do controle da fala foram importantes na caracterização da DCB, enquanto os distúrbios vocais foram mais frequentes em pacientes com DP. No entanto, as tentativas de classificar os pacientes de acordo com a análise perceptiva global permaneceram abaixo de um nível razoável de aceitabilidade clínica. Finalmente, embora as mudanças neuropatológicas generalizadas sugiram que as dimensões de fala desviante de vários tipos de disartria podem ser encontradas na DCB, não foi possível estabelecer evidências de uma disartria mista com presença de elementos espásticos.[56] Embora a análise perceptual seja obrigatória no manejo de pacientes disártricos, isso não ajuda no diagnóstico diferencial clínico da DCB.

A disfagia foi associada à disartria concomitante em todos os pacientes parkinsonianos, exceto um.[55] Essa sequência de disfagia após disartria também foi relatada em séries clínicas de DP, AMS e PSP.

As latências médias de disartria e disfagia subjetiva foram pelo menos duas vezes mais longas na DP do que nos parkinsonismos atípicos, incluindo DCB. O tempo total de sobrevivência, bem como o tempo de sobrevida após o início da disartria, foi significativamente maior na DP; no entanto, o início da disfagia previu um tempo médio de sobrevida igualmente curto em MSA, PSP e PD.

Os achados de aumento da latência para disartria e disfagia e intervalo de tempo semelhante desde o início da disfagia até a morte, em sujeitos com DP, em comparação com pacientes com quadros atípicos, sugerem que as lesões extraestriatais e não dopaminérgicas representam um fator importante para o desenvolvimento de disartria e disfagia. Enquanto os distúrbios parkinsonianos atípicos (APDs) são caracterizados por degenerações neuronais de múltiplos sistemas, a progressão da doença em DP é determinada por um déficit dopaminérgico progressivo, decorrente da degeneração neuronal seletiva da substância negra pars compacta.

Em conclusão, a latência para o aparecimento de disartria e disfagia, bem como a duração da disartria, diferencia os pacientes com DP daqueles com Parkinsonismo atípico, mas não entre aqueles com as atipias, enquanto a sobrevida após o início de uma queixa de disfagia foi igualmente pobre naqueles com DP e em distúrbios parkinsonianos atípicos.

CONSIDERAÇÕES FINAIS

A investigação das disfonias neurológicas acontece por meio de protocolos padronizados ou não para controle motor oral. A avaliação inclui parâmetros perceptivos-auditivos, acústicos e de autoavaliação do sujeito. Os parâmetros de duração e estabilidade da emissão, qualidade vocal e *loudness* são frequentemente comprometidos nas disfonias neurológicas e o uso da EAV para mensurar esses desvios parece promissor. As medidas acústicas de desvio padrão e a variabilidade da frequência fundamental, de perturbação (*jitter* e *shimmer*), a amplitude e frequência do tremor e a diadococinesia laríngea podem identificar alterações vocais de origem neurológica, mesmo que iniciais, além de mostrarem possibilidade de distinção de diversos quadros neurológicos entre si.

A identificação de tarefas sensíveis e específicas deve nortear as próximas pesquisas de forma a contribuir para um banco de tarefas possíveis para a caracterização e o diagnóstico das disartrofonias.

REFERÊNCIAS BIBLIOGRÁFICAS

1. Darley FL, Aronson AE, Brown JR. Differential diagnostic patterns of dysarthria. J Speech Hear Res. 1969;12:246-69.
2. Ramig LO, Titze IR, Scherer RC, Ringel SP. Acoustic analysis of voices of patients with neurologic disease: rationale and preliminary data. Ann Otol Rhinol Laryngol. 1988;97(2):164-172.
3. Hustad KC. The relationship between listener comprehension and intelligibility scores for speakers with dysarthria. J Speech Lang Hear Res. 2008;51(3):563-73.
4. Darley FL, Aronson AE, Brown JR. Clusters of deviant speech dimensions in the dysarthrias. J Speech Hear Res. 1969;12:462-96.
5. Kent RD, Kent FK. Task-based profiles of the dysarthrias. Folia Phoniatr Logope. 2000;52(1-3):48-53.

6. Carrillo L, Ortiz KZ. Análise vocal (auditiva e acústica) nas disartrias. Pró-Fono Rev Atual Cient. 2007;19(4):381-6.
7. Duffy JR. Motor Speech Disorders and the diagnosis of neurologic disease. Still a well-kept secret? ASHA Leader. 2008;13(16):10-13.
8. Padovani M, Gielow I, Behlau M. Phonarticulatory diadochokinesis in young and elderly individuals. Arquivos de Neuro-Psiquiatria (Impresso) 2009;(67):58-61.
9. Fracassi AS, Gatto AR, Weber S, Spadotto AA, Ribeiro PW, Schelp AO. Adaptação para a língua portuguesa e aplicação de protocolo de avaliação das disartrias de origem central em pacientes com doença de Parkinson. Rev CEFAC. 2011;13(6):1056-1065.
10. Ziegler W, Hartmann E, Hoole P, Cramon DV. Entwicklung von diagnostischen Standards und von Therapieleitlinien für zentrale Stimm und Sprechstörungen (Dysarthrophonien)- Forschung des Projektträgers 2/90. Gessellschaft für Strahlenund Umweltforshung mbH München; 1990.
11. ASHA. Motor speech disorders evaluation. In: Motor Speech Disorders Evaluation Template. Disponível em: https://www.asha.org/uploadedFiles/AATMotorSpeech.pdf. Acesso em: 24 Março de 2019.
12. Nawka T, Anders LC. RBH - Die auditive klassifikation der heiserkeit. Lehrbuch der phoniatroes und pädaudiologie. Stuttgard: Thieme-Veglag; 2005.
13. Yamasaki R, Madazio G, Leão SHS, Padovani M, Azevedo R, Behlau M. Auditory-perceptual Evaluation of Normal and Dysphonic Voices Using the Voice Deviation Scale. J Voice. 2017;31(1):67-71.
14. Moraes M, Padovani M, Madazio G, Gielow I, Behlau M. Correlation between voice variability measures and perceptual analysis in motor speech disorders, elderly and youth. Final Programme & Abstracts 28th World Congress of the International Association of Logopedics and Phoniatrics (IALP). Athens, Greece: August 2010: p. 47.
15. Padovani M. Medidas perceptivo-auditivas e acústicas de voz e fala e autoavaliação da comunicação das disartrias. Rev Soc Bras Fonoaudiol. 2011;(16):375-375.
16. Ramig LO, Scherer RC. Speech therapy for neurologic disorders of the larynx. In: Blitzer A, Sasaki C, Fahn S, Brin M, Harris K (eds). Neurological disorders of the larynx. New York: Thieme; 1992. p. 163-81.
17. Behlau M, Madazio G, Feijó D, Pontes P. Avaliação de voz. In: Behlau M, organizador. Voz: o livro do especialista. Vol 1. Rio de Janeiro: Revinter; 2001. p. 85-245.
18. Titze I. Workshop on acoustic voice analysis. IOWA: National Center for Voice and Speech, 1995.
19. Wang Y-T, Kent RD, Duffy JR, Thomas JE. Analysis of diadochokinesis in ataxic dysarthria using the motor speech profile program. Folia Phoniatr Logop. 2009;61(1):1-11.
20. Kent R, Vorperian H, Duffy J. Reliability of the Multi-Dimensional Voice Program for the analysis of voice samples of subjects with dysarthria. Am J Speech-Lang Pathol. 1999;8:129-36.
21. Kent RD, Weismer G, Kent JF, Vorperian HK, Duffy JR. Acoustic studies of dysarthric speech: methods, progress and potential. J Commun Disord. 1999;32:146-86.
22. Kent RD, Vorperian HK, Kent JF, Duffy JR. Voice dysfunction in dysarthria: application of the Multi-Dimensional Voice Program. J Commun Disord. 2003;36(4):281-306.
23. Baken RJ. Clinical measuremet of speech and voice. Boston: College Hill Press; 1987. p. 151.
24. Padovani M, Moraes M, Madazio G, Lorenzon P, Korn G, de Biase N. Variability of fundamental frequency in the differentiation of neurological dysphonia. Final Programme & Abstracts 28th World Congress of the International Association of Logopedics and Phoniatrics (IALP). Athens, Greece: August 2010: p. 33.
25. Gonzalez J, Cervera T, Miralles JL. Acoustic voice analysis: Reliability of a set of multi-dimensional parameters. (Spanish) Acta Otorrhinolaringol Esp. 2002;53(4):256-268.
26. Fant G. Acoustic theory of speech production. 2nd ed. Paris: Mounton; 1970.
27. Deliyski D, Gress CD. Characteristics of motor speech performance: normative data. Instructional Manual Visi-Pitch III/Sona-Speech Model 3900/3600; 1996.
28. Kim Y, Weismer G, Kent RD, Duffy JR. Statistical models of F2 slope in relation to severity of dysarthria. Folia Phoniatr Logop. 2009;61:329-35.

29. Ackermann H, Ziegler W. Articulatory deficits in Parkinsonian dysarthria: an acoustic analysis. J Neurol Neurosurg Psychiatry. 1991;54:1093-1098.
30. Sapir S, Ramig LO, Spielman JL, Fox C. Formant Centralization Ratio (FCR): A proposal for a new acoustic measure of dysarthric speech. J Speech Lang Hear Res. 2010;53(1):114.
31. Kent RD. Research on speech motor control and its disorders: a review and prospective. J Commun Disord. 2000;33(5):391-427.
32. Blonsky ER, Logemann JA, Boshes B, Fisher HB. Comparison of speech and swallowing function in patients with tremor disorders and in normal geriatric patients: a cinefluorographic study. J Gerontol. 1975;30(3):299-303.
33. Ziegler W. Task-related factors in oral motor control: speech and oral diadochokinesis in dysarthria and apraxia of speech. Brain Lang. 2002;80(3):556-75.
34. Prathanee B. Oral diadochokinetic rate in adults. J Med Assoc Thai. 1998;81(10):784-8.
35. Russo ICP, Behlau M. Percepção da Fala: Análise Acústica do Português Brasileiro. São Paulo: Lovise; 1993.
36. Carrara-De-Angelis E. Deglutição, configuração laríngea, análise clínica e acústica computadorizada da voz de pacientes com doença de Parkinson. São Paulo. Tese (Doutorado) – Universidade Federal de São Paulo; 2000.
37. Padovani M, Gielow I, Behlau M. Phonarticulatory diadochokinesis in young and elderly individuals. Arq Neuropsiquiatr. 2009;67(1):58-61.
38. Magalhães FF. Diadococinesia oral e laríngea em indivíduos a partir de cinquenta anos de idade. São Paulo. Dissertação (Mestrado em Fonoaudiologia) – Universidade de São Paulo; 2008.
39. Kelchner LN, Brehm SB, Weinrich B, Middendorf J, deAlarcon A, Levin L et al. Perceptual evaluation of severe pediatric voice disorders: rater reliability using the consensus auditory perceptual evaluation of voice. J Voice. 2010;24(4):441-9.
40. Amir O, Dukas M, Shnaps-Baum R. The effect of a voice course on the voices of people with and without pathologies: preliminary observations. Logoped Phoniatr Vocol. 2005;30(2):63-71.
41. Deliyski DD, Evans MK, Shaw, HS. Influence of data acquisition environment on accuracy of acoustic voice quality measurements. J Voice. 2005;19(2):176-86.
42. Urban PP, Rolke R, Wicht S, Keilmann A, Stoeter P, Hopf HC et al. Left-hemispheric dominance for articulation: a prospective study on acute ischaemic dysarthria at different localizations. Brain. 2006;129(3):767-77.
43. Knopp DB, Ferraz HB. Aspectos fonoaudiológicos na atrofia de múltiplo sistemas (AMS). Neurociências. 2001;12(1):30-32.
44. Wenning GK, Ben Shlomo Y, Magalhães M, Daniel SE, Quinn NP. Clinical features and natural history of multiple system atrophy. Brain. 1994;117:835-845.
45. Knopp DB, Barsottini OG, Ferraz HB. Avaliação fonoaudiológica na atrofia de múltiplos sistemas: estudo com cinco pacientes. Arq Neuropsiquiatr. 2002;60(3-A):619-23.
46. Kluin KJ, Gilman S, Lohman M, Junck L. Characteristics of the dysarthria of multiple system atrophy. Arch Neurol. 1996;53:545-548.
47. Rehman HU. Multiple system atrophy. Postgrad Med J. 2001;77:379-382.
48. Bassich CJ, Ludlow CL, Polinsky RJ. Speech symptoms associated with early sings of Shy-Drager syndrome. J Neurol Neurosurg Psychiatry. 1984;47:995-1000.
49. Quinn N. Multiple system atrophy: the nature of the beast. J Neurol Neurosurg Psychiatry. 1989;52:78-89.
50. Hanson DG, Ludlow CL, Bassich CJ. Vocal fold paresis in Shy-Drager syndrome. Ann Otol Rhinol Laryngol. 1983;92:85-90.
51. Litvan I, Goetz CG, Jankovic J, Wenning GK, Booth V, Bartko JJ et al. What is the accuracy of the clinical diagnosis of multiple system atrophy: a clinicopathologic study. Arch Neurol. 1997;54(8):937-944.
52. Goetz CG, Leurgans S, Lang AE, Litvan I. Progression of gait, speech and swallowing deficits in progressive supranuclear palsy. Neurology. 2003;60(6):917-22.
53. Golbe LI, Davis PH, Schoenberg BS, Duvoisin RC. Prevalente and natural history of progressive supranuclear palsy. Neurology. 1988;38(7):1031-4.

54. Rinne UK, Laihinen A, Rinne JO, Någren K, Bergman J, Ruotsalainen U. Positron emission tomography demonstrates dopamine D2 receptor supersensitivity in the striatum of patients with early Parkinson's disease. Mov Disord. 1990;5,55-9.
55. Müller J, Wenning GK, Verny M, McKee A, Chaudhuri KR, Jellinger K et al. Progression of Dysarthria and Dysphagia in Postmortem-Confirmed Parkinsonian Disorders. Arch Neurol. 2001;58(2):259-264.
56. Ozsancak C, Auzou P, Hannequin D. Dysarthria and orofacial apraxia in corticobasal degeneration. Mov Disord. 2000;15(5):905-10.

ESTIMULAÇÃO ELÉTRICA NA CLÍNICA VOCAL: TENDÊNCIAS ATUAIS

CAPÍTULO 10

Kelly Cristina Alves Silverio
Larissa Thaís Donalonso Siqueira
Marcia H. M. Menezes

Este capítulo pretende mostrar um panorama sobre a aplicação da estimulação elétrica na área da voz. Nossa trajetória ao longo dos últimos anos tem sido na direção de tentar compreender a melhor forma de utilizar a estimulação elétrica no tratamento das disfonias. Há relatos históricos interessantes na literatura que mostram que a estimulação elétrica foi aplicada com a intenção de tratar distúrbios vocais, mas foi abandonada porque os cientistas e clínicos do passado não encontraram evidências que pudessem assegurar a efetividade de sua aplicação, sendo esse assunto tratado com muita polêmica.

Atualmente, o avanço tecnológico associado às pesquisas, permite que possamos avaliar, de forma mais detalhada, os procedimentos clínicos nas diferentes formas de aplicação da estimulação elétrica e compreender melhor seus efeitos na musculatura da região de laringe, cabeça e pescoço. Há, no entanto, a necessidade de realização de mais estudos científicos para que a prática clínica seja baseada em evidências científicas e assegure um tratamento de qualidade tanto para o fonoaudiólogo, como para o paciente. Estamos longe de recomendar protocolos clínicos de aplicação da corrente elétrica nas disfonias, mas pretendemos dividir com o leitor nossos resultados de pesquisas e nossa experiência clínica, de forma a contribuir com o avanço da ciência, expandindo o conhecimento.

Assim, esse capítulo traz um breve relato histórico sobre a aplicação da estimulação elétrica na área da voz, aborda conceitos básicos sobre os parâmetros que compõem a corrente, mostra breves resultados de estudos clínicos com aplicação da estimulação elétrica e revela nossas sugestões clínicas.

BREVE RELATO HISTÓRICO

A estimulação elétrica vem sendo utilizada desde o século 18 em várias doenças e transtornos, inclusive nos distúrbios vocais.[1] Um dos primeiros relatos sobre sua aplicação na área da voz foi descrito por John Wesley, em 1747, ao relatar o caso de uma mulher com dor de garganta, afonia e dificuldade para deglutir que ao ser "eletrificada" com "choques na parte afetada" relatou cura, com "retorno" da voz/fala.

Mackenzie, em 1863, começou a tratar distúrbios vocais por meio da aplicação da eletroterapia nas pregas vocais. Com imagens de laringoscopia ele pôde observar paralisias de pregas vocais e entender o sistema sensorial e motor. Aprendeu onde e como aplicar a corrente, utilizando eletrodos de agulha. Somente em 1889, William Harvey King, na Filadélfia, descobriu que a colocação de eletrodos de superfície no pescoço, em cada lado da traqueia, era preferível no tratamento da paralisia de nervos laríngeos ao invés de eletrodos de agulha, em decorrência do conforto dos pacientes. A partir dessa época, considera-se então, o diagnóstico, o uso vocal do paciente e a colocação de eletrodos para definir o tipo de terapia.

No final de 1921, defendia-se a colocação de eletrodos de superfície na região da "garganta" para tratar "oradores e cantores" que sentiam a voz muito tensa e que relatavam grande alívio após a estimulação. Mas nem todos os cientistas daquela época concordavam com a aplicação da estimulação elétrica e questionavam a sua eficiência.

Nas quatro décadas seguintes, a eletroterapia passou a ser considerada um complemento ao tratamento na área da Fisioterapia. Qualquer tratamento com estimulação elétrica na área da laringe ou relacionado à voz começou a ser evitado, ao mesmo tempo em que apareceram a termoterapia, o ultrassom e a terapia ultravioleta. Apenas nas duas últimas décadas, observa-se o aumento gradativo do interesse fonoaudiológico, tanto clínico quanto científico pelo tema, principalmente, nas áreas da deglutição, voz e motricidade orofacial.

CONCEITOS BÁSICOS SOBRE OS PARÂMETROS DAS CORRENTES

A eletroterapia utilizada nas práticas fonoaudiológicas consiste no uso de uma corrente elétrica, gerada por um aparelho, que atinge uma superfície cutânea, por meio de eletrodos, com o objetivo de estimular nervos sensitivos e motores da região de cabeça e pescoço.

A corrente elétrica é determinada por uma combinação de vários parâmetros, como: tipo de corrente, frequência, amplitude, duração e formas do pulso, campo elétrico, diferença de potencial e resistência elétrica.[2]

Vale ressaltar que é a combinação desses parâmetros que determina o efeito na área estimulada. Embora o conceito teórico dos parâmetros seja o mesmo, cada aparelho de estimulação elétrica disponível no mercado tem suas particularidades. Recomenda-se a leitura atenta do manual dos aparelhos para saber as especificações que estão sendo utilizadas.

Os aparelhos de estimulação elétrica são portáteis e possuem pelo menos um canal de saída elétrica. Há vários aparelhos no mercado. Cada canal tem um plug com dois fios, que geram corrente positiva e negativa, devendo ser usadas aos pares. Cada fio é ligado em um eletrodo e colocado sobre a área a ser estimulada (Fig. 10-1). É a energia que circula entre os dois eletrodos (campo elétrico) que provocará a ação na região, como por exemplo, o relaxamento ou a contração muscular.

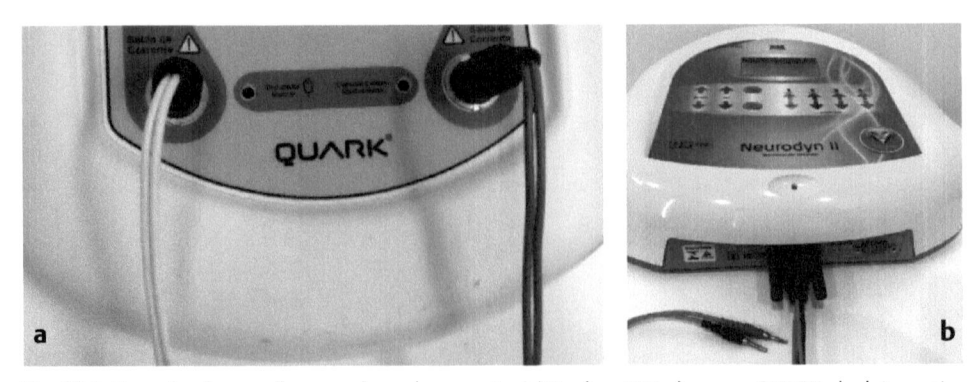

Fig. 10-1. Exemplos de aparelhos geradores de corrente: (**a**) Dualpex 961, da marca QUARK, de dois canais. Note fios brancos (canal 1) e fio cinza (canal 2); (**b**) Neurodyn® II, de quatro canais. Note fios de canal 1, e canal 2 e ainda mais uma entrada de cabo para mais dois canais (canal 3 e canal 4).

TIPOS DE CORRENTE ELÉTRICA

A corrente elétrica é um conjunto de cargas (positiva e negativa) em movimento. Pode atuar no sistema aferente sendo que o principal objetivo é analgesia, ou pode atuar no sistema eferente, com estímulo excitomotor.[3]

Todas as correntes provocam uma estimulação elétrica neuromuscular e por isso podem ser consideradas com a sigla EENM. No entanto, as publicações internacionais tendem associar esta sigla como se fosse uma corrente específica (e não é). Ela foi denominada assim, apenas porque autores associaram essa sigla ao uso de um aparelho denominado VitalStim®, cujo dispositivo traz uma combinação específica de parâmetros para atingir um objetivo excitomotor, inicialmente, utilizado na área da disfagia e depois na área de voz.[4-8] Por isso, é preciso estar atento quanto a essa denominação na leitura de pesquisas publicadas com a sigla EENM, pois esse fato gera confusão na prática clínica ao lidarmos com os diferentes tipos de correntes. Apesar disso, e apenas porque a literatura internacional denominou assim, em alguns trechos deste capítulo, sempre que a corrente EENM for citada, ela está relacionada aos estudos que utilizaram o aparelho VitalStim®. No entanto, como já mencionado anteriormente, é a combinação de parâmetros que determina o tipo de corrente.

Alguns aparelhos de estimulação elétrica possuem nomes comerciais das correntes no visor de programação e este é o primeiro passo após ligar o aparelho: escolher o tipo de corrente. Se for TENS – estimulação elétrica nervosa transcutânea (a atuação é no sistema aferente); se for FES – estimulação elétrica funcional, RUSSA ou AUSSIE (a atuação é no sistema eferente). Outros aparelhos, podem não possuir esta opção, desta forma, cabe ao fonoaudiólogo fazer a seleção do conjunto de parâmetros e aí resultar no tipo de corrente desejada.

Para facilitar a compreensão do leitor, usaremos os nomes comerciais. Na área de voz, as duas correntes mais utilizadas têm sido a TENS e a FES.

A estimulação elétrica funcional (FES) excitomotora, provoca contração muscular. Estes músculos podem estar paralisados ou enfraquecidos decorrentes de lesão do neurônio motor superior, como derrames, traumas raquimedulares ou craniencefálicos, paralisia cerebral, dentre outros.[9,10] Nestes casos, o objetivo dessa corrente é exigir do indivíduo a atividade voluntária ao mesmo tempo em que acontece a estimulação elétrica.[10] É uma corrente que, também, pode ser utilizada para o condicionamento vocal, em sujeitos com ou sem histórico de disfonia.

Já a estimulação elétrica nervosa transcutânea (TENS) originalmente provoca analgesia na região de aplicação,[2,10] em virtude da liberação de endorfinas. A TENS de alta frequência, também conhecida como TENS convencional, apresenta frequência (75-200 Hz) e largura de pulso estreita (< 100 μs). Essa corrente é comumente utilizada para tratar dores agudas, proporcionando analgesia segmentar. Seu principal inconveniente é a acomodação neural, pois há diminuição na percepção do estímulo que ocorre na medida em que o nervo se torna menos excitável com a estimulação repetida. Essa acomodação pode ser controlada com ajustes na amplitude da corrente ou ser minimizada modulando-se o pulso elétrico.[2]

A TENS de baixa frequência ou TENS acupuntura, utiliza-se de parâmetros de baixa frequência (< 25 Hz) e largura de pulso ampla (150-300 μs). A indicação original dessa corrente é para o controle de dores crônicas, possível sintoma associado às disfonias comportamentais com síndrome da tensão musculoesquelética (STME). Esse tipo de estimulação irá proporcionar analgesia extrassegmentar. Além desse efeito, essa corrente pode provocar contrações musculares fortes e rítmicas, quando aplicada em forte intensidade, desencadeando desconfortos na região de estimulação. Por outro lado, quando essas contrações musculares não chegam no desconforto, promovem relaxamento muscular[11] e grande efeito residual que podem durar por horas.[12,13] Então, essa corrente ao ser utilizada em baixa frequência (p. ex.: 10 Hz), no limiar motor, e em intensidade mais forte, no limiar motor, provoca a contração muscular de forma pulsátil, como se fosse um abalo na região de aplicação, proporcionando também relaxamento do músculo estimulado.[2,10] Esta forma é a que mais tem sido utilizada nos casos das disfonias comportamentais.

A estimulação elétrica conhecida como TENS breve-intensa, se utilizada com largos pulsos e em alta frequência, tem aplicabilidade para debridamento de feridas, remoção de suturas, mobilização articular ou em outros procedimentos dolorosos.[2] A TENS *burst* se caracteriza pela formação de pacotes de pulsos de baixa frequência a partir da TENS convencional. Uma das vantagens dessa corrente é promover contrações musculares em amplitude mais baixa e confortável, além de não proporcionar acomodação do paciente quanto ao estímulo elétrico.

PULSO

O termo "pulso" se refere a um conjunto de ondas separado por um intervalo de tempo de outro conjunto de ondas em que a intensidade da corrente entre os conjuntos de ondas é zero.[14] Podemos configurar o pulso da corrente determinando sua frequência, sua amplitude, duração e forma.

Frequência do Pulso

A frequência é definida como o número de ciclos emitidos por segundo, sendo sua unidade de medida o Hertz (Hz) (Fig. 10-2). No contexto da estimulação elétrica, frequência do pulso refere-se ao número de pulsos por segundo e denomina a frequência da corrente elétrica.

As frequências utilizadas na prática clínica são classificadas em baixa, média e alta frequência. Na prática clínica, são utilizadas, geralmente, as correntes elétricas em baixa e média frequência. A baixa frequência corresponde de 1 a 1.000 Hz, sendo mais utilizada na faixa de 1 a 200 Hz, que seriam as correntes galvânica, farádica, diadinâmicas, TENS, FES e EENM.[10] Frequências acima de 15 Hz podem promover contrações tetanizantes.[2]

A média frequência corresponde a faixa de 1.000 a 100.000 Hz, sendo utilizada na eletroterapia de 2.000 a 4.000 Hz, que corresponde ao uso das correntes Interferencial e Corrente Russa.[10] A alta frequência (acima de 100 mil Hertz) não é utilizada na eletroterapia, pois se caracteriza como recurso eletrofototérmico, que corresponde às ondas curtas, ultracurtas, decimétricas, micro-ondas, ultrassom.[10]

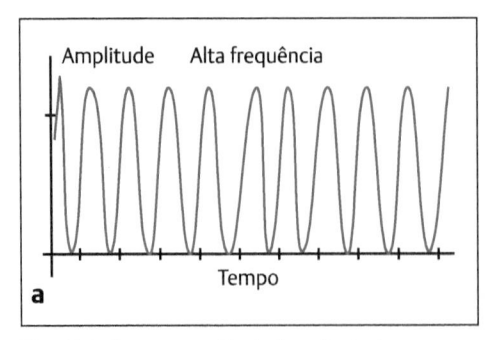

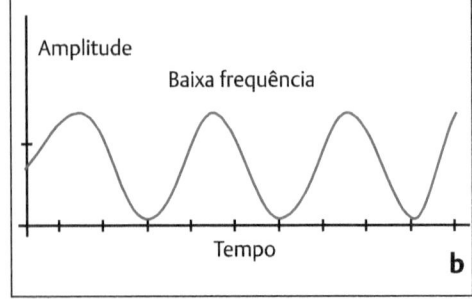

Fig. 10-2. Representação da frequência de uma corrente elétrica: (**a**) alta frequência; (**b**) baixa frequência.

Por outro lado, os estudos que utilizaram a corrente TENS, com o objetivo de relaxamento muscular, apresentaram bons resultados em relação à diminuição da dor muscular.[12,13,15] Vale ressaltar que para aplicação da corrente TENS na área da voz utiliza-se corrente de baixa frequência, porém, a TENS se subdivide em alta e baixa frequência, sendo que a primeira é aplicada por volta de 100 Hz (TENS Convencional) e a segunda é aplicada por volta de 10 Hz (TENS Acupuntura). Todos os estudos descritos na literatura, até o momento, que aplicaram TENS na área de voz, utilizaram frequência em 10 Hz.[12,13,15-17]

Amplitude do Pulso

A amplitude do pulso de uma corrente elétrica refere-se à intensidade de corrente aplicada que é medida em miliampères (mA), sendo que 1 mA corresponde ao fluxo de $6{,}25 \times 10^{15}$ elétrons por segundo.[2] Quanto maior a amplitude, maior a intensidade da corrente e ela está associada aos limiares sensorial ou motor, bem como ao conforto do indivíduo que recebe a corrente. O termo limiar se refere a energia necessária para promover a excitação pré-sináptica da membrana neuronal.[18] Podemos relacionar a intensidade do estímulo ao limiar. A intensidade do estímulo é aplicada no indivíduo de acordo com seu limiar de sensibilidade autorreferido ou observado pelo fonoaudiólogo. O limiare pode ser: sensorial, motor ou doloroso.

Na prática clínica, dependendo do objetivo terapêutico e o tipo de estímulo que é almejado, trabalharemos no limiar sensorial (sensação referida pelo indivíduo de "formigamento" ao receber o estímulo) ou motor (observação de contração muscular da região estimulada, em que questiona-se o indivíduo sobre o conforto do estímulo). O estímulo motor ainda pode ser aplicado em baixa intensidade (leves e perceptíveis contrações musculares) ou em alta intensidade (fortes e visíveis contrações musculares).

Duração de Pulso

A duração (ou largura) de pulso refere-se ao tempo de duração da corrente elétrica e é graduada em microssegundos (μs). Há diferença nos termos "pulso" e duração do pulso (ou largura de pulso) e ao adquirir o aparelho de estimulação elétrica, recomenda-se verificar o que o manual de instruções descreve. Esse cuidado vai ajudar o clínico a saber a quantidade de energia que é transmitida ao tecido. Os níveis de dor e sensações desconfortáveis são minimizados pelo uso de correntes com pulsos estreitos e em altas frequências.[2] Autores relatam que pulsos inferiores a 50 μs não são eficazes para ativar os nervos e, pulsos com duração superior a 500 μs podem ser desconfortáveis aos pacientes.[19,20]

Os estudos na área de voz que aplicaram estimulação elétrica em indivíduos disfônicos utilizaram basicamente duração de pulso de 700 μs nas correntes EENM (VitalStim®), para fortalecimento muscular,[4-8] e 200 ou 300 μs para a corrente TENS, com finalidade de relaxamento muscular.[12,13,15-17,21]

É na combinação da amplitude e duração de pulso que podemos atingir os limiares de estimulação (sensorial, motor ou dor). A Figura 10-3 demonstra a combinação dos parâmetros amplitude e duração de pulso em relação às respostas dos limiares.

Formas de Pulso

As correntes elétricas utilizadas na prática clínica podem apresentar diversas formas de pulso. As formas de pulso mais comuns são: triangular (farádica), quadrática (ultraexcitante, SMS, EENM, TENS), senoidal (diadinâmicas e interferencial) e contínua – galvânica.[2]

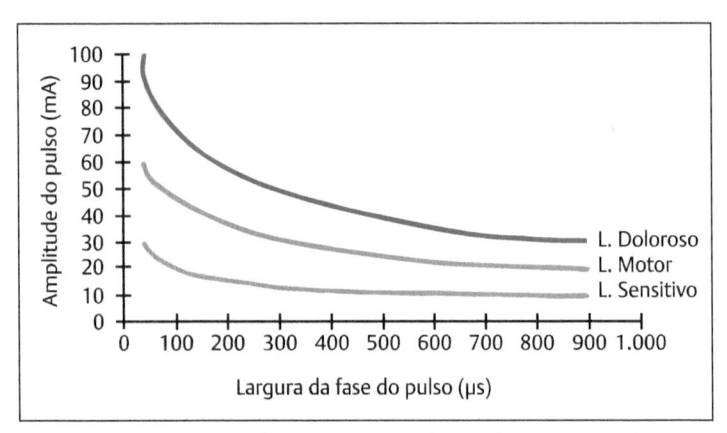

Fig. 10-3. Relação entre os limiares nervosos de acordo com as grandezas físicas largura de pulso e amplitude. (Fonte: Guirro & Guirro, 2004.)[2]

ELETRODOS E CAMPO ELÉTRICO

Os eletrodos são as estruturas que recebem o estímulo elétrico do aparelho e o descarregam sobre a área que será estimulada, no caso, a pele. Entre o eletrodo e a pele deve-se ter um gel eletrocondutor (Fig. 10-4).

Cada canal do aparelho gerador de corrente possui dois cabos com terminações onde estão os eletrodos (Fig. 10-1). Os eletrodos são utilizados sempre aos pares para gerar um campo elétrico. Campo elétrico refere-se ao local de ação do estímulo elétrico e é definido pela distância entre os eletrodos do mesmo canal. A distância dos eletrodos determinará não só a área a ser estimulada, mas também se a estimulação será mais superficial (eletrodos mais distantes) ou mais profunda (eletrodos mais próximos). As Figuras 10-5 e 10-6 mostram uma forma de definição de campo elétrico estipulada para estimular toda a área da cintura escapular. Neste caso, o canal 1 – cabo branco, com um eletrodo no músculo trapézio-fibras descendentes e um eletrodo na área submandibular, lado esquerdo; canal 2 – cabo cinza, com um eletrodo no músculo trapézio-fibras descendentes e um eletrodo na área submandibular, lado direito.[12,13,16,22,23] Este campo elétrico é considerado grande para a região de cabeça e pescoço, isto porque necessita de um estímulo com intensidade média para alta para abranger toda a área e provocar ação vibratória e relaxante.

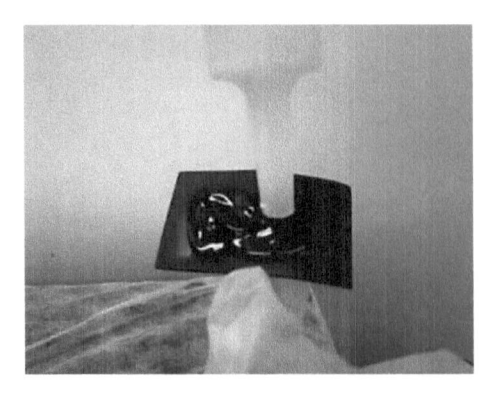

Fig. 10-4. Colocação de gel condutor em eletrodo de silicone-carbono.

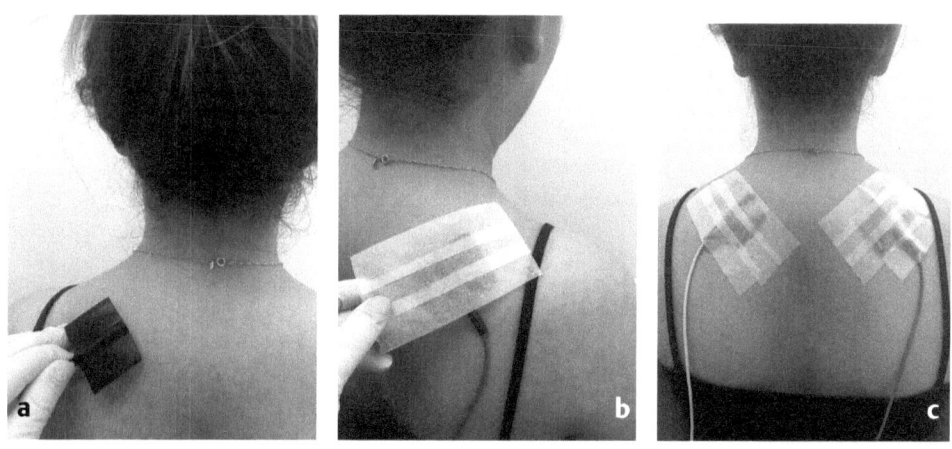

Fig. 10-5. Sequência de colocação de eletrodos no músculo trapézio – fibras descendentes, após limpeza da pele. (**a**) Localização do ponto para colocação dos eletrodos após ter sido feita a palpação. (**b**, **c**) Fixação de eletrodos com esparadrapo micropore. Note cabo de cor branca no lado esquerdo (canal 1) e cabo de cor cinza no lado direito (canal 2).

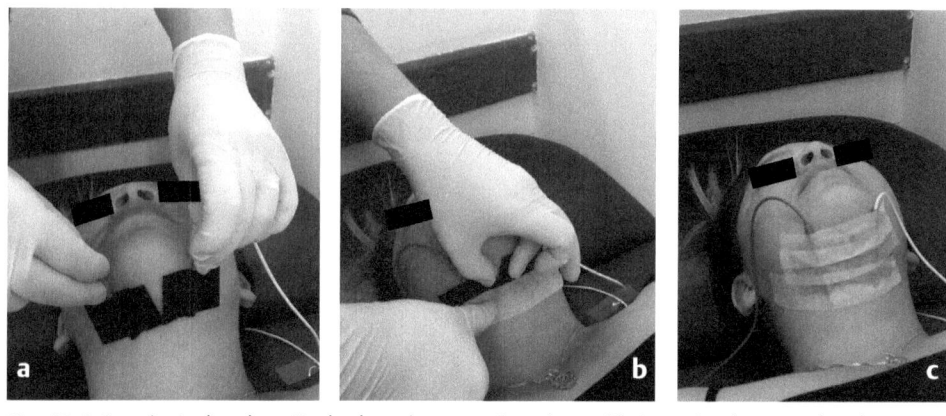

Fig. 10-6. Sequência de colocação de eletrodos na região submandibular, músculos supra-hióideos, após limpeza da pele e palpação. (**a**) Localização do ponto para colocação dos eletrodos. (**b**, **c**) Fixação de eletrodos com esparadrapo micropore. Note cabo de cor branca no lado direito (canal 1) e cabo de cor cinza no lado esquerdo (canal 2).

Já a Figura 10-7 ilustra outra forma de determinar o campo elétrico. Eletrodos do mesmo canal aplicados na região glótica e supraglótica. Nesse caso, o campo de estimulação elétrica restringe-se ao pareamento de eletrodos na laringe[15,17] e região submentoniana.

Os eletrodos disponíveis no mercado e mais utilizados na Fonoaudiologia são os cardiológicos, autoadesivos e silicone-carbono (Fig. 10-8). Todos eles são não invasivos, colocados sobre a pele, e a distância entre eles definirá a região que se deseja estimular.

Os eletrodos cardiológicos possuem uma área de dispersão de corrente menor, sendo assim, o estímulo fica mais concentrado na região do metal encontrado no centro do eletrodo.

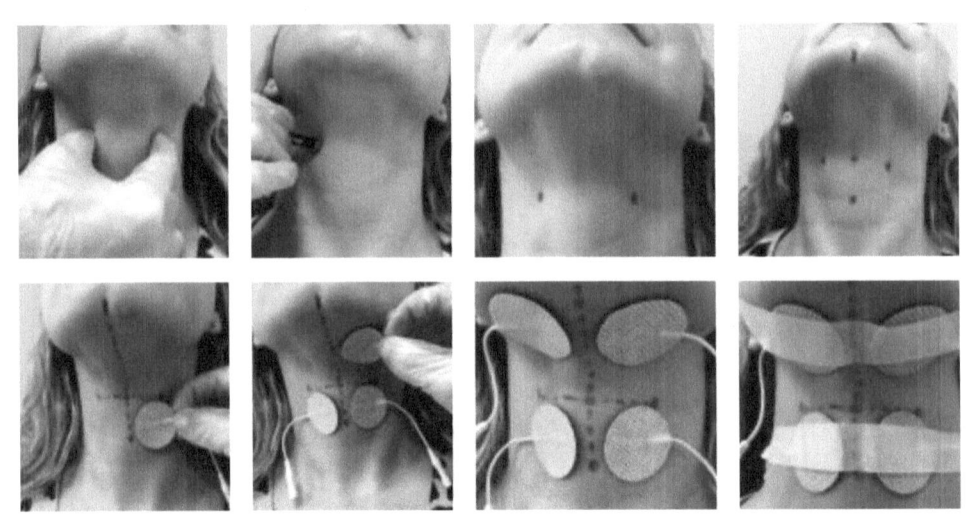

Fig. 10-7. Definição de Campo elétrico na aplicação da TENS – com eletrodos autoadesivos, campo elétrico pequeno – eletrodos paralelos recebendo estímulo do mesmo canal, posicionados na região glótica e supraglótica.

Eletrodos de silicone-carbono	Eletrodos cardiológicos	Eletrodos autoadesivos
a	b	c

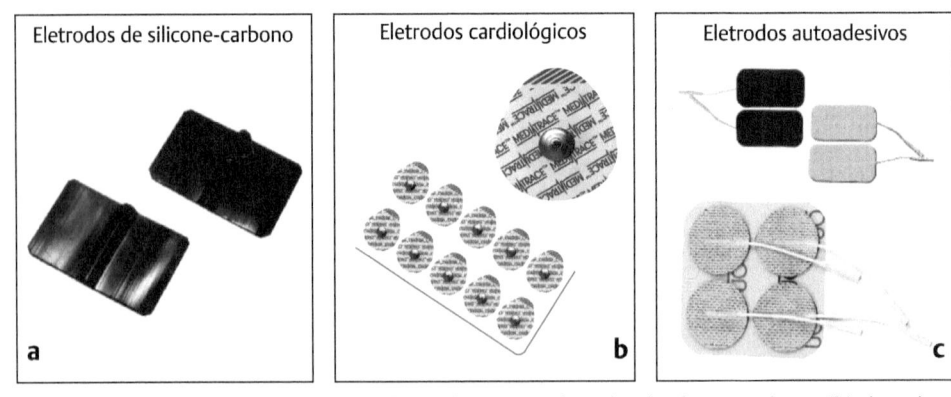

Fig. 10-8. Eletrodos utilizados para estimulação elétrica: (**a**) Eletrodos de silicone-carbono; (**b**) eletrodos cardiológicos e (**c**) eletrodos autoadesivos.

Os eletrodos autoadesivos e de silicone-carbono, favorecem que o estímulo se disperse, pois possuem uma área maior de condução de corrente e não apenas um ponto.

O tamanho do eletrodo deve ser adequado à área que se deseja estimular. Os autoadesivos e de silicone-carbono são disponíveis em vários tamanhos, passíveis de serem cortados (se necessário) e moldados de acordo com a necessidade. Já os cardiológicos não possuem esta personalização. A Figura 10-8 mostra os tipos de eletrodos mais utilizados na área de voz.

É importante ressaltar que a colocação dos eletrodos, bem como o material e seu tamanho poderão interferir na qualidade da estimulação. Autores investigaram 25 tipos de materiais de eletrodos percutâneos utilizados na aplicação da TENS e concluíram que o material de silicone-carbono é o melhor para conduzir a corrente elétrica, pois possui menor resistência que os demais.[24] Sabe-se que eletrodos de silicone-carbono apresentam melhor condutibilidade elétrica em virtude da incorporação de partículas de carbono, mas com o uso, eles podem-se tornar parcialmente isolantes e não permitir a passagem total da corrente.[2] Portanto, como os eletrodos de silicone-carbono podem ser reutilizados após a higienização com água e sabão, deve-se estar atento à troca periódica dos mesmos para que permitam a passagem da corrente de forma efetiva. O terapeuta poderá perceber o momento da troca ao observar ressecamento do eletrodo. A mesma atenção deve-se ter com os eletrodos autoadesivos, os quais podem ser reutilizados. No entanto, conforme o tempo de uso, a aderência diminuirá, assim como a condutibilidade e, neste momento, deverá ser substituído.

Em relação a colocação dos eletrodos, observa-se estudos em que os eletrodos foram posicionados diretamente na região laríngea, como por exemplo, na região da cartilagem tireoide,[7] na região do espaço cricotireóideo e próximos aos cornos do osso hioide.[5,6,8] Outros estudos, que objetivaram relaxar a musculatura cervical e perilaríngea, portanto com uso da TENS, fixaram os eletrodos na região submandibular e na musculatura do trapézio – fibras descendentes.[12,13,16] Neste caso, a colocação dos cabos foi feita de forma unilateral, ou seja, um cabo do lado direito (usa saída para cada eletrodo) e um cabo do lado esquerdo (uma saída para cada eletrodo), assim como ilustrado na Figura 10-9a.

Em outro estudo, um par de eletrodos foi colocado na região da laringe, sobre a cartilagem tireoide e outro par de eletrodos na região do músculo trapézio-fibras descendentes,[15] sendo que a colocação dos cabos foi bilateral, ou seja, um cabo para o lado direito e esquerdo de cada região estimulada, assim como ilustrado na Figura 10-9b.

RESISTÊNCIA ELÉTRICA

Resistência é a oposição ao movimento de elétrons por meio de um condutor, que é medida em Ohm.[2] É algo que diminua ou impeça a condução do estímulo elétrico gerado pelo aparelho até atingir o órgão-alvo (p. ex.: músculo). A própria pele é um fator que aumenta a resistência do estímulo, por isso entre o eletrodo e a pele deve-se colocar um gel condutor. É importante que a região a ser estimulada esteja limpa (sem cremes ou maquiagem, por exemplo) por isso o fonoaudiólogo deve higienizar a região com álcool.

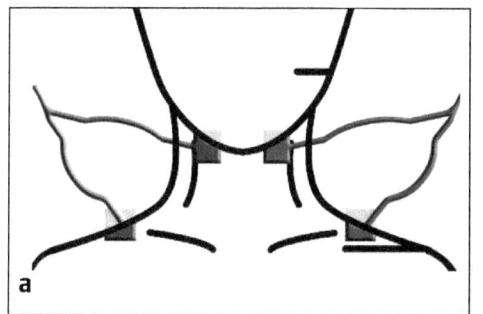

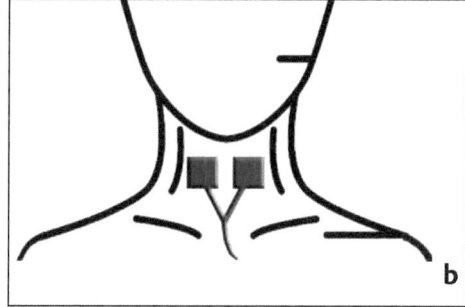

Fig. 10-9. Exemplos de colocação de eletrodos e ligação dos cabos. (**a**) Colocação de cabos na forma unilateral sendo que o mesmo canal estimula o músculo trapézio e laringe do lado direito e lado esquerdo. (**b**) Colocação de um mesmo canal estimulando bilateralmente o lado direito e esquerdo da laringe.

A resistência também dependerá da duração do contato, a extensão da superfície de contato, pilosidade, vascularização, quantidade de glândulas sudoríparas e da umidade da pele.[2]

MODULAÇÕES DAS CORRENTES ELÉTRICAS

A modulação das correntes elétricas se caracteriza por qualquer alteração que se faça na corrente elétrica original.[2] São variações durante o estímulo elétrico com o objetivo de evitar fadiga ou acomodação muscular; como nos casos em que as correntes elétricas são utilizadas em longo período de tempo, como, por exemplo, 30 minutos de TENS, pode-se utilizar modulações de frequências ou em amplitude ou ambas, a fim de adiar as acomodações.

Essas variações podem ser na amplitude, frequência e largura do pulso, bem como trens de pulso ou *burst;* de natureza sequencial, intermitente ou variável.[2]

Nas estimulações excitomotoras, a modulação da amplitude, geralmente, está associada à modulação em trens de pulso, com repetição sequenciada de uma série de pulsos. Essa variação na amplitude possibilita contração muscular mais "fisiológica", uma vez que as unidades motoras recrutadas são proporcionais ao aumento da amplitude. Os trens de pulso promovem ciclos de contração-relaxamento que minimizam o aparecimento da fadiga muscular e permitem uma contração mais agradável quando associada à modulação de amplitude.[2]

A estimulação intermitente é necessária nos casos da FES, por exemplo, uma vez que são necessários ajustes entre o período de contração e repouso, conhecidos como "tempo on" (T_{on}) e "tempo off" (T_{off}). Esses ciclos se referem ao tempo de liberação ou não dos trens de pulso.[2] Os tempos do ciclo de T_{on} – $T_{off\,(contração-repouso)}$ devem apresentar tempo de repouso -T_{off} – maior ou igual ao tempo de contração – T_{on}.[10]

TEMPO DE ESTIMULAÇÃO

O tempo de estimulação se refere a quantidade de tempo que o estímulo elétrico agirá sobre determinada região. O tempo, tradicionalmente, utilizado para uso da TENS é de no mínimo 20 minutos.[2,10] Estudos com o uso da TENS em mulheres com nódulos, fizeram uso da TENS isoladamente por 30 minutos;[12] 20 minutos,[13,16,23] com o campo elétrico estimulando a região da cintura escapular, com melhora de dor, sintomas vocais e laríngeos e melhora do parâmetro de tensão e qualidade vocal. Há estudos que posicionaram os eletrodos de mesmo canal em cima da cartilagem tireóidea[15,17] e aplicaram a TENS por 15 minutos, com associação da técnica de vibração sonorizada de língua por mais 5 minutos, totalizando 20 minutos, obtendo resultados vocais positivos,[15] ou que investigaram o tempo de estimulação associada ao mesmo exercício, variando de 3 a 5 minutos.[17]

ESTIMULAÇÃO ELÉTRICA E VOZ

A estimulação elétrica é um recurso que auxilia na atuação fonoaudiológica na área da voz, porém, nada substitui os exercícios vocais tradicionalmente utilizados, com aplicabilidade coerente e bom raciocínio clínico. Os estímulos elétricos podem preparar a área a ser trabalhada ou potencializar o efeito de alguma técnica vocal, mas o uso isolado deste recurso não demonstra mudança significante na qualidade vocal e também não é suficiente para provocar mudanças no comportamento vocal, o que é recomendado na reabilitação das alterações vocais comportamentais.

A seguir será apresentado o uso da estimulação elétrica em vozes saudáveis e nas alterações vocais, de acordo com estudos científicos e com a nossa experiência clínica.

Há várias situações de aplicação da estimulação elétrica em que são necessários estudos para comprovação científica de seus resultados. Porém, a prática clínica vem demonstrando bons efeitos, por isso essas situações serão mencionadas. Cabe ressaltar que não temos a intenção de apresentar protocolos prontos de aplicabilidade da estimulação elétrica, mas sim, apresentar algumas sugestões de uso.

Vozes Saudáveis

Vozes saudáveis são vozes produzidas com som de boa qualidade para os ouvintes, produzida sem dificuldades ou desconforto para o falante e sem a presença de queixa vocal. Além disso, na voz saudável, é possível identificar corretamente sexo, faixa etária e a transmissão da mensagem emocional pelo discurso.[25] O uso da estimulação elétrica para estes casos, na nossa prática clínica é mais indicada para treinamento com vozes profissionais. Porém, estudos com vozes saudáveis mostraram que o uso do aparelho VitalStim®, de trinta a sessenta minutos em vozes saudáveis, não apresentaram resultados positivos, com aumento da frequência fundamental e do ruído, com percepção de fadiga e dor muscular de início tardio.[6,7,26] Já o uso da TENS, por três e cinco minutos associado ao exercício de vibração sonorizada de língua propiciou melhora da qualidade vocal após três minutos.[17]

Para profissionais da voz o uso da TENS pode auxiliar na:

A) Recuperação da normotensão da musculatura laríngea em intervalos de uso intensivo da voz profissional, como nos casos de shows, musicais de longa duração e locução de alta *performance*. Nestas situações, é comum o uso da voz em intensidade mais forte, com variações de grave e agudo, velocidade articulatória acima daquela utilizada em situações conversacionais. O sistema fonatório tende a entrar em um estado de ativação, com alta contração muscular e alto gasto de energia. A estimulação elétrica, nestes casos, pode auxiliar na dissipação dos pontos de tensão e melhor estado de funcionamento do sistema.

B) Aumento da propriocepção de ressonância na região dos seios maxilares, colocação de um eletrodo na região do seio maxilar direito e outro no esquerdo, com estímulo em nível sensorial. A estimulação elétrica aplicada nesta região, associada a exercícios ressonantais como a emissão do fonema /m/, pode facilitar o equilíbrio ressonantal e projeção de voz.

Uso da estimulação elétrica TENS:

- *Objetivo*: recuperação vocal após uso intenso, melhor qualidade vocal.
- *Parâmetros sugeridos*: frequência em 10 Hz, largura de pulso de 250 μs e intensidade no limiar motor confortável para o sujeito[17] na situação (A) e no limiar sensorial na situação (B).
- *Colocação de eletrodos*: lateralmente na laringe, sobre a cartilagem tireoide na situação (A) e na região dos seios maxilares na situação (B).
- *Aplicabilidade*: TENS isoladamente ou associada a exercícios vibratórios – vibração sonorizada de lábio ou de língua, *finger kazoo*, sopro sonorizado no tubo de silicone, por três e cinco minutos em uma única sessão. Emissão do fonema /m/ de forma contínua e confortável, com ou sem rotação de língua.
- *Resultados esperados*: sensação de maior estabilidade na emissão vocal e de menor tensão muscular, e melhora da qualidade vocal após três minutos; maior conforto na emissão vocal após cinco minutos, sensação de maior facilidade de emissão, voz mais ressonante.

Uso da estimulação elétrica FES:

- *Objetivo*: aquecimento, resistência e aprimoramento vocal.
- *Parâmetros sugeridos*: frequência em 10 Hz, largura de pulso de 250 µs (aquecimento) – 5 minutos, no limiar motor; treino de resistência associado a alguma tarefa fonatória, frequência 50 Hz, largura de pulso 200 a 300 µs.
- *Colocação de eletrodos*: lateralmente na laringe, acima ou abaixo da cartilagem tireoide.
- *Aplicabilidade*: a corrente FES pode ser utilizada como auxílio no treino de resistência vocal, com exercícios de contrarresistência. Desta forma, quando a corrente for aplicada na região infra-hióidea (a laringe tende a abaixar) o profissional da voz realiza um som agudo sustentado de acordo com a duração do estímulo; e quando colocado na região supra-hióidea (a laringe tende a elevar) o contrário deve acontecer, ou seja, a emissão do som grave ou exercícios de abaixamento de laringe como a técnica do /b/ prolongado.
- *Resultados esperados*: no caso do aquecimento, melhora da qualidade vocal já no início da atividade profissional (p. ex.: shows, peças teatrais, locução); no treino de contrarresistência melhora do condicionamento muscular e resistência para alta demanda vocal.

Disfonias Comportamentais

As disfonias comportamentais[27-29] estão baseadas em comportamentos vocais inadequados que podem estar associados à tensão da musculatura extrínseca da laringe, gerando diversas alterações laríngeas e osteomusculares,[30-33] bem como cervicais.[34-36] Outras denominações são encontradas na literatura internacional, considerando-se o comportamento vocal e a etiologia multifatorial, como as disfonias hiperfuncionais,[27] disfonias por mau uso muscular,[37] disfonias por tensão muscular[38] ou síndrome da tensão musculoesquelética.[39]

Na presença de disfonia comportamental, pode ser observada posição elevada da laringe[40,41] encurtamento e retração dos músculos estilo-hióideo e esternocleidomastóideos.[40] A área do vestíbulo laríngeo na presença desse tipo de alteração é menor, com dimensão anteroposterior reduzida quando comparada com indivíduos vocalmente saudáveis,[41,42] pregas vestibulares de configuração côncava,[43] fenda à fonação do tipo dupla ou triangular medioposterior,[44,45] tempos máximos de fonação reduzidos,[32,46-48] da mesma forma que a capacidade vital.[32] Além disso, encontram-se parâmetros acústicos vocais desviados,[41,49,50] respiração superior[32] e qualidade vocal do tipo rugosa e soprosa.[51,52] Porém, sabe-se que os comportamentos individuais geram os ajustes no trato vocal que justificam as diferentes qualidades vocais observadas em pacientes com o mesmo tipo de alteração laríngea e a necessidade de tratamentos específicos individualizados.[53]

Uso da estimulação elétrica:

- *Objetivo*: relaxar a musculatura da cintura escapular e região perilaríngea; diminuir a intensidade de dor musculoesquelética na região de aplicação, redistribuir força ao longo da prega vocal (a qual costuma estar concentrada no terço médio das pregas vocais em nódulos, por exemplo), favorecer absorção das lesões de massa (passíveis de absorção com fonoterapia); ajudar na diminuição e/ou eliminação de sintomas vocais.
- *Parâmetros sugeridos*: corrente TENS – frequência em 10 Hz, duração de pulso em 200 s (atentar para os parâmetros do fabricante – leia o manual de instrução – largura de pulso ou pulso), intensidade no limiar motor (leve vibração quando o campo motor for pequeno e o objetivo for dissipação de pontos de tensão na laringe; forte vibração quando o campo for grande e objetivo maior é a diminuição da tensão na região cervical e laríngea).
- *Colocação de eletrodos*: na região submandibular e nas fibras descendentes do músculo trapézio, bilateralmente.[12,13,16,22,23] Se um canal do equipamento (observar Figuras 10-4 e 10-5)

for designado para o lado esquerdo e o outro canal para o lado direito, essa configuração gera um campo elétrico fazendo com que toda a musculatura submandibular, músculos esternocleidomastóideos e trapézios – fibras descendentes, assim como a laringe, sejam estimulados.[12,13,16,22,23] Se o canal direito for utilizado para a região tireoide e o esquerdo para os músculos trapézios, então o campo elétrico ficará reduzido a cada região.[15]
- *Aplicabilidade*: 12 sessões de aplicação apenas da TENS por 20 minutos, com o paciente em repouso e em decúbito dorsal.[12,13,22] As sessões poderão ser seguidas de terapia vocal por mais 30 minutos,[22] mas sem associação de exercícios junto com a estimulação elétrica.
- *Resultados esperados*: efeitos positivos na qualidade vocal (diminuição da tensão vocal), nas estruturas laríngeas com redução do tamanho da lesão nodular, autopercepção de diminuição da frequência e intensidade da dor musculoesquelética em regiões proximais da laringe e de sintomas vocais/laríngeos; sem modificações de parâmetros acústicos vocais.
- *Uma sessão de TENS*: é possível aplicar TENS concomitantemente ao exercício vocal, frequência em 10 Hz, com duração de pulso em 200 μs, intensidade no limiar motor, mas de forma leve; 20 minutos de aplicação TENS, com o paciente sentado, sendo os 5 minutos finais com exercício de vibração sonorizada de língua.[15]
- *Na prática clínica*: é possível utilizar a TENS (com intensidade leve) por 30 minutos seguidos, sendo os primeiros 5 minutos sem atividade fonatória (podendo ser realizados exercícios respiratórios) e na sequência, o uso de exercícios do trato vocal semiocluído para diminuir o impacto fonatório, redistribuir tensão, facilitar a emissão. Nesta situação, os eletrodos podem ser colocados nas laterais da laringe e na região submandibular (Fig. 10-9).
- *Resultados esperados*: efeitos positivos na qualidade vocal – diminuição da rugosidade, melhora do fechamento glótico, diminuição de desconforto vocal; sem modificações de parâmetros acústicos vocais.[15]

Presbifonia

A presbifonia é um termo utilizado para se referir ao envelhecimento vocal.[54] No idoso são esperadas as seguintes características vocais: aumento de soprosidade, rugosidade e instabilidade, aumento do grau de nasalidade e na duração das pausas articulatórias, redução da capacidade respiratória vital e dos tempos máximos de fonação (TMF), além de aumento da frequência fundamental da voz para os homens e diminuição para as mulheres. Além disso, pode ocorrer o envelhecimento da estrutura e da funcionalidade da laringe, as quais se caracterizam como presbilaringe. Na presbilaringe, pode-se observar calcificações e ossificações das cartilagens laríngeas, com diminuição de suas mobilidades, acompanhadas da atrofia e mudanças na cobertura das pregas vocais, e a presença de fenda fusiforme.[55,56] Também é possível ocorrer o aparecimento de constrições supraglóticas a fim de compensar as alterações em nível glótico.

Uso da estimulação elétrica:

- *Objetivo*: proporcionar o fortalecimento muscular.
- *Parâmetros sugeridos*: FES ou EENM (com uso do equipamento VitalStim®), sendo frequência em 80 Hz, largura de pulso em 700 μs, intensidade entre 0 a 25 mA de acordo com LaGorio, Carnaby-Mann e Crary (2010).[5]
- *Colocação de eletrodos*: um par de eletrodos cardiológicos na linha média e abaixo da membrana cricotireóidea, e outro par na horizontal, parte inferior da tireoide.
- *Aplicabilidade*: programa de tratamento vocal combinando com exercícios vocais e fonações sustentadas associados à estimulação elétrica, para aumentar a resistência das

pregas vocais. As terapias tiveram duração de uma hora, cinco vezes na semana, por três semanas.
- *Resultados esperados*: aumento do tempo máximo de fonação, melhora do fechamento glótico durante a fonação e diminuição da constrição supraglótica, mantidos após três meses de acompanhamento; e melhora não significante do índice de desvantagem vocal na vida dos pacientes após tratamento.[5]

Disfonia Relacionada a Paralisia de Pregas Vocais

A paralisia de prega vocal ocorre em virtude da lesão no nervo vago ou de seus ramos, levando a alterações no fechamento glótico com consequente impacto na qualidade vocal. A paralisia de prega vocal unilateral à esquerda é a mais frequente, provavelmente pelo fato do nervo laríngeo inferior (recorrente) esquerdo ser maior que o direito.[25] Quanto mais afastada a prega vocal estiver da linha média, maior é o comprometimento neural. Observa-se, nesse tipo de lesão alterações vocais como bitonalidade, soprosidade e rugosidade.

Paresias de prega vocal são alterações do movimento, mas sem ausência do mesmo. As paresias do nervo laríngeo superior, podem impactar na emissão de sons agudos (já que tem relação direta com o CT) e as paresias do nervo laríngeo inferior (recorrente) relacionam-se com o fechamento glótico e emissão dos sons graves.

Uso da estimulação elétrica:
- *Objetivo*: proporcionar o fortalecimento muscular, melhorar o fechamento glótico a partir de resistência e força; aumentar a compensação da prega vocal sadia, melhorar a força e amplitude na voz cantada, principalmente para os casos de paresia do nervo laríngeo superior.[8]
- *Parâmetros sugeridos*: corrente FES ou EENM (com uso do equipamento VitalStim®), sendo os seguintes parâmetros para este último: frequência em 80 Hz, largura de pulso em 700 μs e intensidade ajustável a cada paciente.[8,57]
- *Colocação de eletrodos*: 2 eletrodos na horizontal no espaço cricotireóideo; ou 2 eletrodos na vertical da laringe, entalhe da tireoide.[8]
- *Aplicabilidade*: programa de tratamento vocal combinando oito sequências de tarefas fonatórias musicais[8] associados à estimulação elétrica, devendo ser utilizada para os casos de paralisia de nervo recorrente em até seis meses após a lesão.
- *Resultados esperados*: aumento do tempo máximo de fonação, melhora do fechamento glótico durante a fonação e diminuição da constrição supraglótica, melhora do índice de desvantagem vocal na vida dos pacientes após tratamento;[57] voz mais ressonante, diminuição do ruído vocal e onda de mucosa das pregas vocais mais periódica.[8]

Disfonia Espasmódica

Disfonia espasmódica é uma alteração vocal caracterizada por espasmos na laringe, com movimentos forçados, lentos e tônus muscular excessivo. Existem dois tipos de disfonia espasmódica: a adutora e a abdutora. A disfonia adutora é caracterizada por alterações vocais decorrentes de espasmos laríngeos durante a fonação, produzindo voz tensa, forçada e estrangulada. A disfonia abdutora é caracterizada por espasmos durante a abdução das pregas vocais, ou seja, nós músculos cricoaritenóideos posteriores, com qualidade vocal normal seguida por momentos de voz soprosa ou sussurrada.

Em um estudo,[58] dez pacientes com disfonia espasmódica abdutora receberam aplicação de eletroestimulação (VitalStim®) e perceberam menos esforço ao falar e menos falhas na voz, sem queixas de dor ou desconforto durante ou após o estímulo. Os autores concluíram que a estimulação na musculatura adutora da prega vocal melhora a produção de fala de pacientes com disfonia espasmódica abdutora e que esta forma de eletroestimulação tem potencial para beneficiar pacientes com esse tipo de disfonia.

Uso da estimulação elétrica:

- *Objetivo*: melhorar resistência vocal e conforto fonatório.
- *Parâmetros sugeridos*: corrente EENM (com uso do equipamento VitalStim®), frequência entre 60 e 100 Hz, largura de pulso em 0,2 μs e intensidade 3 mA.[58]
- *Colocação de eletrodos*: na região dos nervos dos músculos tireoaritenóideo (TA) e cricoaritenóideo lateral (CAL).[58]
- *Aplicabilidade*: estimulação elétrica direta nos nervos dos músculos TA e CAL durante a fonação por 3 a 5 segundos.
- *Resultados*: redução do tempo de duração das consoantes na repetição de sílabas; os indivíduos mais afetados apresentaram maior redução no tempo da duração das consoantes surdas. Os pacientes relataram menos esforço ao falar e menos falhas na voz.[58]

Disfonia Relacionada ao Câncer de Cabeça e Pescoço

O câncer é uma doença com crescimento desordenado de células que invadem os tecidos e órgãos, podendo espalhar-se pelo corpo, fato conhecido como metástase. O tratamento para essa doença pode ser feito por cirurgia, radioterapia, quimioterapia ou transplante de medula óssea. Em muitos casos, é necessário combinar mais de uma modalidade. Foi descrito na literatura[4] um caso de um homem de 74 anos de idade que, após nove meses de tratamento com radioterapia e quimioterapia em decorrência de um câncer de base de língua, passou por reabilitação da deglutição com o uso da EENM (VitalStim®) associada a exercícios de deglutição. Após tratamento, o paciente relatou que sua voz ficou mais "alta", que conseguia cantar na igreja novamente e que as pessoas relataram que entendiam o que ele falava ao telefone. Houve melhora da deglutição imediatamente após o tratamento, porém não se manteve após seis meses seguintes, devido a complicações de esôfago e mandíbula. Os autores recomendaram a realização de mais estudos controlados para verificar os efeitos da terapia vocal nos diferentes diagnósticos e comparar a utilização da eletroterapia com as técnicas de terapia vocal tradicional.

Uso da estimulação elétrica:

- *Objetivo*: proporcionar fortalecimento muscular, melhorar fechamento glótico.
- *Parâmetros sugeridos*: corrente EENM: não foram descritos no estudo os parâmetros físicos utilizados, mas utilizaram o aparelho VitalStim®.[4]
- *Colocação de eletrodos*: verticalmente ao longo da linha média do pescoço.
- *Aplicabilidade*: 15 sessões de EENM associadas a exercícios para melhorar a deglutição.
- *Resultados*: diminuição da compensação supraglótica, melhora do fechamento glótico durante a fonação e aumento do TMF; melhora da função de deglutição.

CUIDADOS E CONTRAINDICAÇÕES

- Tipo de frequência: estudos que trataram diversas alterações vocais com estimulação elétrica, com base no fortalecimento muscular, usando a EENM (VitalStim®), utilizaram a frequência de 80 Hz e obtiveram bons resultados. Porém, houve relatos de dor e fadiga muscular na região de aplicação.[4-8,58] Talvez, este fato tenha ocorrido porque para o uso de frequências mais altas, após um tempo de estimulação elétrica (T_{on}) deve-se ter

um tempo de repouso (T_{off}), em que a proporção deve ser de 1:1, ou tempo de repouso maior que a contração, o que nem sempre ocorre.
- Tamanho dos eletrodos: o profissional deve selecionar o tamanho dos eletrodos em função da área e a profundidade a ser estimulada. Eletrodos de grande tamanho apresentam maior e melhor resposta motora com menor estímulo doloroso, enquanto que eletrodos pequenos favorecem seguidas contrações musculares, perto de estímulos dolorosos, no uso das correntes que proporcionam contração muscular.[2] Estudos que utilizaram as correntes EENM (na região da laringe, com uso de eletrodos pequenos, observaram que os pacientes relataram sensações de dores musculares tardias ou até mesmo desistiram do tratamento devido a desconfortos na região de aplicação.[5-7]
- Os eletrodos autoadesivos podem apresentar alto grau de resistências à passagem da corrente, pois o gel pode perder sua condutividade com o tempo, podendo, em estágio extremo, promover queimaduras na região de aplicação da estimulação elétrica.
- A resistência também poderá variar de acordo com o equipamento gerador de corrente. Os componentes escolhidos pelos fabricantes podem oferecer diferentes resistências à corrente elétrica ao ser gerada, o que vai interferir na intensidade do estímulo. Por isso, ao reproduzir qualquer procedimento descrito na literatura, o leitor deverá estar atento à marca e ao modelo do aparelho gerador da corrente mencionado. A leitura das normas técnicas do aparelho adquirido é recomendada, pois é necessário conhecer qual é a resistência, em Ohms, que o equipamento oferece. Ao obter essa informação, o terapeuta poderá calcular a duração de pulso e a intensidade do estímulo necessários para atingir os parâmetros recomendados pela literatura, alcançando, assim, o objetivo terapêutico.
- É importante destacarmos que a partir da nossa experiência clínica, notamos que a colocação dos eletrodos na região submandibular, pode ocasionar sensibilidade aos dentes na arcada inferior à medida em que se aumenta a intensidade da estimulação elétrica. Assim, é imprescindível que o clínico fonoaudiólogo esteja presente durante a aplicação da TENS e faça o monitoramento junto ao paciente a fim de prevenir possíveis desconfortos e traumas durante e após estimulação elétrica. Autores recomendam que o paciente seja monitorado a cada três minutos, verificando-se conforto e efeitos de acomodação da corrente.[59]

Como em todos os casos clínicos, uma anamnese deve ser cuidadosamente realizada, a fim de pesquisar as contraindicações, bem como a melhor forma de aplicação da corrente, caso seja necessária. O uso da estimulação elétrica deve ser evitado em:

- Pacientes com hipertensão ou hipotensão arterial.
- Pacientes portadores de marca-passo cardíaco ou com outros equipamentos elétricos implantados.
- Pacientes com doenças vasculares ou cardiopatas.
- Pacientes com problemas hormonais.
- Pacientes grávidas.
- Pacientes com insensibilidade à dor.
- Tecidos neoplásicos.
- Seios carotídeos – evitar o efeito vasovagal.

CONSIDERAÇÕES FINAIS

O uso de eletroestimulação na área de voz tem contribuído para potencializar o uso dos exercícios, aumentar a velocidade de resposta terapêutica e diminuir o tempo de tratamento. Esta é uma experiência clínica, mas que necessita de pesquisas controladas para que isto seja, realmente, comprovado.

Em relação ao uso da estimulação elétrica TENS no tratamento vocal, observa-se que tal recurso pode ser recomendado em casos que se deseja acelerar o processo de absorção de nódulos vocais, edemas ou espessamentos.[22] Sua aplicação também pode ocorrer nas disfonias associadas à tensão muscular, como demonstrado anteriormente, visto que diminui a frequência e a intensidade da dor musculoesquelética, principalmente em regiões proximais à laringe.[12,13] Da mesma forma, a TENS aparenta ser um bom recurso terapêutico para a manutenção por mais tempo dos resultados adquiridos em terapia, proporcionada por maior resistência muscular e vocal.

Ressalta-se, ainda, que conforme o objetivo a ser trabalhado no processo terapêutico, como relaxamento muscular, há outros recursos já comprovados na literatura, que são capazes de oferecer benefícios semelhantes à TENS associada à terapia vocal, como as terapias manuais laríngeas. A TENS pode ser utilizada considerando-se as necessidades de cada paciente e, dessa forma, o seu uso não deve ser indiscriminado. Para isso e para que os benefícios com o paciente disfônico possam ser os melhores, o clínico deve ter amplo conhecimento sobre como configurar a corrente, escolher o campo a ser estimulado, com localização e tipos de eletrodos, assim como tempo de estimulação, dependendo do objetivo que se almeja ao aplicá-la no tratamento vocal.[22]

As correntes excitomotoras têm sido amplamente utilizadas nos casos de disfagia, e o uso, neste casos, tem servido como base no tratamento das disfonias, principalmente, com relação neurogênica. Já há estudos mostrando a eficácia das mesmas, mas é necessário que outros estudos científicos sejam feitos para compreender melhor quais são os efeitos que esse tipo de estimulação elétrica proporciona nos diferentes distúrbios vocais e alterações laríngeas, além de sua aplicabilidade no condicionamento vocal.

Pesquisas são necessárias a fim de embasar a prática clínica com tratamentos vocais mais efetivos e respaldar o fonoaudiólogo quanto o seu uso, de forma segura, junto ao paciente.

Sugere-se que o uso da eletroestimulação seja feito, após o fonoaudiólogo receber formação teórico-prática específica para este fim.

Nenhum equipamento, instrumento ou recurso terapêutico será eficaz sem que haja um correto diagnóstico e raciocínio clínico. O uso da eletroestimulação de forma isolada, não é indicado para o tratamento fonoaudiológico na área de voz.

REFERÊNCIAS BIBLIOGRÁFICAS

1. Gilman M, Gilman SL. Electrotherapy and the Human Voice: A Literature Review of the Historical Origins and Contemporary Applications. J Voice. 2008;22(2):219-231.
2. Guirro ECO, Guirro RRJ. Eletroterapia. In: Guirro ECO, Guirro RRJ. Fisioterapia Dermato-Funcional: fundamentos, recursos, patologias. 3. ed. Barueri: Manole; 2004. p. 107-166.
3. Machado APL, Nalesso RC. Eletroestimulação em Motricidade Orofacial. In: Busanello-Stella AR, Stefani FM, Gomes E, et al (org). Evidências e perspectivas em Motricidade Orofacial. São José dos Campos, SP: Pulso Editorial; 2018.
4. LaGorio LA, Carnaby-Mann GD, Crary MA. Cross-system effects of dysphagia treatment on dysphonia: a case report. Cases J. 2008;1:67.
5. LaGorio LA, Carnaby-Mann GD, Crary MA. Treatment of Vocal Fold Bowing Using Neuromuscular Electrical Stimulation. Arch Otolaryngol Head Neck Surg. 2010;136(4):398-403.
6. Fowler LP, Gorham-Rowan M, Hapner ER. Investigation of fatigue, delayed-onset muscle soreness, and spectral-based cepstral measurements in healthy speakers after neuromuscular electrical stimulation. Ann Otol Rhinol Laryngol. 2011a;120(10):641-50.

7. Fowler LP, Gorham-Rowan M, Hapner ER. An exploratory study of voice change associated with healthy speakers after Transcutaneous Electrical Stimulation to laryngeal muscles. J Voice. 2011b;25(1):54-61.
8. Guzman M, Rubin A, Cox P, Landini F, Jackson-Menaldi C. Neuromuscular Electrical Stimulation of the Cricothyroid Muscle in Patients With Suspected Superior Laryngeal Nerve Weakness. J Voice. 2014;28(2):216-25.
9. Duarte AFS, Ricardo MFV, Rosa-Filho BJ. FES - Estimulação Elétrica Funcional. Niterói: Universidade Salgado de Oliveira; 2011.
10. Agne JE. Fundamentação física da eletroterapia. In: Agne JE. Eletrotermofototerapia. 2. ed. Santa Maria; 2013. p. 21-28.
11. Sluka KA, Walsh DM. Transcutaneous electrical nerve stimulation: basic science mechanisms and clinical effectiveness. Pain. 2003;4:109-21.
12. Guirro RRJ, Bigaton DR, Silverio KCA, Berni KCS, Distéfano G, Santos FL et al. Transcutaneous electrical nerve stimulation in dysphonic women. Pró-Fono R Atual Cient. 2008;20(3):189-194.
13. Silverio KCA, Brasolotto AG, Siqueira LTD, Carneiro CG, Fukushiro AP, Guirro RRJ. Effect of application of Transcutaneous Electrical Nerve Stimulation and Laryngeal Manual Therapy in dysphonic women: clinical trial. J Voice. 2015;29(2):200-8.
14. Robinson AJ. Instrumentação para eletroterapia. In: Robinson AJ, Snyder-Mackler L. Eletrofisiologia clínica: eletroterapia e teste eletrofisiológico. 3. ed. Porto Alegre: Artmed; 2010. p. 41-83.
15. Santos JK Silverio KC, Oliveira NF, Gama AC. Evaluation of Electrostimulation Effect in Women With Vocal Nodules. J Voice. 2016:30(6):769.e1-769.e7.
16. Conde MCM, Siqueira LTD, Vendramini JE, Brasolotto AG, Guirro RRJ, Silverio KCA. Transcutaneous Electrical Nerve Stimulation (TENS) and Laryngeal Manual Therapy (LMT): Immediate Effects in Women With Dysphonia. J Voice. 2017. ePub ahead of print.
17. Fabron EMG, Petrini AS, Cardoso VM, Batista JCT, Motonaga SM, Marino VCC. Efeitos imediatos da técnica de vibração sonorizada de língua associada à estimulação nervosa elétrica transcutânea (TENS). CoDAS. 2017;29(3):e20150311.
18. Maffiuletti NA, Herrero AJ, Jubeau M, Impellizzeri FM, Bizzini M. Differences in electrical stimulation thresholds between men and women. Ann Neurol. 2008;63:507-12.
19. Eriksson E, Haggmark T, Kiessling H et al. Effect of electrical stimulation on human skeletal muscle. J Sport Med. 1981;2(1):18-22.
20. Snyder-Mackler L, Robinson AJ. Electrical stimulation and circulation. In: Snyder-Mackler L, Robinson AJ. Clinical electrophysiology: electrotherapy and electrophysiologic testing. Baltimore: Williams & Wilkins; 1989. p. 245-60.
21. Guimarães BTL. Relaxamento laríngeo com o uso da eletroestimulação nervosa transcutânea (TENS): um estudo comparativo. Rev Fonoaudiol Brasil. 2001;1(1):20-8.
22. Siqueira LTD. Efetividade da estimulação elétrica nervosa transcutânea (TENS) na terapia vocal de mulheres disfônicas: ensaio clínico, controlado, randomizado e cego. São Paulo. Tese. (Doutorado em Ciências) Universidade de São Paulo; 2016.
23. Siqueira LTD, Silverio KCA, Brasolotto AG, Guirro RRJ, Carneiro CG, Behlau M. Efeitos da terapia manual laríngea e da estimulação elétrica nervosa transcutânea (TENS) na diadococinesia laríngea em mulheres disfônicas: estudo clínico randomizado. CoDAS. 2017;29(3):e20160191.
24. Nolan MF. Conductive differences in electrodes used with transcutaneous electrical nerve stimulation devices. Phys Therapy. 1991;71:746-51.
25. Behlau M. Voz: O livro do especialista. Vol 1. Rio de Janeiro: Revinter; 2001.
26. Gorham-Rowan M, Fowler L, Hapner E. Acoustic analysis of voice change in normal speakers following Transcutaneous Electrical Stimulation to the laryngeal area. Open Rehabil J. 2010;3:67-74.
27. Boone DR, McFarlane SC. The Voice and Voice Therapy. New Jersey, NJ: Prentice Hall; 1980.
28. Pedrosa V, Pontes A, Pontes P, Behlau M, Peccin SM. The effectiveness of the Comprehensive Voice Rehabilitation Program Compared with the Vocal Function Exercises Method in behavioral dysphonia: a randomized clinical trial. J Voice. 2015. Epub ahead of print.

29. Teixeira LC, Behlau M. Comparison between vocal function exercises and voice amplification. J Voice. 2015;29(6):718-26.
30. Neves BMJ, Neto JG, Pontes P. Histopathological and immunohistochemical differentiation of epithelial alterations in vocal nodule comparing to polyps and to laryngeal edema. Rev Bras Otorrinolaringol. 2004;70(4):439-48.
31. Roy N. Assessment and treatment of musculoskeletal tension in hyperfunctional voice disorders. Int J Speech Lang Pathol. 2008;10(4):195-209.
32. Zielińska-Bliźniewska H, Pietkiewicz P, Milónski J, Urbaniak J, Olszewski J. Acoustic and capacity analysis of voice academic teachers with diagnosed hyperfunctional dysphonia by using DiagnoScope Specialist software. Otololaryngol Polska. 2013;67:144-148.
33. Silverio KCA, Siqueira LTD, Lauris JRP, Brasolotto AG. Dor musculoesquelética em mulheres disfônicas. CoDAS. 2014;26(5):374-81.
34. Bigaton DR, Silvério KCA, Berni KCS, Distefano G, Forti F, Guirro RRJ. Postura craniocervical em mulheres .disfônicas Rev Soc Bras Fonoaudiol. 2010;15(3):329-34.
35. Menoncin LCM, Jurkiewicz AL, Silvério KCA, Camargo PM, Wolff NMM. Alterações musculares e esqueléticas cervicais em mulheres disfônicas. Arq Int Otorrinolaringol. 2010;14(4):461-6.
36. Cielo CA, Christmann MK, Ribeiro VV, Hoffmann CF, Padilha JF, Steidl EMS et al. Síndrome de tensão musculoesquelética, musculatura laríngea extrínseca e postura corporal: considerações teóricas. Rev CEFAC. 2014;16(5):1639-49.
37. Angsuwarangsee T, Morrison M. Extrinsic laryngeal muscular tension in patients with voice disorders. J Voice. 2002;16(3):333-43.
38. Morrison MD, Rammage LA. Muscle misuse voice disorders: description and classification. Acta Otolaryngol. 1993;113(3):428-34.
39. Aronson AE. Clinical voice disorders: An interdisciplinary approach. 3rd ed. New York, NY: Thieme; 1990.
40. Rubin JS, Blake E, Mathieson L. Musculoskeletal patterns in patients with voice disorders. J Voice. 2007;21(4):477-84.
41. Izadi F, Salehi A. Comparasion between palpatory findings of the hyoid position ant their acoustic, videostroboscopic and perceptual attributes in patients with muscle tension dysphonia (with and without organic lesions). J Voice. 2013;27(1):78-83.
42. Yamasaki R, Behlau M, Brasil OOC, Yamashita H. MRI anatomical and morphological differences in the vocal tract between dysphonic and normal adult women. J Voice. 2011;25(6):743-50.
43. Tuma J, Brasil OOC, Pontes PAL, Yasaki RK. Configuração das pregas vestibulares em laringes de pacientes com nódulo vocal. Rev Bras Otorrinolaringol. 2005;71(5):576-81.
44. Braga JN, Oliveira DSF, Atherino CCT, Schott TCA, Silva JC. Vocal nodules: functional and anatomical analysis. CEFAC. 2006;8(2):223-9.
45. Barata LF, Madazio G, Behlau M, Brasil O. Vocal and laryngeal analyses in diagnostic hypotheses of nodules and cysts. Rev Soc Bras Fonoaudiol. 2010;15(3):349-54.
46. Beber BC, Cielo CA, Siqueira MA. Vocal folds edge lesions and maximum phonation times. CEFAC. 2009;11(1):134-41.
47. Kurtz LO, Cielo CA. Tempos máximos de fonação de vogais em mulheres adultas com nódulos vocais. Pró-Fono R Atual Cient. 2010;22(4):451-4.
48. Cielo CA, Gonçalves BFT, Lima JPM, Christmann MK. Laryngeal disorders, maximum phonation times and vital capacity in women with organofunctional dysphonia. CEFAC. 2012;14(3):481-88.
49. Kumar BR, Bhat JS, Mukhi P. Vowel harmonic amplitude differences in persons with vocal nodules. J Voice. 2011;25(5):559-61.
50. Mourão AM, Bassi IB, Gama ACC. Electroglottograpical evaluation of dysphonic women with mass lesions. CEFAC. 2011;13(6):1073-1080.
51. Kumar BR, Bhat JS, Prasad N. Cepstral analysis of voice in persons with vocal nodules. J Voice. 2010;24(6):651-53.
52. Cielo CA, Lasch SS, Miglioranzi SL, Conterno G. Maximum phonation time and vocal acoustic characteristics for women with vocal fold nodule. CEFAC. 2011;13(3):437-443.

53. Nunes RB, Souza AMV, Duprat AC, Silva MAA, Costa RC, Paulino JG. Análise do trato vocal em pacientes com nódulos, fendas e cisto de prega vocal. Bras J Otorhinolaryngol. 2009;75(2):188-92.
54. Brasolotto AG. Voz e qualidade de vida na Terceira idade. In: Fernandes FDM, Mendes BCA, Navas ALGP (Org). Tratado de Fonoaudiologia. 2. ed. São Paulo: Roca; 2010. p. 709-714.
55. Gorham-Rowan MM, Laures-Gore J. Acoustic-perceptual correlates of voice quality on elderly men and women. J Commun Disord. 2006;39(3):171-184.
56. Pontes P, Brasolotto AG, Behlau M. Glottic characteristics and voice complaint in the elderly. J Voice. 2005;19(1):84-94.
57. Ptok M, Strack D. Electrical stimulation-supported voice exercises are superior to voice exercise therapy alone in patients with unilateral recurrent laryngeal nerve paresis: results from a prospective, randomized clinical trial. Muscle Nerve. 2008;38(2):1005-11.
58. Bidus KA, Thomas GR, Ludlow CL. Effects of Adductor Muscle Stimulation on Speech in Abductor Spasmodic Dysphonia. Laryngoscope. 2000;110:1943-49.
59. Moran F, Leonard T, Hawthorne S, Hughes CM, McCrum-Gardner E, Johnson MI et al. Hypoalgesia in response to transcutaneous electrical nerve stimulation (TENS) depends on stimulation intensity. J Pain. 2011;12(8):929-935.

BIOFEEDBACK ELETROMIOGRÁFICO NA CLÍNICA VOCAL

CAPÍTULO 11

Patricia Balata
Vanessa Veis Ribeiro
Geová Amorim

BIOFEEDBACK ELETROMIOGRÁFICO

O termo *biofeedback* é utilizado para definir procedimentos em que as atividades autônomas do corpo são amplificadas eletronicamente, de forma a fornecer ao indivíduo informações sobre funções fisiológicas involuntárias do seu corpo, ou seja, uma retroalimentação de informações biológicas.[1]

O *biofeedback* pode ser feito de diversas formas. Nas ciências da saúde, ele foi utilizado inicialmente com a função de controlar a pressão arterial,[2] atividade muscular[3] e temperatura corporal.[4]

Na área de voz, encontram-se evidências da utilização de três tipos de *biofeedback*: eletromiográfico, laringoscópico e acústico.[5] A escolha da melhor forma de *biofeedback* a ser utilizada é realizada em função da atividade que clinicamente se deseja monitorar.

Quando a função a ser amplificada é a atividade elétrica muscular, o *biofeedback* pode ser associado ao uso da eletromiografia (EMG), passando a denominar-se *biofeedback* eletromiográfico. Dessa forma, a EMG na clínica vocal passa a assumir, além da função de procedimento complementar no processo diagnóstico, a de ferramenta de reabilitação.

A EMG pode ser realizada de duas formas: laríngea ou de superfície (EMGs). O uso do *biofeedback* com a EMGs é mais utilizado por tratar-se de um procedimento terapêutico não invasivo e indolor, entretanto, tem a limitação de permitir mensurar apenas a atividade elétrica de músculos superficiais. A EMGs registra potenciais de ação de fibras musculares superficiais, e fornece dados quantitativos sobre a atividade elétrica das unidades motoras do músculo avaliado.[6-9] Para que isso ocorra eletrodos devem ser adaptados no músculo ou no grupo muscular a ser analisado. O sinal elétrico captado pelos eletrodos é amplificado, filtrado e convertido em um sinal eletrônico que pode fornecer *feedback* visual. Além disso, o *feedback* auditivo concomitante sobre o nível do evento fisiológico, nesse caso, a atividade elétrica muscular, pode ser fornecido pelo terapeuta, a fim de promover uma associação entre a parte sinestésica e visual.

As propriedades da onda resultante da captação da atividade elétrica que permitem a análise de suas propriedades são: amplitude (número de unidades motoras recrutadas para execução do movimento), frequência (taxa de disparo da unidade motora) e a duração (tempo que o músculo permanece contraído).[9,10]

A EMGs exige cuidados técnicos na sua aplicação, propostos pelas instituições que normatizam seu uso como o grupo *Surface EMG for the Non-Invasive Assessment of Muscles* (SENIAM) e a *International Society of Electrophysiology and Kinesiology* (ISEK). Os critérios referem-se à alocação de eletrodos e métodos de processamento de sinal captado e, para tal, recomendam a normalização do sinal, para isso deve-se empregar um padrão de referência para reduzir a variabilidade inter e intrassujeitos. Tais recomendações definem a normalização a partir dos valores absolutos da amplitude do sinal captado que, quando relativizados percentualmente, passam a ser considerados como o referencial máximo (100%) da produção do sujeito.[11] Porém, há várias possibilidades de normalizar o sinal, dentre as quais estão o pico máximo da atividade elétrica, a contração voluntária máxima ou submáxima e a média da atividade elétrica.

Em estudos da fonação, a normalização do sinal mais frequentemente empregada tem sido a CVM, para promover a ativação máxima dos músculos superficiais relacionados direta ou indiretamente à produção vocal. Esses aspectos devem ser levados em consideração para escolha do padrão de normalização, visto que a fonação é um fenômeno dinâmico por envolver emissões sustentadas e não sustentadas como em vogais contínuas e trechos de fala encadeada, ou canto.[11-13]

Caso a opção seja pelo pico máximo da atividade elétrica, é importante analisar se os picos das amplitudes dos sinais EMGs dos músculos podem ser considerados para fins de normalização, sendo-lhes atribuídos como 100%. Também é possível admitir que o repouso seja considerado o valor basal como 0%, e, assim, poder ser o dado de referência.[11] Tal determinação merece avaliação e decisão clínicas, pois não há consenso.

Embora o tipo de normalização seja controverso na literatura, o uso do *biofeedback* eletromiográfico deve respeitar a adoção de algum parâmetro para a função que seja alvo da terapia e que ofereça baixa variabilidade da medida. Os equipamentos podem trazer nas suas instruções informações que contemplem essa questão.

Com base nas informações fornecidas pelo *biofeedback* eletromiográfico, o paciente pode, além de ter o *feedback* cinestésico da atividade muscular, analisar e monitorar sua *performance* motora por meio do *feedback* visual dos sinais obtidos pelo eletromiógrafo, produzindo comportamento muscular de melhor qualidade. Assim, por meio do treinamento no processo terapêutico, o sujeito pode reaprender um comportamento neuromuscular. Acredita-se que isso ocorra em virtude da plasticidade do sistema nervoso central, que permite que o indivíduo se adapte a uma nova demanda, inicialmente treinada de forma voluntária, pela reorganização neurofuncional, e que com a aprendizagem motora ele passe a executar o comportamento de forma involuntária e permanente.[1,14-16]

O procedimento apresenta algumas limitações gerais relacionadas com a anatomia e as propriedades fisiológicas dos músculos, controle do sistema nervoso periférico, espessura e camada de gordura sob o músculo, posicionamento dos eletrodos, e interferência dos potenciais elétricos advindos de fontes externas.[8,17] Outra limitação relacionada com a aplicação na musculatura fonatória refere-se ao pequeno tamanho dos músculos em relação ao volume de detecção de EMGs, além do fato de não ser capaz de fornecer dados diretamente relacionados com a produção vocal, mas de músculos superficiais que compreendem os músculos extrínsecos da laringe, de cintura escapular e cervicais.[12,18]

Por fim, mesmo reconhecendo que procedimentos que usam a EMGs na sua modalidade terapêutica ou de treinamento como o *biofeedback* tem limitações e exigem cuidados técnicos de aplicação e análise, trata-se de um procedimento que fornece informações quantitativas e qualitativas sobre a voz, permitindo, ao menos, que o seguimento clínico se valha de paradigmas objetivos para a compreensão da dinâmica muscular desta função.

BREVE HISTÓRICO SOBRE O USO DO *BIOFEEDBACK* ELETROMIOGRÁFICO

O *biofeedback* eletromiográfico teve seus primeiros relatos científicos registrados por volta de 1960 na área da Fisioterapia.[19-21]

Apesar de em outras áreas da Fonoaudiologia o *biofeedback* eletromiográfico ter sido utilizado anteriormente, na área da voz os primeiros dois estudos encontrados são de 1978.[20,22] A finalidade do uso do *biofeedback* eletromiográfico na área de voz é promover o (re)aprendizado de um comportamento vocal equilibrado, bem como sua manutenção à longo prazo.[12]

Para isso, a reabilitação consiste na execução de exercícios ou de função, concomitante ao monitoramento eletromiográfico realizado por meio do acompanhamento e visualização dos sinais da atividade elétrica muscular que são exibidos em uma tela concomitante à sua execução. Acredita-se que isso possa favorecer a autopercepção da produção vocal, e por meio do treino de um comportamento vocal equilibrado, facilitar a generalização do comportamento e a manutenção de uma produção vocal equilibrada a longo prazo.[12,16]

EVIDÊNCIAS CIENTÍFICAS SOBRE O USO DO *BIOFEEDBACK* ELETROMIOGRÁFICO NA CLÍNICA VOCAL: DISTÚRBIOS VOCAIS

Atualmente, há poucas evidências científicas para respaldar o uso clínico do *biofeedback* eletromiográfico nos casos de disfonia.[12]

Com relação à população, as pesquisas clínicas na área de voz mostraram bons resultados na aplicação do procedimento em casos de disfonia cuja etiologia está diretamente relacionada ao comportamento vocal, principalmente aquelas associadas à tensão muscular excessiva.[16,19-21,23-26] Há estudos em pacientes com disfonia hiperfuncional,[16,21,27] disfonia ventricular,[25] nódulos vocais,[28] tensão laríngea excessiva durante a produção vocal[22] e disfonia comportamental.[24] Por outro lado, para casos de disfonia espasmódica, as evidências mostram que o procedimento não parece trazer efeitos positivos.[20]

Há evidências positivas do uso com adultos[16,20,21,23-26] e crianças,[19] porém, não foram encontradas evidências sobre o uso com idosos.

São encontradas evidências de realização do *biofeedback* eletromiográfico com adaptação de eletrodos nos músculos esternocleidomastóideos,[24] nos grupos musculares infra-hióideos[21] e supra-hióideos,[24] e nas regiões tireo-hióidea,[16,25,26,28] cricotireóidea[22,27] e laríngea.[20]

Quanto ao tipo de *software* de *biofeedback*, os estudos internacionais que citam o equipamento utilizado, referem o uso do *software* LabVIEW[16,23] e do Bio-Track.[19] Já no Brasil, o *software* Biotrainer da Miotec tem sido utilizado.[24]

As atividades realizadas durante o treinamento com *biofeedback* eletromiográfico envolvem: repouso;[21,25,28] atividades com função (fonação) como emissão de vogais e palavras isoladas,[21] fala encadeada,[25,28] fala espontânea[22,25] e leitura;[16,22,23,26,28] e exercícios vocais.[24] Em todas as propostas, há associação entre diferentes atividades com função, além de propostas que associam função e exercícios vocais durante a execução do *biofeedback* eletromiográfico,[24] ou exercícios sem o monitoramento e função com monitoramento do *biofeedback* eletromiográfico.[21] Apenas um estudo nacional recente[24] relata o trabalho com terapia indireta associado ao uso do *biofeedback* eletromiográfico.

Para facilitar a mudança no comportamento vocal, pode ser estabelecida uma meta para cada sessão.

Duas propostas sugerem primeiro a habituação, e, em seguida, o paciente deve tentar reduzir a atividade elétrica de modo que em 80% da sessão ela fosse 5 microvolts abaixo da média das três últimas sessões.[22,25]

Outra proposta sugere que o paciente primeiro atinja uma atividade elétrica muscular cujo pico fique abaixo de 30 µV. Após essa etapa ele pode passar para tarefas fonatórias. Em seguida, a atividade elétrica pode variar até 10 µV da obtida em repouso.[27]

A proposta mais atual[24] sugere a obtenção da contração voluntária máxima para cada músculo treinado com o *biofeedback* eletromiográfico, por meio da realização dos exercícios propostos para a terapia vocal de forma forte (em máxima intensidade), três vezes cada. O maior pico obtido para cada músculo, com cada um dos exercícios, é tomado como valor de referência (100% da atividade elétrica de cada músculo) para o cálculo da conversão de µV para % do exercício de referência.

$$\text{Atividade elétrica do músculo no exercício em \%} = \left[\frac{(\text{atividade elétrica do músculo no exercício em } \mu V \times 100)}{\text{atividade elétrica do músculo na contração voluntária máxima com o exercício em } \mu V} \right]$$

Com base nesse cálculo que é realizado pelo próprio *software* simultaneamente à execução da terapia, a proposta sugere uma meta máxima de atividade elétrica normalizada, denominada por eles de traçado-alvo. O traçado-alvo inicia em 85%, diminui 10% a cada duas sessões, finalizando em 55% do valor normalizado nas duas últimas sessões. Para possibilitar que o paciente mantenha sua atividade muscular dentro do traçado-alvo durante a execução dos exercícios, a área correspondente à meta pode ser sombreada na tela. Os traçados-alvo seguem uma estrutura hierárquica, buscando fazer com que o paciente diminua gradativamente a atividade elétrica do grupo muscular trabalhado, durante a realização dos exercícios vocais. Além disso, a proposta sugere um *feedback* auditivo do terapeuta, simultâneo ao *feedback* visual, com comandos verbais como "relaxe" e "mais leve" (Fig. 11-1).

Não foram encontradas propostas de terapia com *biofeedback* eletromiográfico para aumento do recrutamento muscular, apesar de estudo mostrar menor atividade elétrica em indivíduos com disfonia comportamental, sugerindo possível grau de fadiga de musculatura extrínseca associado ao quadro clínico de disfonia.[30] Tendo em vista que disfônicos podem apresentar atividade elétrica aumentada ou reduzida – condições dependentes de variáveis como o grau e tempo de disfonia – é interessante que a mensuração da atividade elétrica seja avaliada antes do treinamento com *biofeedback* eletromiográfico, uma vez que essa informação permitirá ao clínico traçar o objetivo de incrementar ou reduzir o recrutamento muscular na função vocal. De posse dessa informação, caso o sujeito fosse submetido ao treinamento com *biofeedback*, poder-se-ia propor técnicas de fortalecimento muscular controladas com esse recurso. Assim, a mensuração da atividade elétrica é um recurso que pode agregar dados ao planejamento terapêutico.

Há relatos na literatura de fornecimento de *feedback* ao paciente por meio de ruído,[22] uma agulha em uma escala[27] e de uma tela computadorizada.[16,24,25,28]

A literatura propõe um número de sessões de realização do *biofeedback* eletromiográfico que varia entre quatro[27] e 15 sessões,[19,27] com duração de 25[25] a 90 minutos por sessão,[21] e frequência entre uma vez por semana[21,27] e duas vezes por mês.[25] É importante ressaltar que a prática científica necessita padronizar o número de sessões para todos os pacientes, o

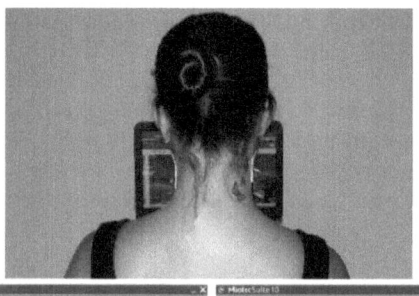

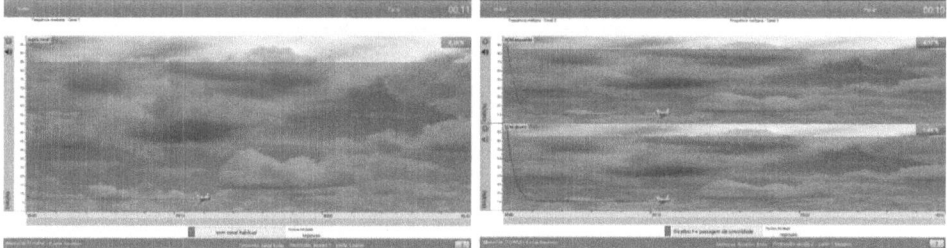

Fig. 11-1. Exemplo da execução do *biofeedback* eletromiográfico com disfônicos. (Fonte: Ribeiro VV, 2017.)[29]

que gera a interrupção do processo terapêutico e não a alta terapêutica. Apesar da literatura mostrar resultados positivos, a experiência clínica releva que o número de sessões deve ser adequado às necessidades individuais de cada caso.

Vários resultados positivos são mensurados com o uso da intervenção, dentre os quais encontram-se melhora na qualidade vocal,[19,21,22,25,27] parâmetros aerodinâmicos,[27] laringe,[25] autoavaliação vocal,[27] qualidade de vida,[16] dor musculoesquelética[24] e atividade elétrica muscular.[16,19,21-25,27,28] Porém, é importante destacar que não há uma relação direta entre *biofeedback* eletromiográfico e qualidade vocal, mas sim, entre *biofeedback* eletromiográfico e a atividade elétrica dos músculos envolvidos na fonação, sendo este um procedimento que parece auxiliar mais na redução da tensão muscular excessiva, por meio da modificação do comportamento neuromuscular, do que na qualidade vocal,[5,12] embora o *output* vocal possa ser beneficiado com esse tipo de aprendizado.

Há relatos de manutenção dos efeitos positivos obtidos com o uso do *biofeedback* eletromiográfico de até 18 meses[21] após o término da reabilitação.

EVIDÊNCIAS CIENTÍFICAS SOBRE O USO DO *BIOFEEDBACK* ELETROMIOGRÁFICO NA CLÍNICA VOCAL – VOZ CANTADA

A voz profissional compreende profissionais da voz falada e cantada. Porém, não foram encontradas evidências sobre o uso do *biofeedback* eletromiográfico para treinamento da voz profissional falada, apenas cantada.

Cantores são profissionais da voz, que, geralmente, possuem grande demanda vocal, bem como uma gama enorme de graus de exigência e requintes específicos a depender do seu gênero musical. Uma decorrência de tais características pode ser a influência de desconfortos na produção da voz cantada durante o desempenho vocal em *performances* artísticas, pois todos os ajustes específicos da dinâmica do canto são influenciados por ajustes laríngeos e supralaríngeos.[31]

O uso do *biofeedback* eletromiográfico no treinamento vocal de cantores constitui uma ferramenta interessante e promissora. Isso porque ela possibilita ao cantor o monitoramento da atividade muscular em tempo real, podendo, assim, auxiliá-lo na construção de uma nova representação mental do padrão vocal durante o canto e gerar um melhor comportamento muscular e desempenho vocal, já que o processo de canto envolve a ação conjunta e harmoniosa de diversos grupos musculares intrínsecos e extrínsecos.[32]

Na clínica vocal, são utilizados diversos tipos de monitoramento, em especial o auditivo, cujo *feedback* permite melhor percepção vocal e tátil-cinestésica. Ao ouvir e ver seu comportamento vocal nas ferramentas de análise acústica, o indivíduo pode melhor controlar esse comportamento. No entanto essas ferramentas nem sempre são suficientes para possibilitar a autorregulação da função fonatória. Logo, podemos hipotetizar que com a utilização de mais uma ferramenta que forneça informação visual e proprioceptiva da musculatura envolvida na produção vocal, o indivíduo consiga modificar e reajustar o gesto vocal de forma mais eficaz. Nesse sentido, o uso do *biofeedback* eletromiográfico na reabilitação e habilitação de cantores contribui para esse reequilíbrio, por meio do controle do comportamento muscular.

Na literatura, são encontrados poucas pesquisas destinadas ao uso do *biofeedback* eletromiográfico na população de cantores, e em sua maioria são estudos de casos antigos, com variação quanto ao tempo e número de sessões necessárias, além de não deixarem claras as atividades desenvolvidas durante a aplicação e a forma de controle da intensidade do *biofeedback*, porém os resultados encontrados mostram-se promissores nessa categoria de profissionais da voz.

Com o intuito de verificar a evidência clínica do uso do *biofeedback* eletromiográfico em cantores com desconforto vocal foi desenvolvido um estudo[33] com uma amostra de 21 cantores distribuídos equitativamente em três grupos de intervenção: um grupo que recebeu apenas treinamento por *biofeedback* eletromiográfico (Fig. 11-2), outro que obteve treinamento convencional associado ao *biofeedback* eletromiográfico e um terceiro que foi treinado com terapia convencional. Em todos os grupos, foram reforçados os parâmetros vocais referentes a relaxamento, respiração, qualidade vocal, ressonância e articulação durante a execução de uma música autorreportada como de maior desconforto vocal. Os resultados desse estudo mostram-se bastante interessantes, pois no tocante a atividade elétrica os músculos supra e infra-hióideos aumentaram a atividade elétrica nos grupos que receberam o treinamento por *biofeedback*, o que não aconteceu com os músculos esternocleidomastóideos que eram monitorados durante o treinamento.

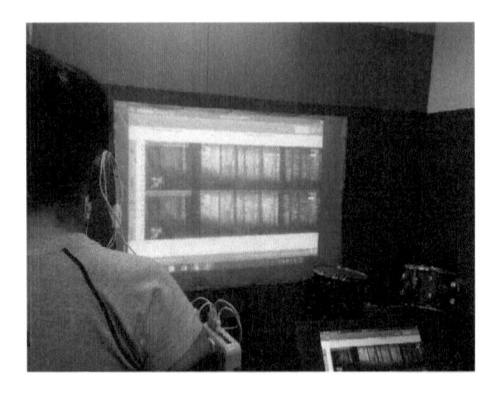

Fig. 11-2. Exemplo da execução do *biofeedback* eletromiográfico com cantores. (Fonte: Amorim GO, 2018.)[33]

Esses dados revelam que o aumento da atividade elétrica do músculos supra e infra-hióideos ocorreram provavelmente em virtude da ação ativa dos articuladores durante os ajustes próprios do canto, como tempo de emissão de notas sustentadas, fôrmas e embocaduras dos articuladores e carga expressiva durante a execução das músicas.[34] Outro fator que pode ter contribuído para o aumento da atividade elétrica dos grupos musculares supra e infra-hióideos é a tensão em região cervical e laríngea durante o canto, pois um estudo desenvolvido com cantores populares de diferentes estilos musicais mostra que a maioria dos cantores referiram dores e desconforto em regiões proximais e distais à laringe durante o canto, como dores no pescoço e garganta, que os forçaram a desenvolver mais esforço durante a execução de seus repertórios.[35] No estudo desenvolvido com uma cantora erudita a fim de promover abaixamento laríngeo e maior conforto vocal, constatou-se que o aumento da atividade elétrica dos músculos infra-hióideos favoreceu o abaixamento da laringe e, consequentemente, gerou um padrão vocal mais relaxado com melhora na qualidade vocal.[36]

Já no grupo de cantores que não foram submetidos ao *biofeedback* eletromiográfico, observou-se redução da atividade dos músculos supra e infra-hióideos e um discreto aumento da atividade dos esternocleidomastóideos, talvez em virtude da dificuldade em manejar melhor esses músculos, decorrente da impossibilidade de adoção de qualquer estratégia de monitoramento da atividade elétrica.[32]

O grau de conforto em cantar as músicas do repertório também merece destaque no estudo em que investigou a dinâmica do canto entre os períodos pré- e pós-treinamento por *biofeedback* eletromiográfico.[32] Nesse grupo, tanto na percepção do próprio cantor, quanto na dos juízes que avaliarem as amostras de canto, houve melhora significativa na *performance* da voz cantada em todos os cantores que receberam esse modelo de treinamento.

Um aspecto interessante observado na maioria dos estudos realizados com cantores utilizando-se o *biofeedback* eletromiográfico é a escolha do músculo esternocleidomastóideo. Provavelmente, essa escolha ocorra por esse grupo muscular estar envolvido nas ações de rotação heterolateral, inclinação homolateral, extensão e flexão de cabeça, posturas essas facilmente observadas durante a execução do canto e que podem também gerar tensões de fácil constatação.[37]

O padrão respiratório do cantor também é considerado quando se pensa em treinamento com *biofeedback* eletromiográfico. Estudo desenvolvido com 16 cantores clássicos, usando o *biofeedback* eletromiográfico para redução da atividade elétrica dos músculos trapézio e esternocleidomastóideo durante o canto, utilizou tarefas de canto de uma aria e emissões com variações de tom e intensidade durante as sessões de *biofeedback*. Os eletrodos foram alocados nos músculos trapézio, esternocleidomastóideo, intercostais, reto abdominal e abdominais laterais para captação da atividade elétrica, e comparação entre o pré- e pós-treinamento.[38] Os resultados mostraram redução na atividade elétrica do esternocleidomastóideo durante o canto, com maior atividade elétrica dos músculos intercostais, reto abdominal e abdominais laterais. Esses resultados sugerem que é possível reduzir o recrutamento de diferentes grupos musculares da região cervical quando se faz um melhor apoio diafragmático.

Ainda que os achados dos estudos aqui apresentados sejam interessantes e venham abrir um campo amplo de pesquisas em treinamento para voz de cantores, deve-se ressaltar a grande dificuldade em compará-los com os da literatura dada a restrição de trabalhos que utilizaram o *biofeedback* eletromiográfico em cantores populares. Os estudos que utilizam o *biofeedback* eletromiográfico em cantores eruditos destacaram o papel importante da musculatura intercostal e abdominal no controle da respiração, gerando uma redução do recrutamento dos músculos da região cervical, propiciando, assim, maior equilíbrio na produção vocal durante o canto.

Aspectos relacionados a fatores posturais também merecem destaque quando se referem ao *biofeedback* eletromiográfico aplicado ao treinamento vocal de cantores. Sabe-se que o canto erudito caracteriza-se por um estilo de canto que possui uma estética já definida, no qual os cantores geralmente se apresentam com posturas eretas e com poucos movimentos corporais, o mesmo não acontecendo com os cantores populares, que quase sempre implementam ao seu estilo de canto outras habilidades artísticas como a dança que exigem movimentos amplos do corpo e meneios de cabeça para dar expressividade a música.

Estudo realizado com oito estudantes de canto erudito, utilizando o *biofeedback* eletromiográfico nos músculos esternocleidomastóideos e trapézio durante o canto, mostrou que é possível reduzir a atividade elétrica desses músculos e que os procedimentos realizados durante as sessões de *biofeedback* (cantar músicas e sustentações de emissões) podem ser transferidos para o canto regular, mas que a variação de ajustes posturais podem gerar aumento da atividade elétrica dos músculos trapézio e esternocleidomastóideos.[39]

Relatos de cantores durante e após as sessões em que o *biofeedback* eletromiográfico é utilizado, sempre giram em torno do quanto é mais fácil cantar observando como a musculatura trabalha durante a execução da música e que essa ferramenta ajuda a mostrar que é possível cantar bem e sem esforço dando uma atenção especial à postura mesmo em movimentação, ao controle da articulação e clareza articulatória e a sustentação das notas sem perder a liberdade e expressividade que a atividade artística exige. Muitos relatam que cantar durante as sessões se assemelha a jogar um bom jogo de vídeo game e que durante ensaios e *performances* de palco as informações adquiridas são facilmente implementadas sem que haja necessidade de se estar atentamente preso aos comandos recebidos durante as sessões, como se o aprendizado adquirido durante os treinos fosse algo já orgânico para eles, o que demonstra como o *biofeedback* eletromiográfico gera uma nova representação mental na forma de cantar.[32]

O uso do *biofeedback* eletromiográfico no treinamento vocal de cantores mostra-se uma ferramenta muito interessante para o cantor, pois permite a ele monitorar o grau de esforço que implementa ao cantar, bem como ajustar os sinais de desconforto que autorreportam ao executarem seus repertórios, criando, assim, uma nova rota de representação mental,[40] porém o direcionamento das futuras pesquisas deverá estar centrado na busca de uma padronização dos métodos de *biofeedback* para voz, o que ainda constitui um grande desafio. Há evidências robustas quanto à validade do método para orientar emissões vocais com qualidade, mas não há parâmetros comparativos que permitam generalizações.

DESAFIOS E EXPECTATIVAS

Os desafios da área encontram-se na disponibilização de equipamento mais acessíveis no Brasil, que permitam a aderência desse procedimento na prática clínica, bem como a aquisição pelos pacientes para monitoramento também da execução dos exercícios em casa. Além disso, ainda são necessários estudos sobre as variáveis temporais associadas ao *biofeedback* eletromiográfico, a fim de compreender o tempo de execução, a frequência e o número de sessões mínimos necessários para a obtenção de resultados positivos com as diferentes populações.

Diante do panorama atual em que estudos com alto nível de evidência vêm sendo realizados tanto no exterior, quanto no Brasil, espera-se que as lacunas existentes sobre o uso do *biofeedback* eletromiográfico na clínica vocal sejam supridas a curto prazo.

REFERÊNCIAS BIBLIOGRÁFICAS

1. Allen KD. EMG Biofeedback treatment of dysphonias and related voice disorders. J Speech Lang Pathol Appl Behav Anal. 2007;2(2):149-157.
2. Miller N. Clinical applications of biofeedback: Voluntary control of heart rate, rhythm, and blood pressure. In: Russek HA (ed.). New horizons in cardiovascular practice. Baltimore: University Park Press; 1975.
3. Cox DJ, Freundlich A, Meyer RG. Differential effectiveness of electromyograph feedback, verbal relaxation instructions, and medication placebo with tension headaches. J Consult Clin Psychol. 1975;43(6):892-898.
4. Keefe FJ. Conditioning Changes in Differential Skin Temperature. Percept Mot Skills. 1975;40:283-288.
5. Maryn Y, de Bodt M, van Cauwenberge P. Effects of biofeedback in phonatory disorders and phonatory performance: A systematic literature review. Appl Psychophysiol Biofeedback. 2006;31(1):65-83.
6. Balata PM, Silva HJ, Nascimento GK, Moraes KJ, Pernambuco LA, Freitas MC et al. Incomplete swallowing and retracted tongue maneuvers for electromyographic signal normalization of the extrinsic muscles of the larynx. J Voice. 2012;26(6):813.e1-7.
7. Rahal A. Eletromiografia. In: Tratado de Fonoaudiologia. 2 ed. São Paulo: Roca; 2010. p. 529-531.
8. Rahal A, Pierotti S. Eletromiografia e cefalometria na Fonoaudiologia. In: Tratado de Fonoaudiologia. São Paulo: Roca; 2004. p. 237-253.
9. Rahal A, Silva MMA, Berretin-Felix G. Eletromiografia de superfície e biofeedback eletromiográfico. In: Atualidades em Motricidade Orofacial. Rio de Janeiro: Revinter; 2012. p. 49-58.
10. Rondelli RR, Dal Corso S, Simões A, Malaguti C. Methods for the assessment of peripheral muscle fatigue and its energy and metabolic determinants in COPD. J Bras Pneumol. 2009;35(11):1125-1135.
11. Balata PM, Silva HJ, Pernambuco LA, de Oliveira JH, de Moraes SR. Normalization patterns of the surface electromyographic signal in the phonation evaluation. J Voice. 2015;29(1):129.e1-8.
12. Ribeiro VV, Vitor JS, Honório HM, Brasolotto AG, Silverio KCA. Surface electromyographic biofeedback for behavioral dysphonia in adult subjects: a systematic review. CoDAS. 2018;30(6):e20180031.
13. Stepp CE, Hillman RE, Heaton JT. Modulation of Neck Intermuscular Beta Coherence During Voice and Speech Production. J Speech Lang Hear Res. 2011;54(3):836-44.
14. Goulart F, Vasconcelos K, Souza M, Pontes P. A utilização do biofeedback no tratamento fisioterápico da paralisia facial periférica. Acta Fisiatr. 2002;9(3):134-140.
15. Lopes PG, Vasconcelos JCP, Ramos AM, Moreira MCS, Lopes JAF, Kavamoto CA. The effects of biofeedback therapy by surface electromyography on knee flexion in hemiparetic gait. Acta Fisiatr. 2004;11(3):125-131.
16. Wong AYH, Ma EPM, Yiu EML. Effects of practice variability on learning of relaxed phonation in vocally hyperfunctional speakers. J Voice. 2011;25(3):e103-e113.
17. Pernambuco LA, Cunha RA, Lins O, Leão JC, Silva HJ. A eletromiografia de superfície nos periódicos nacionais em fonoaudiologia. Rev CEFAC. 2010;12(4):685-692.
18. Stepp CE. Surface Electromyography for Speech and Swallowing Systems: Measurement, Analysis, and Interpretation. J Speech Lang Hear Res. 2012;55(4):1232-46.
19. Allen KD, Bernstein B, Chait DH. EMG Biofeedback treatment of pediatric hyperfunctional dysphonia. J Behav Ther Exp Psychiatry. 1991;22(2):97-101.
20. Henschen TL, Burton NG. Treatment of spastic dysphonia by EMG biofeedback. Biofeedback Self Regul. 1978;3(1):91-96.

21. Sime WE, Healey EC. An interdisciplinary approach to the treatment of a hyperfunctional voice disorder. Biofeedback Self Regul. 1993;18(4):281-287.
22. Prosek RA, Montgomery AA, Walden BE, Schwartz DM. EMG Biofeedback in the Treatment of Hyperfunctional Voice Disorders. J Speech Hear Disorders. 1978;43(3):282.
23. Ma EPM, Yiu GKY, Yiu EML. The effects of self-controlled feedback on learning of a "relaxed phonation task". J Voice. 2013;27(6):723-728.
24. Ribeiro VV, Gabriela de Oliveira A, da Silva Vitor J, Ramos AC, Brasolotto AG, Silverio KCA. Effectiveness of voice therapy associated with electromyographic biofeedback in women with behavioral dysphonia: randomized controlled double-blind clinical trial. J Voice. 2018: pii:S0892-1997(17)30532-5.
25. Watson TS, Allen SJ, Allen KD. Ventricular fold dysphonia: Application of biofeedback technology to a rare voice disorder. Behavior Therapy. 1993;24(3):439-446.
26. Yiu EML, Verdolini K, Chow LPY. Electromyographic study of motor learning for a voice production task. J Speech Lang Hear Res. 2005;48(6):1254.
27. Andrews S, Warner J, Stewart R. EMG biofeedback and relaxation in the treatment of hyperfunctional dysphonia. Int J Lang Commun Disord. 1986;21(3):353-69.
28. Stemple JC, Weiler E, Whitehead W, Komray R. Electromyographic biofeedback training with patients exhibiting a hyperfunctional voice disorder. Laryngoscope. 1980;90(3):471-476.
29. Ribeiro VV. Efeito da terapia vocal associada ao biofeedback eletromiográfico em mulheres com disfonia comportamental: ensaio clínico randomizado, controlado e cego. Universidade de São Paulo. 2017.
30. Balata PM, Silva HJ, Pernambuco LA, Amorim GO, Braga RS, Fernandes da Silva EG et al. Electrical activity of extrinsic laryngeal muscles in subjects with and without dysphonia. J Voice. 2015;29(1):129.e9-17.
31. Costa HO, Duprat A, Eckley C, Andrada e Silva MA. Caracterização do profissional da voz para o otorrinolaringologista. Braz J Otorhinolaryngol. 2000;66(2):129-134.
32. Amorim GO, Albuquerque LC, Pernambuco LA, Balata PM, Luckwü-Lucena BT, Silva HJ. Contributions of neuroimaging in singing voice studies: a systematic review. Rev CEFAC. 2017;19(4):556-564.
33. Amorim GO. Evidências clínicas do Biofeedback Eletromiográfico para cantores com desconforto vocal. Pernambuco. Tese (Doutorado). Universidade Federal de Pernambuco; 2018.
34. Faaborg-Andersen K, Sonninen A. The function of the extrinsic laryngeal muscles at different pitch - an electromyographic and roentgenologic investigation. Acta Otolaryngol. 1960;51:89-93.
35. Rocha C, Moraes M, Behlau M. Pain in popular singers. J Soc Bras Fonoaudiol. 2012;24(1):374-80.
36. Kirkpatrick A. Training vocalists to achieve and maintain a lower laryngeal while singing usings EMG biofeedback. J Sing. 2012;68(3):253-260.
37. Costa D, Vitti M, Tosello DO. Electromyographic study of the sternocleidomastoid muscle in head movements. Electromyogr Clin Neurophysiol. 1990;30(7):429-434.
38. Pettersen V, Westgaard RH. The association between upper trapezius activity and thorax movement in classical singing. J Voice. 2004;18(4):500-512.
39. Pettersen V, Westgaard RH. Muscle activity in the classical singer's shoulder and neck region. Logoped Phoniatr Vocol. 2002;27(4):169-178.
40. Amorim GO, Balata PMM, Vieira LG, Moura T, Silva HJ. Biofeedback in dysphonia – progress and challenges. Braz J Otorhinolaryngol. 2018;84(2):240-248.

DISFONIA INFANTIL: AVANÇOS E ATUALIDADES

CAPÍTULO 12

Lívia Lima Ribeiro
Eliane Cristina Pereira
Ana Paula Dassie-Leite

INTRODUÇÃO

A clínica vocal pediátrica recebe crianças e adolescentes com idades e demandas vocais variadas. Estima-se que 10% dos pacientes atendidos tenham entre 2 e 18 anos[1,2] e que a prevalência das alterações vocais varie de 3,9% a 23,4% nesta população.[3,4] Muitas vezes, há um atraso na procura pelo atendimento fonoaudiológico, pois a alteração vocal, na maioria das vezes, não gera sintomas que envolvam outros sistemas,[5] o que contribui para o pensamento de que rouquidão na infância é normal, além de potencializar as limitações escolares e nas futuras oportunidades sociais e profissionais[6,7] e subestimar a disfonia infantil.[6]

Geralmente, crianças e adolescentes chegam aos consultórios a partir da demanda de seus pais/responsáveis, que ao perceberem alterações na qualidade vocal, prejuízos na qualidade de vida, sintomas vocais, limitações físicas ou sociofuncionais, por causa do problema de voz, procuram por atendimento clínico especializado.[8]

A disfonia infantil apresenta etiologia multifatorial relacionada a questões ambientais, orgânicas, funcionais e emocionais cujos principais fatores de risco são: aspectos anatômicos e histológicos do aparelho fonador (ausência de máculas flavas, ligamento vocal imaturo, laringe elevada, trato vocal curto e pouco controle vocal),[9] características da comunicação (falar com esforço, falar sem descansar e imitar vozes frequentemente),[10] características do ambiente (sexo masculino, presença de irmãos mais velhos, ambiente familiar ruidoso e longa convivência em grupos sociais grandes)[11-13] e fatores emocionais (conflitos emocionais nas crianças e na relação pais e filhos).[14] Na clínica vocal, é frequente a presença de escolares com nódulos vocais e adolescentes com problemas na muda vocal.[15]

Problemas vocais na população pediátrica, apesar de pouco valorizados pela sociedade brasileira, são crescentes e com impacto potencial no desenvolvimento da criança e do adolescente. Particularidades da autoavaliação vocal, avaliação parental, perceptivo-auditiva e acústica da voz devem ser consideradas para o melhor diagnóstico e manejo da disfonia, o que possibilitará a customização da terapia para a população pediátrica e não apenas a aplicação de uma miniversão do modelo adulto.

RELATO DE PAIS E FILHOS NA CLÍNICA VOCAL PEDIÁTRICA

Considerando que a voz é um fenômeno biopsicossocial é fundamental a realização de uma avaliação multimodal que contemple não apenas a voz e os sintomas vocais em si, mas aspectos emocionais, comportamentais e de qualidade de vida para o melhor diagnóstico e intervenção nesses casos. O uso de múltiplos informantes, pela combinação do relato de pais e filhos, é uma forma de agregar informações advindas de diferentes percepções de modo a melhor compreender a alteração vocal e os impactos decorrentes dela.

Em 2001, a Sociedade Europeia de Laringologia preconizou que os protocolos de autoavaliação – *Patient reported outcome measures* (PROMs) fossem utilizados nos procedimentos básicos de avaliação vocal e desde então eles foram incluídos na rotina clínica[16] com objetivos que variam desde a investigação de sintomas e problemas que possam interferir na vida do indivíduo às mudanças decorrentes dos tratamentos realizados.[6,17,18]

Na clínica pediátrica, os PROMs, geralmente, são respondidos pelos pais.[6,17,19,20] A avaliação parental, por meio de protocolos padronizados, iniciou-se há menos de 20 anos com a adaptação de instrumentos, originalmente, destinados aos adultos. Dentre os instrumentos de avaliação parental destaca-se o Protocolo Qualidade de Vida em Voz Pediátrico – QVV-P – validado para o português-brasileiro[21] (Quadro 12-1).

Quadro 12-1. Protocolo Qualidade de Vida em Voz Pediátrico (QVV-P) (Ribeiro *et al.*, 2014)

Estamos procurando compreender melhor como um problema de voz pode interferir nas atividades de vida diária de seu/sua filho(a). Apresentamos uma lista de possíveis problemas relacionados à voz. Por favor, responda a todas as questões com base em como a voz de seu/sua filho(a) tem estado nas DUAS ÚLTIMAS SEMANAS. Não existem respostas certas ou erradas. Para responder ao questionário, considere tanto a gravidade do problema, como sua frequência de aparecimento, avaliando cada item abaixo de acordo com o tamanho do problema que ele/ela tem. A escala que você utilizará é a seguinte:

1 = não é um problema
2 = é um problema pequeno
3 = é um problema médio
4 = é um problema grande
5 = é um problema muito grande

1. Meu/minha filho(a) tem dificuldades em falar forte (alto) ou ser ouvido(a) em lugares ou situações barulhentos.	1	2	3	4	5
2. Quando fala ele/ela fica sem ar e precisa respirar muitas vezes.	1	2	3	4	5
3. Às vezes, quando começa falar, ele/ela não sabe como a voz vai sair.	1	2	3	4	5
4. Às vezes, meu/minha filho(a) fica ansioso(a) ou frustrado(a) por causa da sua voz.	1	2	3	4	5
5. Às vezes, meu/minha filho(a) fica deprimido(a) por causa da sua voz.	1	2	3	4	5
6. Meu/minha filho(a) tem dificuldades em falar ao telefone ou conversar pessoalmente com seus/suas amigos(as).	1	2	3	4	5
7. Meu/minha filho(a) tem problemas na escola por causa da sua voz.	1	2	3	4	5
8. Meu/minha filho(a) evita sair socialmente por causa da sua voz.	1	2	3	4	5
9. Meu/minha filho(a) tem que repetir o que fala para ser entendido(a).	1	2	3	4	5
10. Meu/minha filho(a) ficou menos expansivo(a) por causa da sua voz.	1	2	3	4	5

O uso do autorrelato na clínica vocal pediátrica é ainda mais recente.[6,15,20,22] O Questionário de Sintomas Vocais Pediátrico[22] (Quadro 12-2), originalmente em francês – *Questionnaire des Symptômes Vocaux* – é o primeiro instrumento a utilizar a versão de autoavaliação e a combinar o relato de pais e filhos. Recentemente validado para o português-brasileiro[15,20] tem-se apresentado como uma boa opção para a rotina clínica, inclusive, para ações de triagem vocal.

Com a utilização da combinação do autorrelato e do relato parental iniciaram-se as investigações sobre a concordância entre as avaliações de pais e filhos e observou-se que ela é influenciada pela idade, domínio e tipo de manifestação investigados.[6,23] Crianças mais velhas têm melhor autopercepção de sua qualidade vocal e por isso a idade tem relação diretamente proporcional; para a qualidade de vida a concordância é maior nos domínios objetivos,[24] uma vez que, os pais percebem melhor as questões físicas do que socioemocionais independente da idade da criança ou do adolescente.[21] Observa-se, também, que as manifestações intrínsecas (sensação de garganta ardendo ou queimando durante a fala, por exemplo) são mais bem percebidas pela criança, o que reduz a concordância pais e filhos, ao passo que manifestações extrínsecas (sensação de que a voz é diferente das outras crianças e adolescentes, por exemplo) aumentam a concordância nos relatos.[15]

Os instrumentos de avaliação parental e/ou autoavaliação devem ser utilizados com frequência na clínica vocal.[15,17,25] Como nem sempre há uma relação direta das avaliações clínicas com a percepção do paciente quanto à severidade da disfonia e aos impactos por ela desencadeados[26,27] é muito importante que sejam adotados múltiplos informantes que relatam e analisam os dados com óticas diferentes, o que reforça a importância da avaliação parental e de sua combinação com a autoavaliação. A soma das informações advindas dos vários tipos de avaliação melhor direciona a conduta terapêutica, mensura os efeitos do tratamento vocal oferecido[28] e viabiliza uma nova abordagem na clínica vocal pediátrica.

Quadro 12-2. Questionário de Sintomas Vocais Pediátrico (QSV-P) – Versões Parental e Autoavaliação (Krohling *et al.*, 2016a)

Versão parental		0 Nunca	1 Às vezes	2 Quase sempre	2 Sempre
1a	Seu/sua filho(a) sente que a voz cansa quando: conversa, brinca, fala ao telefone..., ou depois disso?				
1b	Seu/sua filho(a) sente que a voz cansa quando: lê em voz alta, participa de festas, do teatro da escola..., ou depois disso?				
1c	Seu/sua filho(a) sente que a voz cansa quando: canta, participa de coral, brinca de karaokê..., ou depois disso?				
1d	Seu/sua filho(a) sente que a voz cansa quando: joga futebol, brinca de queimada, de "pega-pega", pratica esportes..., ou depois disso?				

Média item 1 _____

(Continua)

Versão parental	0 Nunca	1 Às vezes	2 Quase sempre	2 Sempre
2 As pessoas pedem para o(a) seu/sua filho(a) repetir o que falou, por causa da voz dele(a)?				
3 Seu/sua filho(a) tem que fazer força para a voz dele(a) sair?				
4 Seu/sua filho(a) fica irritado por causa da voz dele(a)?				
5a Seu/sua filho(a) evita usar a voz quando: conversa, brinca, fala ao telefone... porque a voz dele(a) não é como ele(a) gostaria?				
5b Seu/sua filho(a) evita usar a voz quando: lê em voz alta, participa de festas, do teatro da escola..., porque a voz dele(a) não é como ele(a) gostaria?				
5c Seu/sua filho(a) evita usar a voz quando: canta, participa de coral, brinca de karaokê..., porque a voz dele(a) não é como ele(a) gostaria?				
5d Seu/sua filho(a) evita usar a voz quando: joga futebol, brinca de queimada, de "pega-pega", pratica esportes..., porque a voz dele(a) não é como ele(a) gostaria?				
Média item 5_____				
6 Seu/sua filho(a) tem que forçar a voz para falar?				
7 Já debocharam, zombaram ou fizeram piada da voz do(a) seu/sua filho(a)?				
8 Seu/sua filho(a) já ficou sem falar porque não tinha voz?				
9 Seu/sua filho(a) fica com raiva por causa da voz dele(a)?				
10 Seu/sua filho(a) tem medo de prejudicar ou piorar a sua voz dele(a)?				
11a Seu/sua filho(a) fica com dor de garganta quando: conversa, brinca, fala ao telefone..., ou depois disso?				
11b Seu/sua filho(a) fica com dor de garganta quando: lê em voz alta, participa de festas, do teatro da escola..., ou depois disso?				
11c Seu/sua filho(a) fica com dor de garganta quando: canta, participa de coral, brinca de karaokê..., ou depois disso?				
11d Seu/sua filho(a) fica com dor de garganta quando: joga futebol, brinca de queimada, de "pega-pega", pratica esportes..., ou depois disso?				
Média item 11_____				

Versão parental		0 Nunca	1 Às vezes	2 Quase sempre	2 Sempre
12	As pessoas perguntam para o(a) seu/sua filho(a) "o que você tem na voz?"				
13	Seu/sua filho(a) tem que tossir ou pigarrear quando fala mesmo sem estar doente (gripe ou resfriado)? (Demonstração pelo médico/clínico)				
14	Seu/sua filho(a) fica rouco, mesmo quando não está doente?				
15	Seu/sua filho(a) tem dificuldade de completar as frases quando fala, por causa da voz dele(a)?				
16a	Seu/sua filho(a) tem que descansar a voz quando: conversa, brinca, fala ao telefone..., ou depois disso?				
16b	Seu/sua filho(a) tem que descansar voz quando: lê em voz alta, participa de festas, do teatro da escola..., ou depois disso?				
16c	Seu/sua filho(a) tem que descansar a voz quando: canta, participa de coral, brinca de karaokê..., ou depois disso?				
16d	Seu/sua filho(a) tem que descansar a voz quando: joga futebol, brinca de queimada, de "pega-pega", pratica esportes..., ou depois disso?				
	Média item 16_____				
17	Seu/sua filho(a) sente que a garganta arde ou incomoda mesmo quando não está doente (gripe/resfriado)?				
18	Seu/sua filho(a) fica triste por causa da voz dele(a)?				
19	Seu/sua filho(a) gostaria de mudar sua voz dele(a)?				
	Escore de Sintomas da Avaliação Parental_____				

(Continua)

Versão autoavaliação	0 Nunca	1 Às vezes	2 Quase sempre	2 Sempre
	○	○	○	○
1a Você sente que a sua voz cansa quando: conversa, brinca, fala ao telefone..., ou depois disso?				
1b Você sente que a sua voz cansa quando: lê em voz alta, participa de festas, do teatro da escola..., ou depois disso?				
1c Você sente que a sua voz cansa quando: canta, participa de coral, brinca de karaokê..., ou depois disso?				
1d Você sente que a sua voz cansa quando: joga futebol, brinca de queimada, de "pega-pega", pratica esportes..., ou depois disso?				
Média item 1_____				
2 As pessoas pedem para você repetir o que falou, por causa da sua voz?				
3 Você tem que fazer força para a sua voz sair?				
4 Você fica irritado por causa da sua voz?				
5a Você evita usar a voz quando: conversa, brinca, fala ao telefone..., porque você não gosta dela?				
5b Você evita usar a voz quando: lê em voz alta, participa de festas, do teatro da escola..., porque você não gosta dela?				
5c Você evita usar a voz quando: canta, participa de coral, brinca de karaokê..., porque você não gosta dela?				
5d Você evita usar a voz quando: joga futebol, brinca de queimada, de "pega-pega", pratica esportes..., porque você não gosta dela?				
Média item 5_____				
6 Você tem que forçar a voz para falar?				
7 Já debocharam, zombaram ou fizeram piada da sua voz?				
8 Você já ficou sem falar porque não tinha voz?				
9 Você fica com raiva por causa da sua voz?				
10 Você tem medo de prejudicar ou piorar a sua voz?				

Versão Autoavaliação	0 Nunca	1 Às vezes	2 Quase sempre	2 Sempre
	○	○	○	○

11a Você fica com dor de garganta quando: conversa, brinca, fala ao telefone..., ou depois disso?

11b Você fica com dor de garganta quando: lê em voz alta, participa de festas, do teatro da escola..., ou depois disso?

11c Você fica com dor de garganta quando: canta, participa de coral, brinca de karaokê..., ou depois disso?

11d Você fica com dor de garganta quando: joga futebol, brinca de queimada, de "pega-pega", pratica esportes..., ou depois disso?

Média item 11_____

12 As pessoas perguntam "o que você tem na voz?"

13 Você tem que tossir ou pigarrear quando fala mesmo sem estar doente (gripe ou resfriado)? (Demonstração pelo médico/clínico)

14 Você fica rouco, mesmo quando não está doente?

15 Você tem dificuldade de completar as frases, quando fala, por causa da sua voz?

16a Você tem que descansar a voz quando (conversa, brinca, fala ao telefone...) ou depois disso?

16b Você tem que descansar a voz quando (lê em voz alta, participa de festas, do teatro da escola...) ou depois disso?

16c Você tem que descansar a voz quando (canta, participa de coral, brinca de karaokê..., ou depois disso?

16d Você tem que descansar a voz quando: joga futebol, brinca de queimada, de "pega-pega", pratica esportes..., ou depois disso?

Média item 16_____

17 Você sente que a garganta arde ou incomoda mesmo quando não está doente (gripe/resfriado)?

18 Você fica triste por causa da sua voz?

19 Você gostaria de mudar a sua voz?

Escore de Sintomas Vocais da Autoavaliação_____

SINTOMAS VOCAIS

Durante a comunicação, crianças e adolescentes podem apresentar manifestações sensoriais desagradáveis e alterações na qualidade vocal, o que pode comprometer o bem-estar delas. Tais sintomas aparecem precoce ou tardiamente por questões congênitas ou por fonotraumas de repetição, respectivamente,[29] chegando a acometer até 23% das crianças com idade entre 4 e 12 anos[13] por um período variado, podendo ser superior a um ano.[29]

Os sintomas vocais podem ser fonatórios (alteração na qualidade vocal e na potência da voz), sensoriais (coceira, fisgada, queimação, dentre outros), dolorosos (dor em cervical, na laringe, na base da língua, dentre outros), vagais (tosse, engasgo ou dificuldade para deglutir) ou miscelânea (edema, hemoptise e dispneia)[30] cujas manifestações variam quanto à frequência e à intensidade de ocorrência.[31,32]

Pais e filhos podem relatar os sintomas durante a anamnese vocal. Crianças e adolescentes, geralmente, referem mais sintomas vocais do que seus pais, o que reforça o componente cinestésico dessas manifestações.[15] Dentre os sintomas vocais mais relatados por crianças com idade pré-escolar e escolar destacam-se dor, pigarro e tosse ao falar e cantar e dificuldades para ler em voz alta, cantar ou gritar em jogos e brincadeiras, que, frequentemente, estão associados a sentimentos de frustração, raiva, constrangimento e insatisfação com a voz.[17]

A mensuração dos sintomas vocais pode ser realizada por meio do Questionário de Sintomas Vocais Pediátrico – QSV-P (Quadro 12-2), que é aplicável a faixa etária de 6 a 18 anos e avalia a percepção de pais e filhos por meio de 31 questões objetivas que englobam aspectos físicos, emocionais e sociofuncionais da alteração vocal.[15,20] O QSV-P investiga os sintomas e sua frequência de ocorrência por meio de uma escala do tipo Likert de 4 pontos (nunca = 0, às vezes = 1, quase sempre = 2 e sempre = 2), além de oferecer um apoio visual de círculos para facilitar a marcação das respostas para as crianças menores. O questionário apresenta um escore único obtido por somatório direto.

O QSV-P embora não seja um classificador excelente é um bom instrumento discriminador que deve ser utilizado com outras formas de avaliações (a exemplo, avaliação perceptivoauditiva). Ele é mais específico do que sensível e eficiente, o que fortalece o seu uso em ações de triagem vocal para identificação de crianças e adolescentes com risco ao desenvolvimento de disfonia. As notas de corte são: versão parental 2,1 e autoavaliação 7,6. Para maiores informações da *Receiver Operating Characteristic* (curva ROC) do QSV-P vide Quadro 12-3.

QUALIDADE DE VIDA RELACIONADA À VOZ

Há pouco mais de uma década, iniciou-se a investigação sobre a qualidade de vida relacionada à voz para a população pediátrica.[25] Por meio dela é possível identificar o

Quadro 12-3. Dados da Curva ROC do Questionário de Sintomas Vocais Pediátrico – QSV-P* (Krohling & Behlau, 2017)[15]

	Valor de corte	AUC	Sensibilidade	Especificidade	Eficiência
Escore total Versão parental	2,1	0,711	0,619	0,743	0,681
Escore total Versão autoavaliação	7,6	0,722	0,553	0,717	0,684

*Análise pela Curva ROC.

prejuízo de uma alteração vocal nos diversos contextos sociais do indivíduo, o que muito contribui para a customização do tratamento vocal.[6,21,33,34]

O Protocolo Qualidade de Vida em Voz Pediátrico[21] (Quadro 12-1) é um importante recurso para mensurar o impacto da alteração vocal na qualidade de vida de crianças e adolescentes entre 2 e 18 anos. É composto por dez questões que utilizam uma escala do tipo Likert de 5 pontos (não é um problema = 0, é um problema pequeno = 1, é um problema médio = 2, é um problema grande = 3, é um problema muito grande = 4) e dois domínios (socioemocional e físico)[25] cujos escores são obtidos por uma fórmula padrão (Quadro 12-4). Quanto menor o escore geral, pior a qualidade de vida da criança ou do adolescente, e o domínio que apresentar escore mais reduzido é o principal responsável pelo prejuízo na qualidade de vida relacionada à voz.

O QVV-P, cuja nota de corte é 96,25, é considerado um classificador excelente, demonstrando que se o pai/responsável reconhece o problema vocal em seu filho, é também capaz de perceber o impacto presente na qualidade de vida. Os dados da curva ROC (Quadro 12-5) indicam que assim como o QSV-P ele é mais específico do que sensível e eficiente. Logo, o QVV-P só aponta prejuízo na qualidade de vida em crianças e adolescentes com queixa de alteração vocal, mensurando com fidedignidade aquilo que se propõe, embora algumas crianças e adolescentes com problemas vocais não sejam detectadas pelo instrumento.[35]

Pesquisas demonstram que alterações funcionais ou organofuncionais reduzem o escore geral do QVV-P[36] com impactos físico e socioemocional variados.[37] A presença de um problema vocal em crianças com idade escolar desencadeia maior comprometimento no domínio físico, já nos adolescentes o maior impacto é socioemocional.[21] Idade e escore geral do QVV-P são inversamente proporcionais, ou seja, com o aumento da demanda vocal no decorrer dos anos os pais percebem maior prejuízo na qualidade de vida em decorrência

Quadro 12-4. Fórmula Padrão para Cálculo dos Escores do QVV-P

Para cálculo do escore total (itens de 1 a 10)	$\text{Total} = 100 - \frac{(\text{escore bruto} - 10)}{40} \times 100$
Para cálculo do escore do domínio socioemocional (itens 4, 5, 8 e 10)	$\text{Total} = 100 - \frac{(\text{escore bruto} - 4)}{16} \times 100$
Para cálculo do escore do domínio físico (itens 1, 2, 3, 6, 7 e 9)	$\text{Total} = 100 - \frac{(\text{escore bruto} - 6)}{24} \times 100$

Quadro 12-5. Dados da Curva ROC do Protocolo Qualidade de Vida em Voz Pediátrico – QVV-P* (Krohling et al., 2015)[35]

	Valor de corte	AUC	Sensibilidade	Especificidade	Eficiência
Escore total	96,25	0,988	0,881	0,991	0,936
Escore socioemocional	96,87	0,797	0,983	0,604	0,794
Escore físico	91,68	0,971	0,890	0,946	0,918

*Análise pela Curva ROC.

da disfonia, o que faz com que adolescentes tenham pior qualidade de vida relacionada à voz do que escolares e pré-escolares.[21]

O uso do QVV-P na rotina clínica propicia a conscientização dos pais acerca do problema vocal evidenciando os impactos por ele gerados, e assim melhorando a adesão frente ao processo terapêutico.[21] Entretanto é importante destacar que o QVV-P contempla uma ampla faixa etária (2 a 18 anos) com um conjunto estático de itens, e por isso não considera particularidades vocais, cognitivas e afetiva-emocionais no decorrer do desenvolvimento, bem como mudanças de atitudes relacionadas à voz.[21]

VOZ E INDICADORES EMOCIONAIS/COMPORTAMENTAIS

As manifestações emocionais/comportamentais são indicadores importantes da condição de saúde mental em crianças e adolescentes. Estima-se que cerca de 20% da população pediátrica tenha algum problema de saúde mental,[38] dentre os quais destaca-se o Transtorno do déficit de Atenção e Hiperatividade (TDAH) na infância,[39] os problemas de conduta entre os 6 e 16 anos,[40] a depressão e a ansiedade que acentuam-se a partir dos 11 anos de idade.[41,42]

Os fatores de risco para o desenvolvimento de problemas de saúde mental são variados e estão, em sua maioria, no ambiente social da criança e do adolescente. Dentre os principais aspectos destacam-se as características do próprio indivíduo, a exemplo, idade, sexo, saúde física e cognitiva, estresse, dentre outros; e as da família e dos pais, a saber, classe social, estrutura familiar, relacionamento interpessoal e educação parental.[43,44] A convivência com mães ansiosas ou depressivas também potencializa indicadores de comportamento, pois eleva a ocorrência de problemas de conduta, principalmente, nos adolescentes.[45]

A identificação e assimilação adequadas das demandas sociais resultam em competência social,[46] com isso há um desempenho que oferece padrões de comportamento socialmente esperados resultando nas habilidades sociais.[47] Falhas na competência e nas habilidades sociais potencializam os problemas de comportamento tanto internalizantes (direcionados ao próprio indivíduo, por exemplo, somatização, ansiedade e depressão) quanto externalizantes (direcionados ao ambiente, por exemplo, violação de regras, problemas de conduta e hiperatividade).[48-50] Déficits na competência social e nas habilidades sociais são causa e consequência dos problemas emocionais/comportamentais,[51,52] que podem potencializar as psicopatologias no decorrer da vida,[53] pois a ação praticada diz muito sobre a identificação e assimilação adequadas das demandas sociais,[54] sobre a motivação, envolvimento social, perfis de atributos comportamentais e psicológicos e aceitação de pares.[55]

Embora a abordagem cognitivo-comportamental seja recomendada na reabilitação da disfonia infantil[56] e a relação entre voz e comportamento em crianças e adolescentes venha sendo estudada,[15,57,58] ainda são poucos os dados disponíveis sobre estas variáveis na população pediátrica. Pesquisas indicam que crianças e adolescentes com problemas vocais vivenciam, em paralelo, problemas emocionais/comportamentais de natureza variada[15,57,58] e apresentam perfil limítrofe para ansiedade/depressão e somatização.[58]

Estudo brasileiro com mais de 700 crianças e adolescentes, entre 6 e 18 anos, e seus respectivos pais/responsáveis demonstrou que pais e filhos reconhecem mais indicadores de hiperatividade e sintomas emocionais na presença de uma alteração vocal, crianças e adolescentes percebem mais problemas de relacionamento e seus pais apontam mais problemas de conduta,[15] o que reflete em escores superiores nos indicadores emocionais/comportamentais internalizantes e externalizantes.

Crianças disfônicas, geralmente, são socialmente mais imaturas, tem atraso no desenvolvimento social, baixo nível de frustração, buscam soluções de problemas menos efetivas centralizadas em si mesmas e não usam estratégias cognitivas adequadas para responder às demandas do ambiente social.[56,59] Elas costumam ter agitação, inquietação, extroversão, necessidade de serem aceitas pelos pares, dificuldade em serem ouvidas no espaço social e vivenciam conflitos familiares e/ou sociais que despertam frustração, raiva, vergonha e insatisfação.[60]

Alterações vocais reduzem a qualidade de vida relacionada à voz,[21] potencializam problemas de comportamento[57,58] e comprometem a saúde mental.[15,52,61] Tais aspectos devem ser considerados na clínica vocal pediátrica, através do relato de múltiplos informantes[17,40] e valorizados com o autorrelato.[6,17,22] É importante ressaltar que crianças conseguem realizar autoavaliação da voz a partir dos 6 anos de idade[6,15,17] e do comportamento e das habilidades sociais a partir dos 11 anos.[62]

DOENÇAS E/OU CONDIÇÕES DE SAÚDE NA INFÂNCIA E ALTERAÇÕES VOCAIS

Várias doenças e/ou condições de saúde infantis podem ter relação direta com a produção vocal. Algumas delas já são amplamente discutidas na literatura, e outras têm resultados científicos recentes. Nos últimos cincos anos, alguns estudos apresentaram dados vocais (autoavaliação, perceptivo-auditivos e acústicos) de crianças com alterações comuns como rinites alérgicas e doenças mais raras e/ou graves como a mucopolissacaridose e fibrose cística. O Quadro 12-5 mostra alguns estudos publicados nesse período, que procuraram elucidar essa questão a fim de contribuir para o raciocínio clínico do fonoaudiólogo na reabilitação dos distúrbios vocais em crianças. Alguns destes trabalhos permitem inferir a existência de uma mudança de paradigma em relação ao que se conhecia sobre determinadas doenças e/ou condições de saúde e sua relação com a produção vocal. No caso da deficiência auditiva, por exemplo, o foco dos trabalhos recentes passou a ser os implantes cocleares

Quadro 12-5. Características Laringológicas e/ou Vocais Relacionadas a Doenças/Condições de Saúde na Infância

Doença e/ou condição de saúde	Características laringológicas e/ou vocais
Deficiência auditiva	Crianças com implante coclear realizado antes dos quatro anos de vida tendem a ter dados de frequência fundamental e medidas de perturbação *jitter* e *shimmer* semelhantes às apresentadas por crianças ouvintes.[63] Crianças com implante coclear apresentam fluxo aéreo inferior e maiores variações de frequência fundamental em relação a crianças ouvintes. Também são observadas mais alterações ressonantais, de *loudness*, modulação e tensão. O tempo de duração da fonoterapia pós-implante mostra-se uma variável fundamental para a reabilitação adequada.[64]
Doença de Pompe (miopatia progressiva)	Crianças/jovens apresentam fechamento glótico incompleto indicando fadiga do músculo vocal. Hipernasalidade causada pelo fechamento insuficiente do véu palatino. Dados podem contribuir para o raciocínio sobre a evolução da doença.[65]
Fibrose cística	Crianças apresentam *loudness* fraca e maiores escores de grau geral do desvio vocal, rugosidade, soprosidade e astenia quando comparadas a crianças saudáveis.[66]

(Continua)

Quadro 12-5. *(Cont.)* Características Laringológicas e/ou Vocais Relacionadas a Doenças/Condições de Saúde na Infância

Doença e/ou condição de saúde	Características laringológicas e/ou vocais
Fissura labiopalatina/ Insuficiência velofaríngea	Crianças apresentam frequência fundamental mais alta do que a apresentada por crianças sem a doença. Medidas acústicas de perturbação também são maiores nessa população e se intensificam em graus mais significativos de insuficiência velofaríngea.[67] Mesmo após a cirurgia corretiva, a fonoterapia parece ser fundamental para a normalização de medidas acústicas da voz.[68]
Hipotireoidismo congênito	Crianças com tratamento precoce e adequado para a doença têm as mesmas características laringológicas e/ou vocais de crianças saudáveis.[69]
HIV	Crianças infectadas pelo HIV, que são acompanhadas regularmente e tratam a infecção desde o diagnóstico apresentaram grau geral da qualidade vocal e diagrama de desvio fonatório semelhantes às crianças não infectadas.[70]
Mucopolissacaridose IVA	Crianças têm alterações perceptivo-auditivas e acústicas da voz (rugosidade e tensão), fechamento glótico incompleto e tendem a apresentar nódulos vocais.[71] São comuns alterações na mucosa laríngea, principalmente na região aritenóidea e nas pregas vestibulares, sem relação com a realização de terapia enzimática para a doença.[72]
Papilomatose respiratória	Crianças apresentam qualidade vocal rugosa, predominantemente de grau moderado, com "estridores", alterações na frequência fundamental da voz e valores elevados nas medidas de perturbação, além de tempos máximos de fonação reduzidos. O grau das alterações tem relação com a área afetada.[73]
Paralisia cerebral espástica	Embora as características vocais (*loudness* reduzida, monoaltura, *pitch* grave, soprosidade e hipernasalidade) já haviam sido discutidas há muitos anos, apresenta-se, atualmente, a possibilidade de reabilitação da voz por meio do Lee *Silvermann Voice Treatment* (LSVT), com evoluções importantes tanto na qualidade vocal quanto na precisão articulatória.[74,75]
Prematuridade	Crianças nascidas com menos de 25 semanas gestacionais, principalmente com história de cinco ou mais intubações, têm qualidade vocal predominantemente rugosa-soprosa, de grau moderado a intenso, além de desvantagem vocal relatada pelos pais.[76] Crianças com intubações prolongadas e tempo prolongado de permanência na UTI aumentam os escores referentes à intensidade da disfonia. Podem apresentar redução na mobilidade ou imobilidade da prega vocal, o que aumenta significativamente as alterações vocais.[77]
Rinite alérgica	Crianças apresentam maior desvantagem vocal quando comparadas às crianças saudáveis e quanto maior a severidade do quadro alérgico, maior a desvantagem vocal.[78]
Transtorno do déficit de atenção e hiperatividade (TDAH)	Crianças apresentam mais hábitos vocais abusivos e sintomas (rouquidão, esforço e cansaço ao falar) quando comparadas às crianças sem o transtorno. A análise acústica da voz mostra mais alterações nos índices de perturbação *jitter* e *shimmer* nas crianças com TDAH.[79]
Transtorno do espectro autista (TEA)	Crianças apresentam alterações prosódicas, quando comparadas a crianças sem o transtorno, demonstradas por diferenças significantes para as variáveis tessitura, amplitude melódica, intensidade máxima, intensidade mínima, duração de vogal tônica, duração de vogal pretônica e duração de enunciado.[80]

em decorrência do desenvolvimento científico e tecnológico na área de audiologia, e as conclusões mostram boas possibilidades de trabalho terapêutico e características vocais menos desviadas do que as observadas nos estudos mais antigos envolvendo deficientes auditivos. O mesmo ocorreu com outras doenças como hipotireoidismo congênito e HIV, cuja justificativa para os bons resultados obtidos nas avaliações vocais dessa população estão pautadas no avanço dos serviços de saúde, diagnósticos mais precoces e seguimentos/ tratamentos médicos mais efetivos.

DESAFIOS DA AVALIAÇÃO PERCEPTIVO-AUDITIVA EM CRIANÇAS

Apesar do grande avanço tecnológico e das inúmeras possibilidades de se medir objetivamente o sinal vocal nos dias atuais, a análise perceptivo-auditiva continua sendo essencial quando o objetivo é investigar as características da voz durante o processo terapêutico fonoaudiológico. Juntamente com os dados de autoavaliação vocal, história pregressa, dados laringológicos e da inegável contribuição da avaliação acústica, uma análise perceptivo-auditiva consistente é fundamental para um raciocínio clínico adequado e uma conduta profissional assertiva.

A discussão sobre a complexidade da avaliação perceptivo-auditiva passa por questões referentes à subjetividade deste tipo de análise e de algumas variáveis que podem influenciar nos seus resultados, como experiência do clínico e suas preferências, treinamento prévio, tipo de estímulo (emissão sustentada ou fala encadeada) e erros casuais gerados por limitações do sistema auditivo.[81,82] Quando se trata de avaliação de vozes infantis, tal complexidade torna-se ainda maior em virtude do conhecimento limitado que ainda se tem sobre o assunto e das inúmeras especificidades relacionadas ao desenvolvimento laríngeo e vocal na infância.[83,84]

As crianças apresentam características anatomofisiológicas muito diferentes dos adultos, relacionadas a: proporções corporais; anatomofisiologia do sistema respiratório (valores de pressão subglótica e capacidade vital superiores ao que é necessário para a fonação, ocasionando desajustes entre os sistemas); e anatomofisiologia laríngea – ligamento vocal imaturo e as camadas da lâmina própria ainda indiferenciadas.[83,85,86] Em virtude da associação desses fatores, já é claro que desvios vocais são bastantes comuns nessa população, sem que necessariamente indiquem a presença de um distúrbio. A literatura aponta, por exemplo, que características como qualidade vocal delgada, instabilidade soprosidade e/ou rugosidade em graus variados podem acontecer exclusivamente em decorrência de sua inerência ao desenvolvimento infantil,[5] sendo que a soprosidade e rugosidade discretas são os principais marcadores da voz esperada na infância.[11,12,87]

Todas essas possibilidades de variações nas características vocais infantis consideradas "normais" podem dificultar o estabelecimento de critérios para o clínico realizar a avaliação perceptivo-auditiva da voz junto a esse grupo. Embora se saiba, por exemplo, que crianças com lesões laríngeas e/ou distúrbios vocais podem apresentar maiores graus de rugosidade, soprosidade e tensão quando comparadas às crianças sem lesões,[60,88] ainda não é possível estabelecer de forma clara quais seriam características vocais que de fato diferenciariam crianças disfônicas e não disfônicas. Por este motivo, as pesquisas que envolvem avaliação perceptivo-auditiva de crianças têm frequentemente optado por análises de juízes por consenso,[69,89,90] uma vez que até mesmo as concordâncias internas dos juízes muitas vezes não são consideradas satisfatórias, mesmo tendo grande experiência na área.[70,91] Tal dificuldade corrobora a problemática de uma linha muito tênue na diferenciação, principalmente, de desvios dentro da variabilidade normal *versus* desvios discretos e desvios discretos *versus* desvios moderados na população infantil.

Outro desafio da avaliação perceptivo-auditiva de vozes infantis são as particularidades relacionadas à associação dos seus resultados aos dados da autoavaliação vocal do paciente, aspecto que tem se mostrado fundamental para o raciocínio clínico e definição sobre a existência ou não de um distúrbio de voz. Na população pediátrica, os dados de autoavaliação respondidos pelos pais, em geral, se correlacionam de forma fraca com os dados perceptivo-auditivos obtidos pelo clínico,[69,92] o que provavelmente seja explicado pela pequena conscientização dos responsáveis sobre os problemas vocais dos filhos e seu impacto nas atividades diárias e na qualidade de vida.[5,93]

CORRELAÇÃO AUDITIVA, VISUAL E ACÚSTICA NA POPULAÇÃO PEDIÁTRICA

Um estudo de revisão sistemática de literatura foi desenvolvido com o objetivo de determinar o tipo de evidência que existe para apoiar o uso de medidas de voz na avaliação dos pacientes com distúrbios vocais.[94] Foram localizadas algumas pesquisas com metodologias robustas com constatações importantes, a saber: medidas acústicas podem determinar a presença ou ausência de distúrbio vocal; a associação entre análise acústica e avaliação perceptivo-auditiva pode aumentar ainda mais esta acurácia; a combinação de medidas aerodinâmicas também pode contribuir para identificar distúrbios de voz; a imagem laríngea é o principal recurso para confirmar o diagnóstico de lesões/alterações em pregas vocais, bem como sua etiologia. Entretanto, os autores concluíram que, apesar das contribuições isoladas, ainda não há medidas recomendadas e/ou um protocolo organizado que evidencie o diagnóstico de pacientes disfônicos.

A análise multidimensional valoriza a associação de todas as possibilidades diagnósticas para a tomada de decisão sobre a existência ou não de um distúrbio vocal.[94] No caso das vozes infantis, todas as variáveis supracitadas, que influenciam nos resultados das avaliações perceptivo-auditiva e acústica, parecem dificultar o raciocínio sobre este tipo de análise.

A literatura não é unânime quando fala da relação entre dados perceptivo-auditivos e acústicos de forma geral.[95] Especificamente em relação à população infantil, alguns trabalhos encontraram associações significativas entre desvios vocais analisados perceptivo-auditiva e acusticamente,[96,97] enquanto outros mostraram que esta relação não é tão clara.[89,90] Há muitas variáveis envolvidas nessa discussão. Já se sabe, por exemplo, que os resultados das medidas de perturbação extraídas a partir da frequência fundamental (*jitter* e *shimmer*) em crianças sofrem influência da intensidade/energia do sinal vocal captado[98] e têm consistência comprometida ao longo de pequenos intervalos de tempo – poucos minutos.[99] Atualmente, estudos que envolvem medidas acústicas como as perturbações extraídas pelas análises cepstrais e análises não lineares têm demonstrado que elas parecem ser úteis na diferenciação de vozes saudáveis e disfônicas previamente definidas por meio da avaliação perceptivo-auditiva.[100,101]

Alguns estudos têm procurado relacionar os dados da avaliação perceptivo-auditiva e acústica da voz às características laringológicas de crianças. Há dados referentes à associação entre o grau de rugosidade, soprosidade, tensão e o tamanho dos nódulos vocais nessa população, sendo que quanto maior o tamanho da lesão, mais desviadas são as características vocais.[102,103] No entanto, ainda parece haver relação complexa entre avaliações laringológicas normais e dados perceptivo-auditivos. Um estudo recente mostrou que de 59 crianças com avaliações laringológicas consideradas normais, 34 falharam em triagem vocal prévia, realizada por fonoaudiólogos especialistas em voz.[69] O mesmo ocorreu em um estudo no qual cerca de 25% das crianças com laringes normais e sem queixas de voz apresentaram algum grau de alteração na avaliação perceptivo-auditiva.[88] É de suma importância, portanto, que o fonoaudiólogo reúna o maior número de informações (autoavaliação, avaliação parental, perceptivo-auditiva, acústica e laringológica) para que tenha tanto uma melhor conduta quanto um melhor manejo nos casos de disfonia pediátrica.

REABILITAÇÃO VOCAL NA CLÍNICA PEDIÁTRICA

A conduta fonoaudiológica com a criança disfônica, desde a avaliação até a terapia vocal, segue uma rotina diferenciada da utilizada com adulto. O uso de materiais concretos facilita a compreensão da criança quanto ao que lhe foi explicado, favorecendo a execução e o resultado desejado pelo fonoaudiólogo. As estratégias lúdicas estimulam a criança a realizar a tarefa, aumentam o vínculo entre o terapeuta e o paciente e proporcionam maior adesão à terapia, em qualquer fase do tratamento ou abordagem escolhida.[104-107] É importante que a criança saiba porque está em fonoterapia, sendo necessária a explicação de que sua voz não está bem e ainda sobre o funcionamento do aparelho fonador. É um erro não viabilizar as informações por imaginar que ela não poderá entender,[106] uma vez que, elas conseguem compreender a voz e suas alterações a partir dos 5 anos de idade.[6]

Para elaborar um plano terapêutico, é importante conhecer o que rege o trabalho fonoaudiológico na clínica vocal infantil. São três as orientações filosóficas, que não são excludentes entre si e podem ser aplicadas complementarmente de acordo com as necessidades observadas na avaliação fonoaudiológica vocal e na evolução do tratamento.[107] O fonoaudiólogo pode optar pela terapia vocal de aconselhamento, pela terapia vocal comportamental ou pela cognitiva.

A terapia vocal de aconselhamento direciona as orientações à família, à escola e ao paciente, assim como aos demais envolvidos com atividades em que a criança esteja inserida, além do horário escolar convencional. Tal aconselhamento aborda aspectos de higiene vocal e também visa a modificação do comportamento vocal abusivo, que, geralmente, não é percebido como maléfico.[107] A terapia vocal comportamental, por sua vez, busca basicamente mudar os comportamentos vocais inadequados, já que são adquiridos, substituindo-os por modelos saudáveis. São utilizadas orientação à família e também treinamento vocal além da modificação de aspectos comportamentais psicológico, social e familiar.[107-109] Já a terapia vocal cognitiva atua sobre a competência comunicativa, ou seja, a criança disfônica é vista não apenas com uma alteração vocal, mas com problemas em sua comunicação. Nesta abordagem, aspectos da comunicação são trabalhados por meio de animações ou filmes infantis com o objetivo de gerar a percepção das características vocais da comunicação e o impacto causado por elas no ouvinte. Nesta linha de tratamento, higiene vocal e orientações também são trabalhadas.[107,110,111]

A literatura da clínica vocal infantil é reduzida quando comparada ao número de estudos realizados com adultos. Recentemente, uma pesquisa reforçou a importância do acolhimento de pais e crianças disfônicas pertencentes a um grupo de terapia fonoaudiológica vocal, concluindo que tal proposta foi válida e que o acolhimento é essencial já que os pais interferem diretamente na condução da terapia.[112] Em outro estudo, os autores investigaram a autopercepção vocal de crianças por meio do uso de desenhos e concluíram que eles foram um recurso eficaz na representação do pensamento e que pode ser utilizado como instrumento de análise da autopercepção vocal infantil.[113]

A realização da terapia fonoaudiológica em grupo é um facilitador que potencializa modificações perceptivo-auditivas e acústicas em crianças disfônicas[114] e desenvolve o conhecimento sobre hábitos vocais saudáveis além das notórias modificações na qualidade vocal da população pediátrica.[115] Ações escolares voltadas para a vivência das questões vocais, em grupo, possibilitam a promoção da saúde na escola[116] e embora as ações em grupo sejam viáveis com resultados satisfatórios, a terapia fonoaudiológica individual costuma ser o tratamento de escolha para lesões como nódulos, sulco vocal e micromembrana em crianças.[117] O método *Lee Silverman Voice Treatment* (LSTV®) também pode ser utilizado em crianças com paralisia cerebral espástica e disartria, uma vez que melhora aspectos vocais sendo bem aceito por elas.[118]

O trabalho fonoaudiológico na disfonia infantil deve abordar aspectos de orientação, psicodinâmica e treinamento vocal[107] levando em consideração o estágio de desenvolvimento neuropsicomotor da criança, para que as estratégias sejam compreendidas e eficientes, e ainda observadas as necessidades individuais de cada criança de acordo com a anamnese e a avaliação fonoaudiológica. Utilizando-se das abordagens filosóficas do tratamento das disfonias infantis, bem como dos relatos presentes na literatura, serão descritas abaixo algumas particularidades relativas ao sucesso ou insucesso do tratamento e formas lúdicas de atuação. As estratégias terapêuticas são inúmeras e as próprias crianças durante a terapia contribuem de forma rica com brincadeiras e personagens da atualidade.

Para uma orientação realmente efetiva, voltada para os pais, professores e para a criança, é importante saber se a criança está inserida em atividades extracurriculares, como aulas em escola de esportes (futebol, voleibol, handebol, basquetebol ou artes marciais) e/ou atividades culturais (aulas de teatro, dança, instrumentos musicais, canto etc.). O conhecimento da dinâmica domiciliar também é importantíssimo. As brincadeiras nas quais a criança despende muitas horas podem ser grandes vilãs da reabilitação vocal. Além disso, a dinâmica familiar, pode estar contribuindo negativamente, se a criança necessita gritar em casa para chamar a atenção dos pais, ou chora muito em decorrência dos conflitos familiares. Quando tais situações são negligenciadas, o sucesso da terapia vocal pode ficar comprometido. É muito importante que haja uma negociação com a criança para que ela não veja o fonoaudiólogo como o profissional que a proíbe de jogar, brincar e cantar.[107] O sucesso do tratamento está, também, em ouvir criança disfônica, este princípio vale tanto para o fonoaudiólogo durante a terapia quanto para os pais no ambiente domiciliar.[107]

A proposta de modificação dos hábitos vocais não saudáveis de todos os membros da família pode ser mais bem aceita por alguns em detrimentos de outros, já que todos os integrantes da família deverão participar integralmente da mudança. Recentemente, estudos vêm sendo desenvolvidos quanto à influência dos aspectos comportamentais e da autorregulação na clínica vocal adulta.[119-122] Como a autorregulação só acontece na fase adulta, na clínica pediátrica é importante compreender a relação de causa e efeito dos indicadores emocionais/comportamentais[15,58] e a importância que os pais têm no desenvolvimento de conceitos e valores, o que geralmente faz com que eles colaborem mais com a terapia vocal.[107]

Já quanto às orientações direcionadas para a criança, elas podem ficar maçantes se lhe forem faladas ou lidas, ou se a própria criança ler uma série de itens sobre o que faz bem ou mal para a voz; dessa maneira ela pode não prestar a atenção e terminar uma leitura ou escuta sem ter absorvido nenhuma informação. Para que tais orientações sejam compreendidas pela criança, é importante que façam sentido para ela, portanto, todas as palavras devem ser de fácil compreensão. A forma de passar tais orientações deve chamar a atenção da criança, elas podem estar inseridas em um jogo onde atitudes favoráveis à voz avancem casas e atitudes prejudiciais à voz retornem. Pode-se, por exemplo, lançar mão de desenhos sobre os itens de higiene vocal e relacioná-los às frases específicas, separar várias gravuras de atitudes favoráveis e prejudiciais à voz e classificá-las. Há excelentes livros de histórias que podem auxiliar neste trabalho, como o de *Higiene vocal infantil - Informações básicas*[123] que explora os mais comuns fonotraumas de repetição na infância; a *História de Calinho*[124] e *Rita não grita*.[125] Em *Era uma Voz*,[126] há histórias com objetivo de reduzir fonotraumas, aumentar a hidratação e realizar exercícios vocais que podem ser utilizados para tornar as orientações sobre saúde vocal mais lúdicas.

Para o trabalho de psicodinâmica vocal, as estratégias trazidas pela abordagem cognitiva podem ser utilizadas, podendo-se selecionar vários trechos de animações e filmes infantis, com personagens infantis, adultos e idosos com voz rugosa, soprosa, tensa, aguda, grave, com forte ou fraca intensidade, articulação imprecisa, dentre outras, assim como personagens com vozes adaptadas e fluidas. O uso de textos e/ou livros infantis que abordem a disfonia, como o livro *O Mago das Vozes*[127] (Fig. 12-1) também pode ser utilizado.

Os personagens dos filmes com desenho animado são um rico acervo para o trabalho com a psicodinâmica vocal junto à população pediátrica. A percepção do *pitch* pode ser explorada na história da Cinderela (Disney, 1950) na qual a madrasta, magra, alta e má, tem *pitch* grave enquanto a fada madrinha, baixa, obesa e meiga, tem voz aguda. Já para as vozes masculinas, há o *pitch* grave e a qualidade vocal rugosa da Fera (A Bela e a Fera – Disney, 1991) e dos monstros, além das vozes fluidas dos príncipes. Assim, de uma forma lúdica é possível trabalhar a relação corpo, voz e perfil psicológico do falante, o que já foi objeto

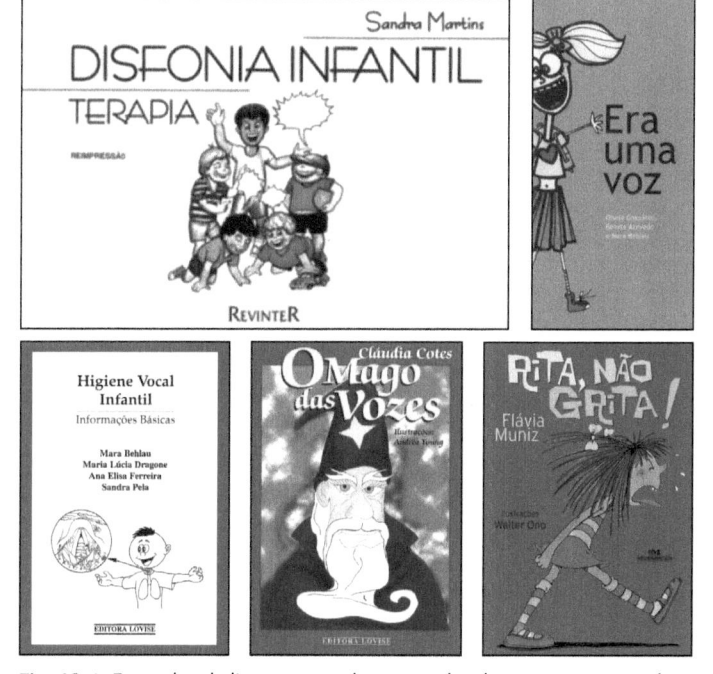

Fig. 12-1. Exemplos de livros que podem ser utilizados em terapia vocal.

de estudo em análise sobre as vozes de heróis e vilões na qual observou-se que heróis têm vozes joviais, alegres, corajosas, aflitas e ansiosas, enquanto os vilões apresentam vozes maduras, confiantes, ameaçadoras, autoritárias e agressivas.[128]

As características das vozes infantis também podem ser abordadas através dos filmes e/ou desenhos, são exemplos de vozes femininas infantis as meninas superpoderosas: Lindinha, Docinho e Florzinha (Craig McCracken, 1998), ou os meninos da Turma da Mônica (Maurício de Souza, 1959) Cascão e Cebolinha, sendo que Cebolinha ainda apresenta a substituição do fonema /r/ por /l/ que caracteriza seu personagem. Tem-se ainda as representações de vozes infantis em personagens animais como a de Nemo de Procurando Nemo (Disney, 2003) e a voz infantilizada do Piu-piu em Piu-piu e Frajola (Warner Bros, 1995), e ainda vozes caricatas como a voz rugosa e com ressonância faríngea de Pato Donald (Disney, 1934). A intenção do discurso e a expressão de emoções pela voz podem ser trabalhadas por meio de trechos com escalas musicais e controle da intensidade, como no filme Shrek 1 (PDI/DreamWorks-2001) – (*Fiona's Song – Me singing*) disponível em www.youtube.com/watch?v=hCI7mMAnVh8; e a importância da voz também pode ser facilmente compreendida no filme "A Pequena Sereia" (1989, Disney) no momento em que Úrsula tira a voz de Ariel e ela não é mais reconhecida pelo príncipe (disponível em https://www.youtube.com/watch?v=79JeDj-j_-g).

Para o treinamento vocal, pode-se lançar mão das técnicas utilizadas com os adultos por meio de uma adaptação com jogos, imitações saudáveis de sons, teatro de fantoches, desenhos e colagens. O uso de livros além do atrativo visual traz consigo o enredo de histórias que possibilitam uma melhor assimilação dos aspectos vocais trabalhados. O livro *Disfonia Infantil*[124] traz várias estratégias para se trabalhar técnicas vocais, como o treino de inspiração e expiração (ao cheirar uma flor), o trabalho com a ressonância com o *humming* (ao fazer o som da vaca), transição dos fricativos surdos × sonoros (som da cobra e da abelha), realização dos sons vibrantes (imitando o som da moto), além das variações de frequência (imitando as ondas do mar). No livro *Era uma voz*,[126] há várias histórias com diferentes objetivos, a saber: fala relaxada, redução da intensidade e controle da hipernasalidade, por exemplo.

Outro recurso a ser utilizado pelo fonoaudiólogo é o uso de pistas de carrinhos para trabalhar as frequências graves e agudas (em subidas e descidas de estradas), as intensidades fortes e fracas (na velocidade de deslocamentos) e períodos longos e curtos de acordo com o espaço percorrido pelo carrinho. Pode-se utilizar também aviões e submarinos de acordo com a preferência da criança.

O uso de jogos específicos através de *softwares* fonoaudiológicos próprios para a terapia vocal também são excelentes opções. O VoxGames[129] (CTS-Informática Coord.: Dra. Mara Behlau e Fga. Gisele Gasparini, 2004) – (Fig. 12-2) tem como objetivo estimular a modificação

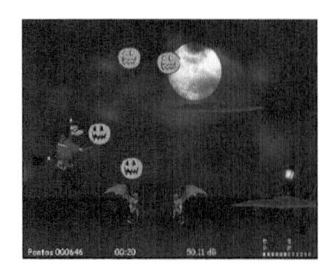

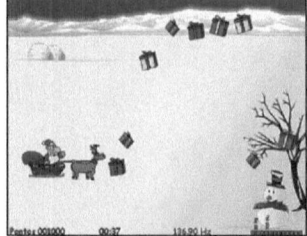

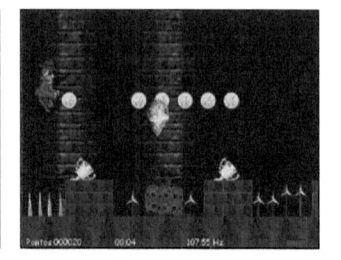

Fig. 12-2. VoxGames, CTS Informática. Coordenação: Dra. Mara Behlau e Dra. Gisele Gasparini, 2004.

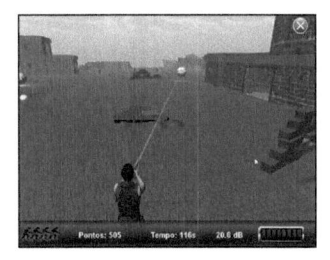

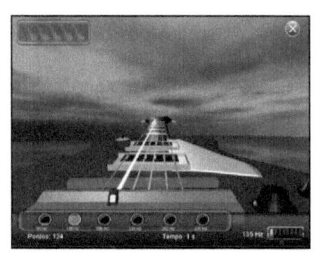

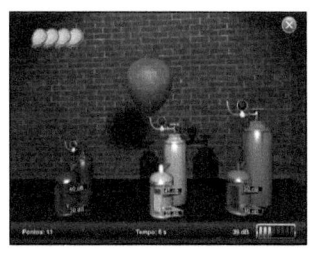

Fig. 12-3. VoxTraining, CTS Informática. Coordenação: Dra. Mara Behlau e Fgo. Guilherme Pecoraro, 2013.

de voz e da fala e foi desenvolvido para crianças e pré-adolescentes. Os jogos abordam intensidade, frequência, tempo de fonação, sonorização (sons surdo e sonoro) e ainda som e silêncio. Tem-se ainda o Voxtraining[130] (CTS-Informática Coord.: Dra Mara Behlau e Guilherme Pecoraro, 2013) cujo objetivo é estimular, condicionar e treinar voz e fala e foi desenvolvido para crianças, adolescentes e adultos. Os jogos contemplam intensidade, frequência, sons surdos e sonoros e associações entre intensidade e frequência, ritmo, ataque vocal, frequência e tempo máximo de fonação (Fig. 12-3). Há ainda *softwares* internacionais como *Voicegames* (KAYPentax) que trabalham *pitch/loudness*, ritmo/*pitch/louness*, *pitch*/tempo máximo de fonação, glissando e escalas, *pitch*/variação da frequência e tempo máximo de fonação.

Observa-se, portanto, que há uma infinidade de recursos tecnológicos e lúdicos além de diferentes linhas terapêuticas para reabilitar as vozes de crianças e adolescentes. O conhecimento teórico deve ser associado à prática clínica, adaptado à maturidade cognitiva da criança e vinculado à parceria com os pais para se obter sucesso em fonoterapia.

REFERÊNCIAS BIBLIOGRÁFICAS

1. Coyle SM, Weinrich BD, Stemple JC. Shifts in relative prevalence of laryngeal pathology in a treatment-seeking population. J Voice. 2001;15:424-440.
2. Van Houtte E, an Lierde K, D'Haeseleer E, Claeys S. The prevalence of laryngeal pathology in a treatment-seeking population with dysphonia. Laryngoscope. 2010;120:306-312.
3. Silverman EM. Incidence of chronic hoarseness among school-age children. J Speech Hear Disord. 1975;40(2):211-5.
4. Duff MC, Proctor A, Yairi E. Prevalence of voice disorders in African American and European American preschoolers. J Voice. 2004;18(3):348-53.
5. Tavares EL, Brasolotto A, Santana MF, Padovan CA, Martins RH. Epidemiological study of dysphonia in 4-12 year-old children. Braz J Otorhinolaryngol. 2011;77(6):736-746.
6. Connor NP, Cohen SB, Theis SM, Thibeault SL, Heatley DG, Bless DM. Attitudes of children with dysphonia. J Voice. 2008;22(2):197-209.
7. Schwartz SR, Cohen SM, Dailey SH, Rosenfeld RM, Deutsch ES, Gillespie MB et al. Clinical practice guideline: Hoarseness (Dysphonia). Otolaryngol Head Neck Surg. 2009;141(3 Suppl 2):S1-31.
8. Upton P, Lawford J, Eiser C. Parent–child agreement across child health-related quality of life instruments: a review of the literature. Qual Life Res. 2008;17:895-913.
9. Behlau M, Azevedo R, Pontes P. Conceito de voz normal e classificação das disfonias. In: Behlau M (org.). Voz: o livro do especialista. Rio de Janeiro: Revinter; 2004;(1):53-79.
10. Paixão CL, Silvério KC, Berberian AP, Mourão LF, Marques JM. Disfonia infantil: Hábitos prejudiciais à voz dos pais interferem na saúde vocal de seus filhos? Rev CEFAC. 2012;14(4):705-713.
11. Sederholm E, McAllister A, Sundberg J, Dalkvist J. Perceptual analysis of child hoarseness using continuous scales. Scand J Log Phon. 1993;18:73-82.
12. Sederholm E, McAllister A, Dalkvist J, Sundberg J. Aetiologic factors associated with hoarseness in ten-year old children. Folia Phoniatr Logop. 1995;47:262-278.

13. Carding PN, Roulstone S, Northstone K. The Prevalence of Childhood Dysphonia: A Cross-Sectional Study. J Voice. 2006;20(4):623-630.
14. Kollbrunner J, Seifert E. Functional hoarseness in children: Short-term play therapy with family dynamic counseling as therapy of choice. J Voice. 2013;27(5):579-88.
15. Krohling LL, Behlau M. Sintomas vocais, comportamento e habilidades sociais de crianças e adolescentes: autoavaliação e avaliação parental. São Paulo. Tese (Doutorado). Pós-graduação em Distúrbios da Comunicação Humana Fonoaudiologia. Universidade Federal de São Paulo (UNIFESP); 2017.
16. Dejonckere PH, Bradley P, Clement P et al. A basic protocol for functional assessment of voice pathology, especially for investigating the efficacy of (phonosurgical) treatments and evaluating new assessment techniques. Guideline elaborated by the Committee on Phoniatrics of European Laryngological Society (ELS). Eur Arch Otorhinolaryngol. 2001;258:77-82.
17. Verduyckt I, Remacle M, Jamart J, Benderitter C, Morsomme D. Voice- Related Complaints in the Pediatric Population. J Voice. 2011;25(3):373-80.
18. Wolpert M. Uses and Abuses of Patient Reported Outcome Measures (PROMs): Potential Iatrogenic Impact of PROMs Implementation and How It Can Be Mitigated. Adm Policy Ment Health. 2014;41:141-145.
19. Saud LF, Tonelotto JMF. Comportamento social na escola: diferenças entre gênero e séries. Psicol Escol Educ. 2005;9:47-56.
20. Krohling LL, Behlau M, Verduyckt I. Equivalência cultural da versão brasileira do Questionnaire des Symptômes Vocaux. CoDAS. 2016;28(4):454-458.
21. Ribeiro LL, Paula KM, Behlau M. Voice-related quality of life in the pediatric population: validation of the Brazilian version of the Pediatric Voice-Related Quality-of-Life Survey. CoDAS. 2014;26(1):87-95.
22. Verduyckt I, Morsomme D, Ramacle M. Pediatric Voice Symptom Questioannaire. Validation and standardization of the Pediatric Voice Symptom Questionnaire: a double-form questionnaire for dysphonic children and their parents. J Voice. 2012;26(4):129-139.
23. Cohen W, Wynne DM. Parent and Child Responses to the Pediatric Voice-Related Quality-of-Life Questionnaire. J Voice. 2015;29(3):299-303.
24. Vance YH, Morse RC, Jenney ME, Eiser C. Issues in measuring quality of life in childhood cancer: measures, proxies, and parental mental health. J Child Psychol Psychiatry. 2001;42:661-667.
25. Boseley ME, Cunningham MJ, Volk MS, Hartnick CJ. Validation of the Pediatric Voice-Related Quality-of-Life Survey. Arch Otolaryngol Head Neck Surg. 2006;132(7):717-720.
26. Woisard V, Bodin S, Yardeni E, Puech M. The Voice handicap Index: correlation between subjective patient response and quantitative assessment of voice. J Voice. 2006;21(5):623-631.
27. Kasama ST, Brasolotto AG. Percepção vocal e qualidade de vida. Pró-Fono R Atual Cient. 2007;19(1):19-28.
28. Steen IN, MacKenzie K, Carding PN, Webb A, Deary IJ, Wilson JA. Optimising outcome assessment of voice interventions, II: Sensitivity to change of self-reported and observer-rated measures. J Laryngol Otol. 2008;122(1):46-51.
29. Martins RH, Ribeiro CB, Fernandes de Mello BM, Branco A, Tavares EL. Dysphonia in children. J Voice. 2012;26(5):674e.17-e20.
30. Behlau M, Madazio G, Feijó D, Pontes P. Avaliação de voz. In: Behlau M (org). Voz: o livro do especialista. Rio de Janeiro: Revinter; 2004;(1):85-245.
31. Rodrigues G, Zambon F, Mathieson L, Behlau M. Vocal tract discomfort in teachers: its relationship to self-reported voice disorders. J Voice. 2013;27:473-480.
32. Lopes LW, Cabral GF, Figueiredo de Almeida AA. Vocal tract discomfort symptoms in patients with different voice disorders. J Voice. 2015;29(3):317-323.
33. Behlau M. Qualidade de vida e voz: um estudo brasileiro. In: IX Congresso Brasileiro De Fonoaudiologia, 2001, Guarapari. Anais. São Paulo: Sociedade Brasileira de Fonoaudiologia;, 2001.

34. Gasparini G, Behlau M. Quality of Life: Validation of the Brazilian Version of the Voice-Related Quality of Life (V-RQOL) Measure. J Voice. 2009;23(1):76-81.
35. Krohling LL, Paula KM, Behlau M. ROC curve of the Pediatric Voice Related Quality-of-Life Survey (P-VRQOL). CoDAS. 2015;28(3):311-313.
36. Blumin JH, Keppel KL, Brun NM, Kerschner JE, Merati AL. The impact of gender and age on voice related quality of life in children: Normative data. Int J Pediatr Otorhinolaryngol. 2007;72(2):229-34.
37. Merati AL, Keppel KL, Braun NM, Blumin JH, Kerschner JE. Pediatric Voice-Related Quality of Life: findings in healthy children and in common laryngeal disorders. Ann Otol Rhinol Laryngol. 2008;117(4):259-62.
38. Costello EJ, Egger H, Angold A. 10-year research update review:the epidemiology of child and adolescent psychiatric disorders: Methods and public health burden. J Am Acad Child Adolesc Psychiatry. 2005;44:972-86.
39. Polanczyk G, de Lima MS, Horta BL, Biederman J, Rohde LA. The worldwide prevalence of ADHD: a systematic review and metaregression analysis. Am J Psychiatry. 2007;164:942-948.
40. Murray J, Anselmi L, Gallo EAG, Bilyk BF, Bordin IA. Epidemiology of childhood conduct problems in Brazil: systematic review and meta-analysis. Soc Psychiatry Psychiatr Epidemiol. 2013;48:1527-1538.
41. McGee R, Feehan M, Williams S, Anderson J. DSM-III disorders from age 11 to age 15 years. J Am Acad Child Adolesc Psychiatry. 1992;31:50-59.
42. Merikangas RK, Nakamura EF, Kessler RC. Epidemiology of mental disorders in children and adolescents. Dialogues Clin Neurosci. 2009;11(1):7-20.
43. Fergusson DM, Horwood LJ. The Christchurch Health and Development Study: review of findings on child and adolescent mental health. Aust N Z J Psychiatry. 2001;35:287-296.
44. Brauner CB, Stephens CB. Estimating the prevalence of early childhood serious emotional/behavioral disorders: challenges and recommendations. Public Health Rep. 2006;121:303-310.
45. Curto BM, Paula CS, do Nascimento R, Murray J, Bordin IA. Environmental factors associated with adolescent antisocial behavior in a poor urban community in Brazil. Soc Psychiatry Psychiatr Epidemiol. 2011;46(12):1221-1231.
46. Del Prette ZAP, Del Prette A. Psicologia das relações interpessoais: vivências para o trabalho em grupo. Petrópolis: Vozes; 2001.
47. Del Prette ZAP, Del Prette A. Avaliação multimodal de habilidades sociais em crianças: procedimentos, instrumentos e indicadores. In: Bandeira M, Del Prette ZAP, Del Prette A (org.). Estudos sobre habilidades sociais e relacionamento interpessoal. São Paulo: Casa do Psicólogo, 2006:47-68.
48. Caballo VE. Manual de avaliação e treinamento das habilidades sociais. São Paulo: Santos; 2006.
49. Cia F, Barham EJ. O envolvimento paterno e o desenvolvimento social de crianças iniciando as atividades escolares. Psicol Estud. 2009;14(1):67-74.
50. Del Prette ZAP, Del Prette A. Psicologia das habilidades sociais na infância teoria e prática. 4. ed. Petrópolis: Vozes; 2009. p. 13-70.
51. Bolsoni-Silva AT, Marturano EM, Pereira VA, Manfrinato JW. Habilidades sociais e problemas de comportamento em pré-escolares: Comparando avaliações de mães e de professoras. Psicol Reflex Crít. 2006;19(3):460-469.
52. Burt KB, Obradović J, Long JD, Masten AS. The interplay of social competence and psychopathology over 20 years: Testing transactional and cascade models. Child Dev. 2008;79:359-374.
53. Kouros CD, Cummings EM, Davies PT. Early trajectories of interparental conflict and externalizing problems as predictors of social competence in preadolescence. Dev Psychopathol. 2011;22(3):527-537.
54. Bandeira M. Avaliando a competência social de pacientes psiquiátricos: Questões conceituais e metodológicas. In: DEL Prette A, Del Prete ZA. (org.). Habilidades sociais, desenvolvimento e aprendizagem – Questões conceituais, avaliação e intervenção, São Paulo: Alínea; 2003:207-234.

55. Vaughn BE, Shin N, Kim M, Coppola G, Krzysik L, Santos AJ et al. Hierarchical models of social competence in preschool children: A multi-site, multi-national study. Child Develop. 2009;80(6):1775-1796.
56. Andrews ML. Manual de tratamento da voz da pediatria à geriatria. 3. ed. São Paulo: Cengage Learning; 2009. p. 179-235.
57. Roy N, Holt KI, Redmond S, Muntz H. Behavioral Characteristics of Children With Vocal Fold Nodules. J Voice. 2007;21(2):157-68.
58. Krohling LL, Paula KM, Behlau M. Behavior, social competence, and voice disorders in childhood and adolescence. J Voice. 2016;30(6):677-683.
59. Güntert AEVA, Yazigi L, Behlau MS. Crianças com nódulo vocal: Estudo da personalidade por meio do Método de Rorschach. Psico-USF. 2000;5(1):43-52.
60. Simões-Zenari M, Nemr K, Behlau M. Voice disorders in children and its relationship with auditory, acoustic and vocal behavior parameters. Int J Ped Otorhinolaryng. 2012;76:896-900.
61. Pavarini G, Loureiro CP, Souza DH. Compreensão de Emoções, Aceitação Social e Avaliação de Atributos Comportamentais em Crianças Escolares. Psicol Reflex Crít. 2011;24(1):135-143.
62. Fleitlich B, Cortazar PG, Goodman R. Questionário de capacidades e dificuldades (SDQ). Infanto Rev Neuropsiquiatr Infanc Adolesc. 2000;8(1):44-50.
63. Knight K, Ducasse S, Coetzee A, Van der Linde J, Louw A. The effect of age of cochlear implantation on vocal characteristics in children. S Afr J Commun Disord. 2016;63(1):142.
64. Hsu HW, Fang TJ, Lee LA, Tsou YT, Chen SH, Wu CM. Multidimensional evaluation of vocal quality in children with cochlear implants: a cross-sectional, case-controlled study. Clin Otolaryngol. 2014;39(1):32-8.
65. Szklanny K, Gurbrynowicz R, Iwanicka-Pronicka K, Tylki-Szymanska A. Analysis of voice quality in patients with late-onset Pompe disease. Orphanet J Rare Dis. 2016;11(1):99.
66. Lourenço BM, Costa KM, Da Silva Filho M. Voice disorder in cystic fibrosis patients. PLoS One. 2014;9(5):e96769.
67. Villafuerte-Gonzalez R, Valadez-Jimenez VM, Hernandez-Lopez X, Ysunza PA. Acoustic analysis of voice in children with cleft palate and velopharyngeal insufficiency. Int J Pediatr Otorhinolaryngol. 2015;79(7):1073-6.
68. Yang Z, Fan J, Tian J, Liu L, Gan C, Chen W, Yin Z. Cepstral analysis of voice in children with velopharyngeal insufficiency after cleft palate surgery. J Voice. 2014;28(6):789-92.
69. Dassie-Leite AP, Behlau M, Nesi-França S, Lima MN, De Lacerda L. Vocal Evaluation of Children with Congenital Hypothyroidism. J Voice. 2017: pii: S0892-1997(17)30217-5. Epub ahead of print.
70. Pereira EC, Rodrigues CO, Silverio KCA, Madazio G, Behlau M. Análises perceptivo-auditiva e acústica das vozes de crianças infectadas pelo HIV. CoDAS. 2017;(29)6:e20170022.
71. Szklanny K, Gubrynowicz R, Tylki-Szymanska A. Voice alterations in patients with Morquio A syndrome. J Appl Genet. 2018;59(1):73-80.
72. Keilmann A, Bendel F, Nospes S, Lampe C, Labig AK. Alterations of mucosa of the larynx and hypopharynx in patients with mucopolysaccharidoses. J Laryngol Otol. 2016;130(2):194-200.
73. Verma H, Solanki P, James M. Acoustical and Perceptual Voice Profiling of Children With Recurrent Respiratory Papillomatosis. J Voice. 2016;30(5):600-5.
74. Boliek CA, Fox CM. Therapeutic effects of intensive voice treatment (LSVT LOUD®) for children with spastic cerebral palsy and dysarthria: A phase I treatment validation study. Int J Speech Lang Pathol. 2017;19(6):601-615.
75. Reed A, Cummine J, Bakhtiari R, Fox CM, Boliek CA. Changes in White Matter Integrity following Intensive Voice Treatment (LSVT LOUD®) in Childrenwith Cerebral Palsy and Motor Speech Disorders. Dev Neurosci. 2017;39(6):460-471.
76. French N, Kelly R, Vijayasekaran S, Reynolds V, Lipscombe J, Buckland A et al. Voice abnormalities at school age in children born extremely preterm. Pediatrics. 2013;131(3):e733-9.
77. Hseu A, Ayele N, Kawai K, Woodnorth G, Nuss R. Voice Abnormalities and Laryngeal Pathology in Preterm Children. Ann Otol Rhinol Laryngol. 2018;127(8):508-513.

78. Filiz S, Selçuk ÖT, Baran RT. Evaluation of Pediatric Voice Handicap Index in Children With Allergic Rhinitis. J Voice. 2018. Epub ahead of print.
79. Garcia-Real T, Diaz-Roman TM, Garcia-Martinez V, Vieiro-Iglesias P. Clinical and acoustic vocal profile in children with attention deficit hyperactivity disorder. J Voice. 2013;27(6):787.
80. Olivati AG, Assumpção Junior FB, Misquiatti AR. Acoustic analysis of speech intonation pattern of individuals with Autism Spectrum Disorders. CoDAS. 2017;10;29(2):e20160081.
81. Kreiman J, Gerrat BR, Precoda K, Berke GS. Individual differences in voice quality perception. J Speech Hear Research. 1992;35(3):512-520.
82. Patel S, Shrivastav R. Perception of dysphonic vocal quality: some thoughts and research update. Perspectives on Voice and Voice Disorders. 2007;17(2):3-6.
83. McAllister A, Sjolander P. Children's voice and voice disorders. Semin Speech Lang. 2013;34(2):71-9.
84. Possamai V, Hartley B. Voice disorders in children. Pediatr Clin North Am. 2013;60(4):879-892.
85. Kurita S, Nagata K, Hirano M. Comparative study of the layer structure of the vocal fold. In: Bless DM. Vocal fold physiology. San Diego: Singular; 1983:03-21.
86. Stathopoulos ET, Sapienza C. Respiratory and laryngeal measures of children during vocal intensity variation. J Acoust Soc Am. 1993;94:2531-2543.
87. Sederholm E. Prevalence of hoarseness in ten-year old children. Scand J Log Phon. 1995;20:165-173.
88. Gramuglia ACJ, Tavares ELM, Rodrigues AS, Martins RHG. Perceptual and acoustic parameters of vocal nodules in children. Int J Pediatr Otorhinolaryngol. 2014;78(2):312-6.
89. Lopes LW, Lima ILB, Almeida LNA, Cavalcante DP, Almeida AAF. Severity of Voice Disorders in Children: Correlations between Perceptual and Acoustic Data. J Voice. 2012;26(6):819.
90. Lopes LW, Lima ILB, Almeida LNA, Cavalcante DP, Almeida AAF. Análise acústica de vozes infantis: contribuições do diagrama de desvio fonatório. Rev CEFAC. 2015;17(4):1173-83.
91. Souza BO, Nunes RB, Friche AAL, Gama ACC. Análise da qualidade de vida relacionada à voz na população infantil. CoDAS. 2017;29(2):1-6.
92. Johnson K, Brehm SB, Weinrich B, Meinzen-Derr J, De Alarcon A. Comparison of the Pediatric Voice Handicap Index with perceptual voice analysis in pediatric patients with vocal fold lesions. Arch Otolaryngol Head Neck Surg. 2011;137(12):1258-62.
93. Teixeira MZM, Trezza EMC, Behlau M. Opinião dos pais sobre a voz de seus filhos de 5 a 12 anos. Rev Paul Pediatr. 2003;21(2):68-75.
94. Roy N, Barkmeier-Kraemer J, Eadie T, Sivasankar MP, Mehta D, Paul D, Hillman R. Evidence-based clinical voice assessment: a systematic review. Am J Speech Lang Pathol. 2013;22(2):212-26.
95. Brockmann-Bauser M, Drinnanmj J. Routine acoustic voice analysis: time to think again. Curr Opin Otolaryngol Head Neck Surg. 2011(19):165-170.
96. Niedzielska G. Acoustic analysis in the diagnosis of voice disorders in children. Int J Pediatr Otorhinolaryngol. 2001;57(3):189-93.
97. Reynolds V, Buckland A, Bailey J, Lipscombe J, Nathan E, Vijayasekaran S et al. Objective assessment of pediatric voice disorders with the acoustic voice quality index. J Voice. 2012;26(5):672.e1-7.
98. Brockmann-Bauser M, Beyer D, Bohlender JE. Clinical relevance of speaking voice intensity effects on acoustic jitter and shimmer in children between 5;0 and 9;11 years. Int J Pediatr Otorhinolaryngol. 2014;78(12):2121-6.
99. Hill CA, Ojha S, Maturo S, Maurer R, Bunting G, Hartnick CJ. Consistency of voice frequency and perturbation measures in children. Otolaryngol Head Neck Surg. 2013;148(4):637-41.
100. Diercks GR, OJHA S, Infusino S, Maurer R, Hartnock CJ. Consistency of voice frequency and perturbation measures in children using cepstral analyses: a movement toward increased recording stability. JAMA Otolaryngol Head Neck Surg. 2013;139(8):811-6.
101. Lopes LW, Costa SL, Costa WC, Correia SE, Vieira VJ. Acoustic assessment of the voices of children using nonlinear analysis: proposal for assessment and vocal monitoring. J Voice. 2014;28(5):565-73.

102. Nuss RC, Ward J, Huang L, Volk M, Woodnorth GH. Correlation of vocal fold nodule size in children and perceptual assessment of voice quality. Ann Otol Rhinol Laryngol. 2010;119(10):651-5.
103. Nardone HC, Recko T, Huang L, Nuss RC. A retrospective review of the progression of pediatric vocal fold nodules. JAMA Otolaryngol Head Neck Surg. 2014;140(3):233-6.
104. Campiotto AR. Abordagem fonoaudiológica das disfonias infantis. In: Costa HO, Duprat AC, Eckley CA. Laringologia Pediátrica. São Paulo: Rocca; 1999. p. 73-86.
105. Andrews ML. Crianças com Problemas de Voz: uma perspectiva de tratamento In: Freemam M, Fawcus M. Distúrbios da voz e seu tratamento. 3. ed. São Paulo: Editora Santos; 2004.
106. Oliveira IB. Desordens vocais infantis: reflexões sobre a atuação fonoaudiológica. (In:) Andrade CRF, Marcondes E. Fonoaudiologia em Pediatria. São Paulo: Sarvier; 2003.
107. Behlau M, Madazio G, Feijó D, Azevedo D, Gielow I, Rehder MI. Aperfeiçoamento vocal e tratamento fonoaudiológico das disfonias. In: Behlau M (Org). Voz: o livro do Especialista. Rio de Janeiro: Revinter, 2005;(2):409-528.
108. Johnson TJ. Vocal abuse reduction program. San Diego: College-Hill; 1985.
109. Wilson K. Problemas de voz em crianças. 3. ed. São Paulo: Manole; 1993.
110. Andrews ML. Voice Therapy for childrens: the elementar school years. San Diego: Singular, 1991.
111. Andrews ML. Terapia vocal para crianças. Porto Alegre: Arte Médicas; 1998.
112. Stadler ST, Ribeiro VV, Bagarollo MF. Proposta de acolhimento a pais de crianças disfônicas: relato de caso. Revista CEFAC. 2016;18(4):889-96.
113. Stadler ST, Sponholz EV, Ribeiro VV, Bagarollo MF. Autopercepção vocal de crianças disfônicas: o desenho como ferramenta de análise. Disturb Comum. 2015;27(3):487-94.
114. Ribeiro VV, Leite APD, Alencar BLF, Bail DI, Bagarollo MF. Avaliação vocal de crianças disfônicas pré e pós intervenção fonoaudiológica em grupo: estudo de caso. Rev CEFAC. 2013;15(2):485-94.
115. Leite APD, Panhoca I, Zanoll ML Distúrbios de voz em crianças: o grupo como possibilidade de intervenção. Ver Dist Comun. 2008;20(3):339-47.
116. Penteado RZ, Camargo AMD, Rodrigues CF, Silva CR, Rossi D, Costa e Silva JT et al. Vivência de voz com crianças: análise do processo educativo em saúde vocal. Distúrb Comum. 2007;19(2):237-46.
117. Martins RHG, Trindade SHK. A criança disfônica: diagnóstico, tratamento e evolução clínica. Rev Bras Otorrinolaringol. 2003;69(6):801-6.
118. Fox CM, Boliek CA. Intensive voice treatment (LSVT LOUD) for children with spastic cerebral palsy and dysarthria. J Speech Lang Hear Res. 2012;55(3):930-45.
119. Gama ACC, Bicalho VS, Valentim AF, Bassi IB, Teixeira LC, Assunção AA. Adesão a orientações fonoaudiológicas após a alta do tratamento vocal em docentes: estudo prospectivo. Rev CEFAC. 2011;14(4):714-20.
120. Vinney LA, Turkstra LS. The role of Self-Regulation in voice therapy. J Voice. 2013;27(3):390. e1-e11.
121. Vinney LA, van Mersbergen M, Connor NP, Turkstra LS. Vocal control: is it susceptible to the negative effects of self-regulatory depletion? J Voice. 2016;30(5):638.e21-31.
122. Almeida AA, Behlau M. Adaptação cultural do Questionário Reduzido de Autorregulação: sugestões de aplicação para área de voz. CoDAS. 2017;29(5):e20160199.
123. Behlau M, Dragone ML, Ferreira AE, Pela S. Higiene vocal infantil – informações básicas. São Paulo: Lovise; 1997.
124. Martins S. Disfonia Infantil Terapia. Rio de Janeiro: Revinter; 1998.
125. Muniz F. Rita, não grita. São Paulo: Melhoramentos; 1985.
126. Gasparini G, Azevedo R, Behlau M. Era uma voz. São Paulo: Thot Cognição e Linguagem; 2006.
127. Cotes C. O mago das vozes. São Paulo: Lovise; 1997.
128. Lima LG, Rechenberg l. A voz no desenho animado: uma análise descritiva. Distu Com. 2015;27(4):741-49.
129. VoxGames. Coordenação: Dra. Mara Behlau e Dra. Gisele Gasparini. CTS Informática; 2004.
130. VoxTraining. Coordenação: Dra. Mara Behlau e Fgo. Guilherme Pecoraro. CTS Informática; 2013.

A VOZ DA PESSOA TRANSGÊNERO – DESAFIOS E POSSIBILIDADES NA CLÍNICA VOCAL

CAPÍTULO 13

João Lopes
Maria Elza Kazumi Yamaguti Dorfman
Rodrigo Dornelas

INTRODUÇÃO

As pessoas transgêneros, ou trans, e travestis são pessoas que sofrem estigma e preconceitos sociais por não se identificarem com o gênero que lhes foi determinado ao nascimento. Segundo Jesus (2012) homens trans são pessoas que reivindicam o reconhecimento social e legal como homem, mulheres trans são pessoas que reivindicam o reconhecimento social e legal como mulher e travestis são pessoas que vivenciam papéis de gênero feminino, mas não se reconhecem como homem ou mulher, entendem-se como integrante de um terceiro gênero ou de um não gênero.[1]

Para Morland (2014), o que determina inicialmente se o bebê será menino ou menina é a presença ou ausência do cromossomo Y.[2] Neste cromossomo há um gene chamado TDF que é o fator de desenvolvimentos testicular, desta forma, na presença do Y ocorrerá o desenvolvimento dos testículos, com posterior produção dos hormônios andrógenos, e, na sua ausência, ocorrerá o desenvolvimento dos ovários. Em contrapartida, a sociedade atribui o gênero a uma pessoa por meio de características percebidas nas interações sociais, que, normalmente, são regras implícitas de comportamento e imagem, como a roupa, ou pistas auditivas, como a voz.

Levando em consideração a crença de que o corpo é um atributo natural e que define a identidade de homens e mulheres enquanto pessoas de um sexo ou de outro, as mudanças corporais realizadas pelo público transgênero implica em dificuldade de convivência nos espaços sociais normatizados.[3] Daí a necessidade do transgênero em readequar a voz.

Em 13 de Maio de 2004, o Ministério da Saúde brasileiro publicou a portaria n° 880, criando o Comitê Técnico de Saúde da População de Gays, Lésbicas, Transgêneros e Bissexuais, sendo este composto por representantes do Ministério da Saúde e se necessário a inserção de outros técnicos que ofereçam contribuições ao desenvolvimento do trabalho. Em Agosto de 2008, o processo transexualizador é instituído por meio da portaria n° 1.707 e n° 457, em que os procedimentos passam a ser realizados na esfera do SUS, garantindo integridade, humanização no procedimento e qualidade do processo transexualizador, além de capacitação das equipes, acolhimento, uso do nome social e acompanhamento terapêutico com acesso desde a hormonização até a cirurgia de redesignação sexual.

Em junho de 2018, os movimentos sociais representativos deste grupo populacional comemoraram a mudança na Classificação Internacional de Doenças (CID), em que a transexualidade deixou de ser um transtorno mental e passou a ser uma condição relacionada à saúde sexual. Esta modificação representa uma necessidade antiga desta população que se via estigmatizada por ser identificada com transtorno mental.

Para que esta população tivesse acesso integral ao atendimento em saúde foram criadas políticas públicas que contemplam as suas necessidades neste âmbito. Desta forma, as diretrizes da Política Nacional de Saúde Integral de Gays, Lésbicas, Bissexuais, Travestis e Transexuais no que se refere à promoção de saúde integral da população LGBT bem como para a consolidação do SUS como sistema Universal, Integral e Equitativo, implementaram serviços e procedimentos no SUS com vistas ao alívio do sofrimento, dor e adoecimento relacionados aos aspectos de inadequação de identidade corporal e psíquica relativos às pessoas trans e travestis.

Os serviços de atendimento às pessoas trans e travestis, no Brasil, contemplam o profissional fonoaudiólogo que executa ações de reabilitação, habilitação e expressividade vocal. Segundo dados do Ministério da Saúde, o Brasil tem 14 ambulatórios do processo transexualizador, conforme o Quadro 13-1.

Considerando o histórico exposto, o enfoque deste capítulo é trazer um panorama breve do atendimento fonoaudiológico a pessoas trans e travestis no Brasil a partir da experiência dos autores.

AVALIAÇÃO

É importante salientar que a avaliação vocal de pessoas trans e travestis na clínica fonoaudiológica não requer tratamento diferenciado ou procedimentos que não são contemplados com pessoas cisgêneras (pessoas que se identificam com o gênero atribuído ao nascimento). O que traremos aqui é a base de nossa experiência atuando nestes ambulatórios para atendimento específico aos travestis e transexuais.

O primeiro passo para a avaliação vocal é uma anamnese bem detalhada com história de queixas vocais, utilização de medicamentos, principalmente relacionado aos hormônios, tempo de utilização e administração. É muito comum encontrarmos pessoas que se automedicam com superdosagem hormonal. A anamnese é voltada ao público transgênero e aborda questões como cirurgias, hormonização, terapias anteriores e um breve questionamento que pontua como a pessoa se sente em relação à sua voz no dia a dia. É realizada também uma investigação complementar com fatores que podem influenciar na terapia, como casos de alergias respiratórias, alterações laríngeas e faríngeas e distúrbios nasais.

Na avaliação do comportamento vocal, observa-se geralmente uma ressonância hipernasal associada ao falsete com voz tensa. O quadro de tensão na emissão vocal impede a movimentação horizontal da laringe, podendo ocasionar alterações estruturais nas pregas vocais.

Como instrumentos de avaliação vocal costuma-se utilizar o questionário de autopercepção vocal como o Qualidade de Vida em Voz (QVV).[4] O objetivo deste instrumento é quantificar o impacto que determinada alteração vocal traz para a qualidade de vida do sujeito. Opta-se por este instrumento, pois é relevante entender o significado da voz que não corresponde ao gênero em que a pessoa se sente pertencente. Neste caso, a voz é desviada.

O ITDV – Índice de Triagem para o Distúrbio Vocal[5] é composto por 12 sintomas vocais comuns. Apesar de ser um instrumento desenvolvido para professoras, ele também contribui nesta clínica para uma triagem rápida de alterações e sintomas vocais.

Quadro 13-1. Ambulatórios do Processo Transexualizador no Brasil

Estado	Nome do serviço	Tem fonoaudiólogo?	Procedimentos
Goiás	Hospital das Clínicas da Universidade Federal de Goiás	Não	Ambulatorial e Cirúrgico
Rio de Janeiro	Universidade do Estado do Rio de Janeiro – Hospital Universitário Pedro Ernesto	Não	Ambulatorial e Cirúrgico
Rio Grande do Sul	Hospital de Clínicas de Porto Alegre – Universidade Federal do Rio Grande do Sul	Sim	Ambulatorial e Cirúrgico
São Paulo	Hospital de Clínicas da Faculdade de Medicina FMUSP – Fundação Faculdade de Medicina MECMPAS	Sim	Ambulatorial e Cirúrgico
Pernambuco	Hospital das Clínicas – Universidade Federal de Pernambuco	Sim	Ambulatorial e Cirúrgico
Rio de Janeiro	Instituto Estadual de Diabetes e Endocrinologia (IEDE)	Não	Ambulatorial
Minas Gerais	Ambulatório do Hospital das Clínicas de Uberlândia	Sim	Ambulatorial
São Paulo	Centro de Referência e Treinamento (CRT) DST/AIDS	Sim	Ambulatorial
Paraná	Centro de Pesquisa e Atendimento para Travestis e Transexuais (CPATT) do Centro Regional de Especialidades (CRE) Metropolitano	Não	Ambulatorial
São Paulo	Ambulatório AMTIGOS do Hospital das Clínicas de São Paulo	Sim	Ambulatorial
João Pessoa	Ambulatório para travestis e transexuais do Hospital Clementino Fraga – João Pessoa	Sim	Ambulatorial
Pará	Ambulatório Transexualizador da Unidade de Referência Especializada em Doenças Infectoparasitárias e Especiais (UREDIPE)	Não	Ambulatorial
Sergipe	Ambulatório de Saúde Integral Trans do Hospital Universitário da Federal de Sergipe	Sim	Ambulatorial

O Questionário de Autoavaliação Vocal para Transexuais de Homem para Mulher[6] é o único questionário específico para mulheres trans traduzido para o português brasileiro. Ele apresenta itens que fazem parte do cotidiano das mulheres trans. Em alguns casos, para aproveitar a riqueza do instrumento, realizamos adaptações para que ele possa ser aplicado também em travestis e homens trans.

A avaliação otorrinolaringológica é de suma importância para que se possa iniciar o processo de reabilitação. Diante do contexto de produção vocal relatado é muito comum encontrarmos alterações de massa nas pregas vocais e postura laríngea inadequada.

Vale destacar também a utilização do protocolo *Consensus Auditory Perceptual Evaluation – Voice* (CAPE-V), cuja mensuração da gravidade do distúrbio vocal é realizada por meio de uma escala visual analógica, e a escala GRBAS, em que a mensuração é realizada por meio de uma escala numérica.

REABILITAÇÃO

A reabilitação vocal é realizada de acordo com a demanda da pessoa que nos procura. Dentre essa demanda, geralmente, podemos citar que há uma demanda de feminização vocal para mulheres trans e masculinização no caso de homens trans.

Vale ressaltar que a voz pode ser trabalhada não como apenas uma busca de um modelo de feminilidade ou masculinidade, mas no sentido de um conforto da própria pessoa com a sua expressão de gênero nas interações e meios sociais. Há relatos na literatura que afirmam que a hormonioterapia e a terapia comportamental são eficazes para 90% de homens trans, assim a cirurgia em pregas vocais é raramente indicada.[7]

Os aspectos a serem trabalhados são: timbre, entonação, intensidade vocal, fadiga, ressonância, qualidade vocal, articulação, velocidade de fala, linguagem e comunicação não verbal.

No primeiro contato, a pessoa recebe orientações quanto às modificações vocais que ocorrerão, mas que estas modificações sempre estarão relacionadas à sua anatomofisiologia definida biologicamente de acordo com o sexo.

Trabalha-se com a utilização de exercícios que priorizem o filtro e sobre a importância do comprometimento com a terapia fonoaudiológica dentro e fora do ambulatório de readequação vocal. Normalmente, o início do processo terapêutico ocorre no segundo encontro.

A postura corporal é essencial neste processo, inicia-se com um ajuste postural, um alinhamento vertebral posicionando tórax e cabeça. O padrão respiratório, quando inadequado, será trabalhado para que se possa garantir a produção vocal saudável com uma projeção vocal adequada.

O primeiro exercício é realizado por meio de técnicas que possam abranger movimentos corporais globais, relaxando a musculatura cervical através da manipulação digital da laringe, uso de massageadores e a técnica de rotação de ombros. Esta série de exercícios equilibra a emissão e possibilita ao paciente um novo ajuste vocal.[8]

Logo depois são executados exercícios relacionados aos órgãos fonoarticulatórios e que ajudam na área de motricidade orofacial: exercícios de lábios, língua, mandíbula e musculatura faríngea associados à emissão de sons facilitadores, como a técnica mastigatória.[8]

São utilizadas técnicas como a emissão de fricativos em glissando, que visa um melhor apoio respiratório e um direcionamento do fluxo aéreo, e o uso do *humming*, que auxilia na estabilização da voz.

Durante a terapia também são utilizados exercícios do trato vocal semiocluído, como o Lax Vox, e a eletroestimulação. O Lax Vox gera um maior conforto fonatório, já a utilização da eletroestimulação contribui para que a musculatura laríngea responda mais facilmente aos exercícios propostos e ainda traz maior eficácia aos exercícios para baixar ou elevar a laringe.

Com a pessoa trans ou travesti também é realizado um trabalho quanto à sua pronúncia, elementos prosódicos da fala, uso das palavras de valor, leitura de textos, gestual físico e fisionômico, desinibição e relação com o outro.

Orientação e conscientização vocal, sons hiperagudos com elevação da frequência fundamental, sons graves para baixar a frequência fundamental, fonação em sorriso, exploração de diferentes emissões e modulação ascendente ou descendente no final das emissões, atuar na modificação dos parâmetros de entonação, de ressonância, no vocabulário, na pronúncia, na articulação e na expressividade fisionômica e gestual durante a fala. Além de todos os exercícios, a pessoa também é orientada quanto à sua saúde vocal, como respirar adequadamente enquanto fala, não usar o ar residual durante a fala, não fazer esforço vocal, articular bem as palavras, falar pausadamente para que possa ter mais conforto respiratório, beber bastante água, principalmente se faz uso da voz por muito tempo e evitar o fumo e bebidas alcoólicas.

O fonoaudiólogo deve lançar mão de técnicas que visem adaptar a voz do sujeito a fim de proporcionar um equilíbrio entre **corpo-mente-voz** para melhor integração social e evitar a exposição às situações constrangedoras,

Estratégias utilizadas nos casos de mulheres trans e travestis:[9,10]

- Voz de cabeça (evitar voz de peito e falsete).
- Ressonância para projetar a voz e suavizar a emissão (mais efetivo que usar fonação comprimida, falar mais suave, mais soproso).
- Aumentar levemente a duração de algumas vogais.
- Frases com maior variação de ênfase (variação de *loudness*).
- Iniciar a fala com palavras mais fáceis (ataque vocal mais soproso).
- Agregar as palavras com mais suavidade e articulação precisa.
- Usar variação de intensidade quando o significado da palavra sugerir.

A voz precisa soar adequada para um corpo feminino/masculino de acordo com a demanda da pessoa que busca pelo atendimento. Mesmo a qualidade vocal sendo limitada pela anatomia e fisiologia do trato vocal, é preciso estabelecer um equilíbrio entre **aquilo que se deseja e aquilo que é possível.**

Sugestão de atividades para o processo de readequação vocal:

- Estratégias verbais:[11]
  - Listas comparativas de vocabulário masculino × feminino.
  - Comunicação direta × indireta.
  - Troca de papéis.
  - Compartilhar sentimentos.
  - Observar e analisar falantes femininos/masculinos.
  - Imitar outra pessoa.
  - Ler poesias.
  - Usar telefone.
  - Mudanças do trato vocal com redução na sua extensão, promovendo estiramento labial (falar em sorriso).
  - Redução da cavidade anterior com limitação da abertura bucal.
  - Elevação e anteriorização do dorso da língua.
- Estratégias não verbais:[11]
  - Contato olho no olho.
  - Sorrir mais.

- Acenar com a cabeça.
- Mais gestos e toques.
- Inclinar-se para o interlocutor.

As expectativas das pessoas trans e travestis devem ser bem trabalhadas, para evitar maior sofrimento e frustração. O fator mais difícil de lidar no processo de readequação vocal é a busca por uma voz idealizada, muito aguda, como se isso fosse sinônimo de mais feminilidade. Deste modo, é importante ressaltar que há muito mais além do tom da voz para caracterizar um falante como sendo mulher. A voz é apenas um aspecto para a identificação do gênero na comunicação, também influenciam, a modulação (melodia da fala), o tipo de respiração, as pausas, a escolha das palavras, entre outros aspectos.

NOVAS TECNOLOGIAS NO SEGMENTO

A Fonoaudiologia vem utilizando-se da eletroestimulação junto ao transgênero como elemento coadjuvante na terapia por ser um procedimento não invasivo e que tem como objetivo o relaxamento muscular, melhora da vascularização onde for aplicado o estímulo, abaixamento ou elevação laríngea, redução da atividade muscular e aumento ativo da força muscular.[6]

Os resultados obtidos nos estudos e na aplicação da eletroestimulação voltados para a voz contribuem na melhora da qualidade vocal e nos padrões de tempo máximo de fonação.

A laserterapia também vem sendo estudada e aplicada pela Fonoaudiologia como uma especificidade de reabilitação por também se tratar de uma técnica não invasiva, bioestimulativa e com resultados positivos.[12]

Como resultado do *Laser* de baixa intensidade tem-se efeito analgésico, antiedematoso, reparação de lesão muscular, regeneração de nervos periféricos, e a sua aplicabilidade diretamente no músculo cricotireóideo proporciona maior flexibilidade muscular, aumento do *pitch* agudo de mulheres trans e travestis. Além de contribuir com os harmônicos sonoros, o que deixa a voz com maior plenitude sonora.

"É imperativo que os fonoaudiólogos sejam bem informados, sem fazer julgamentos dos que tem experiências de vida diferentes das suas. Um desafio que enfrentamos é a grande variedade de casos. Esta variedade, a maioria de nós concorda, é um dos aspectos mais recompensadores de nosso trabalho".[13]

REFERÊNCIAS BIBLIOGRÁFICAS

1. Jesus JG. Orientações sobre a população transgênero: conceitos e termos. Brasília: Autor, 2012.
2. Morland I. Intersex. TSQ 2014;1(1-2):111-115.
3. Westbrook L, Schilt K. Doing gender, determining gender: Transgender people, gender panics, and the maintenance of the sex/gender/sexuality system. Gender & Society. 2014;28(1):32-57.
4. Gasparini G, Behlau M. Quality of Life: Validation of the Brazilian Version of the Voice-Related Quality of Life (V-RQOL) Measure. J Voice. 2009;23(1):76-81.
5. Ghirardi AC, Ferreira LP, Giannini SP, Latorre MR. Screening Index for Voice Disorder (SIVD): Development and Validation. J Voice. 2013;27(2):195-200.
6. Santos JKO, Gama ACC, Silvério KCA, Oliveira NFC. Uso da eletroestimulação na clínica fonoaudiológica: uma revisão integrativa da literatura. Rev CEFAC. 2015;17;(5):1620-1632.
7. Deutsch M. Guidelines for the primary and gender-affirming care of transgender and gender nonbinary people. 2nd ed. San Francisco: University of California; 2016.
8. Moreti F, Zambon F, Behlau M. Voice care knowledge by dysphonic and healthy individuals of different generations. CoDAS. 2016;28(4):463-9.

9. Klatt DH, Klatt LC. Analysis, synthesis, and perception of voice quality variations among female and male talkers. J Acoust Soc Am. 1990;87:820-857.
10. Oates J, Dacakis G. Voice change in transsexuals. Venereology. 1997;10(3).
11. Carew L, Dacakis G, Oates J. The effectiveness of oral resonance therapy on the perception of femininity of voice in male-to-female transsexuals. J Voice. 2007;21(5):591-603.
12. Matos AS, Berretin-Felix G, Bandeira RN, Lima JAS, Almeida LNA, Alves GAS. Laserterapia aplicada à motricidade orofacial: percepção dos membros da Associação Brasileira de Motricidade Orofacial - Abramo. Rev CEFAC. 2018;20(1):61-68.
13. Andrews ML. Sexo, gênero e efeitos na voz. In: Manual de tratamento da voz: da pediatria à geriatria. São Paulo: Cengage Learning, 2009;(8):411-40.

LEITURA SUGERIDA

Brasil. Ministério Da Saúde. Portaria nº 2.803, de 19 de novembro de 2013. Redefine e amplia o Processo Transexualizador no Sistema Único de Saúde (SUS). 2013;9083-9100.

DISFONIA E PROCESSAMENTO AUDITIVO CENTRAL

Ingrid Gielow
Karla Barbosa Guarda Paoliello
Diana Melissa Faria

O sistema auditivo é, potencialmente, um componente-chave no desenvolvimento e na manutenção da qualidade vocal.[1] Basta observar pessoas conversando em um restaurante lotado e com música ambiente, ou tentar falar ao telefone quando se ouve o eco da própria voz em uma conexão ruim, para confirmar o papel do sistema auditivo na produção da fala.[2] Essa relação é conhecida, ainda que parcialmente, há tempos.

Em 1911, o otorrinolaringologista francês Étienne Lombard publicou um artigo sobre a relação entre a qualidade da emissão vocal de um indivíduo e suas habilidades de monitoramento auditivo. Intitulado "O sinal de elevação da voz" (*Le signe de L'élévation de la voix*), o artigo descreveu a observação de que seus pacientes, quando estavam envolvidos em uma conversa, elevavam a intensidade da voz de acordo com a intensidade do barulho apresentado no ambiente, sem que essa mudança na intensidade vocal fosse percebida pelo próprio falante. Após a publicação, esse fenômeno ficou conhecido por Efeito de Lombard.[3]

Inicialmente, essa descoberta foi direcionada para a descoberta de falsas queixas de perdas auditivas, identificando trabalhadores que almejavam fugir de suas tarefas fingindo surdez. Entretanto, a descoberta da resposta vocal involuntária de falantes na presença de ruído transcendeu a importância que o seu descobridor poderia ter imaginado.

A compreensão de que o efeito Lombard é o resultado de uma relação de *feedback* entre os sistemas de produção vocal e da percepção auditiva logo foi associada pelo próprio autor ao mecanismo de correção do desempenho de fala, e, ainda hoje, esse efeito é amplamente utilizado em testes de audição e em estudos sobre a integração áudio-vocal, sendo aplicável ao estudo dos distúrbios vocais e produção de fala, e mesmo como ferramenta terapêutica.[3,4]

Ao falar em um ambiente ruidoso, além de aumentar a intensidade da fala e a frequência fundamental, pode-se observar impactos no espectro acústico da voz e um alongamento da duração do sinal.[3] Pesquisas que submeteram indivíduos a um aumento artificial do *pitch* no *feedback* auditivo revelam que os falantes buscam produzir ajustes vocais compensatórios para corrigir as alterações provocadas em suas percepções de *pitch* e *loudness*, levando-os a se ajustarem às referências que estão ouvindo.[5] Esse processo de controle compensatório pode ser modulado de acordo com as tarefas demandadas[6] e moldado pela experiência e repertório do indivíduo em relação à linguagem e à música.[7]

Graças à plasticidade do sistema nervoso central, quanto maior a exposição do cérebro a um estímulo, mais facilmente esse estímulo passa a ser identificado e reconhecido.

Por isso, as crianças conseguem aprender suas línguas nativas sem sotaque e tendem a reproduzir a entonação típica da região em que vivem.

Com o avanço do conhecimento e da tecnologia relacionada aos exames eletrofisiológicos da audição, foi possível identificar precisamente as respostas do tronco cerebral aos estímulos auditivos. Kraus e seus colaboradores da Northwestern University são referências nessa área, e, ao investigar as respostas auditivas do tronco cerebral de músicos instrumentistas, verificaram que a audiometria de tronco encefálico fisicamente exibe similaridade às propriedades acústicas de sons de entrada, oferecendo um "instantâneo" neural da percepção de frequência, do tempo e do timbre.[8]

Em um estudo com músicos instrumentistas, Tzounopoulos e Kraus (2009) identificaram que a precisão das respostas do tronco cerebral auditivo era muito maior quando a melodia ouvida era produzida especificamente pelo instrumento que o músico dominava.[8] Evidenciaram, assim, os efeitos da plasticidade neural na percepção auditiva e nas interações auditivo-motoras, sugerindo que a prática intensiva reforça os padrões de respostas corticais.

De modo análogo, a percepção da própria voz deve ter um reconhecimento preciso no tronco e no córtex cerebral. Porém, o mecanismo da fonação resulta em um evento sonoro acusticamente mais complexo que o som produzido por um instrumento musical.

Com a repetição e a redundância dos sons produzidos, a produção da voz requer a integração de informações auditivas, somatossensoriais e motoras representadas nos lobos temporal, parietal e frontal do córtex cerebral, respectivamente. Juntamente com estruturas subcorticais – como o cerebelo, os gânglios da base e o tronco encefálico – essas regiões corticais e suas conexões funcionais formam uma unidade funcional denominada sistema de controle motor da fala.[9]

A importância do sistema auditivo para o controle motor da fala envolve dois tipos de processos: *feedback* e *feedforward*. O controle de *feedback* permite correção na fonação utilizando a informação sensorial adquirida enquanto a tarefa está em progresso, e o *feedforward*, com base em modelos internos do indivíduo, controla a emissão sem precisar da retroalimentação auditiva constante.[1] Poder-se inferir, então, que uma falha na emissão vocal deve ser percebida pelo sistema auditivo, que contribui para ajustar o planejamento motor da emissão. Por outro lado, uma falha na percepção auditiva poderia comprometer o monitoramento auditivo e, consequentemente, a manutenção do padrão e da qualidade da voz.

Considerando os conceitos emitidos pelo Comitê Brasileiro Multidisciplinar de Voz Ocupacional (COMVOZ) em 2010, disfonia vem a ser qualquer dificuldade na emissão vocal que impeça ou dificulte a produção natural da voz, causando prejuízo ao indivíduo.[10] Assim sendo, uma falha no monitoramento auditivo poderia ser associada a dificuldades na produção natural da voz.

A tradicional classificação das disfonias proposta por Behlau & Pontes em 1995, considera duas grandes categorias etiológicas das disfonias:[11]

A) *Orgânicas:* independem do uso vocal, podendo ser causadas por diversos processos, com consequência direta sobre a voz. P. ex.: alterações vocais por neoplasias da laringe, doenças neurológicas, inflamações ou infecções agudas relacionadas a gripes, laringites e faringites.

B) *Funcionais:* alterações vocais decorrentes do próprio uso da voz, ou seja, um distúrbio do comportamento vocal. Podem ter como etiologia o uso incorreto da voz, inadaptações vocais e alterações psicogênicas, que podem atuar de modo isolado ou concomitantemente. Quando não tratadas, podem ser a etiologia de uma lesão estrutural benigna secundária ao comportamento vocal inadequado ou alterado.

Provavelmente uma alteração orgânica, que independe do uso vocal, terá uma falha no *feedback* ou monitoramento auditivo como etiologia do quadro. Entretanto, não se pode descartar que falhas no processo do *feedback* auditivo sejam potenciais agravantes ou mantenedores de quadros de natureza funcional, decorrentes do comportamento vocal.

Estudos direcionados à investigação da relação entre voz e percepção auditiva sugerem que a disfonia pode estar relacionada a alterações no processamento auditivo em adultos,[12-18] crianças, adolescentes[19-22] e idosos.[23,24]

Para melhor compreender tais relações, é necessário ter em mente o que são as habilidades auditivas e suas relações com os parâmetros vocais.

HABILIDADES AUDITIVAS E PARÂMETROS VOCAIS

Processamento auditivo central é o que o cérebro faz desde a detecção do som pelo sistema auditivo periférico até sua compreensão em nível cortical. O córtex auditivo está relacionado com as atividades de análise de sons complexos, inibição de respostas inapropriadas, identificação de sons detectados, atenção interaural, ajuste de estímulo auditivo no contexto, prolongamento perceptivo de estímulos curtos, percepção do espaço auditivo e formação de conceitos em geral. Assim, segundo Pereira (2004), processar o som envolve a detecção, transformação e utilização da informação em comportamentos futuros.[25] Desta forma, sua avaliação engloba a capacidade do ouvinte em identificar, discriminar e perceber os aspectos segmentais e suprassegmentais da fala – capacidade diretamente associada aos aspectos temporais auditivos.[26] Para compreensão de tantos aspectos do comportamento auditivo de um indivíduo, sua avaliação tem por objetivo verificar como se encontram os mecanismos fisiológicos e habilidades auditivas.[27]

Para que possibilitem a compreensão do funcionamento cerebral em seu envolvimento com o estímulo, os mecanismos fisiológicos estão associados à determinadas habilidades auditivas, que são competências auditivas que podem ser mais específicas, quanto mais específico for o detalhamento sonoro.[27] São elas:

- *Localização da fonte sonora:* habilidade de identificar precisamente a localização da origem da informação sonora.
- *Figura-fundo:* habilidade de selecionar e manter a atenção em um estímulo durante a apresentação de mensagens competitivas, considerando distintamente sons verbais e não verbais.
- *Fechamento auditivo:* capacidade de compreender uma mensagem mesmo que esta esteja distorcida ou comprimida.
- *Integração binaural:* habilidade de integrar dois estímulos diferentes apresentados no mesmo momento em orelhas diferentes.
- *Separação binaural:* habilidade de direcionar a atenção ao estímulo apresentado em uma orelha, em detrimento ao estímulo apresentado contralateralmente.
- *Ordenação temporal:* habilidade que envolve a percepção e o processamento de dois ou mais estímulos auditivos em sua ordem de ocorrência no tempo.
- *Resolução temporal:* habilidade responsável pela detecção de intervalos de tempo entre estímulos sonoros, de mudanças rápidas e bruscas no estímulo sonoro, ou detectar o menor intervalo de tempo necessário para que um indivíduo possa perceber diferenças entre sinais sonoros.
- *Interação binaural:* capacidade de processar informações usando as duas orelhas, envolvendo a apresentação de informações auditivas não simultâneas, sequenciais e/ou complementares apresentadas às duas orelhas.

Dificuldades nesse processo de percepção da informação auditiva no sistema nervoso central, caracterizadas pelo fraco desempenho em uma das habilidades auditivas ou mais, constituem os chamados Transtornos do Processamento Auditivo Central (TPAC), que podem ter diferentes manifestações, de acordo com as habilidades alteradas.

Ao analisar o som, seja ele verbal ou não verbal, e dar um significado ao que ouviu, o cérebro necessita de informações referentes a quatro qualidades: *pitch*, duração, *loudness* e timbre.[28,29]

Segundo as definições de Boothroyd, escritas em 1986, mas ainda atuais, o *pitch* pode ser descrito como a sensação psicoacústica da frequência e depende da taxa de repetição da vibração das pregas vocais por unidade de tempo, permitindo a classificação dos sons de graves a agudos.[30] O ouvido humano pode detectar, na faixa de 20 a 20.000 Hz, mudanças de frequências da ordem de 1%, o que corresponde a cerca de 1.000 intervalos discrimináveis nesta faixa.

A percepção do *pitch* está diretamente relacionada à habilidade auditiva de ordenação temporal, mais especificamente à percepção de padrões de frequência. A ordenação temporal é a base do processamento não verbal da fala, envolvendo a prosódia e os aspectos suprassegmentais da fala.

A duração está relacionada à habilidade em se detectar diferenças nos estímulos sonoros em função do tempo. É o aspecto que permite a distinção de sons longos e curtos, e está relacionada com o tempo de vibração da fonte que produz o som, sendo que enquanto houver vibração, haverá produção de som. A percepção da duração está diretamente relacionada à habilidade auditiva de percepção de padrões de duração, que é outro aspecto da habilidade auditiva de ordenação temporal.

A *loudness* pode ser descrita como a sensação psicoacústica da intensidade sonora, que varia a partir de sua pressão, energia ou amplitude, permitindo a classificação dos estímulos de fracos a fortes. Apesar de ser verdadeiro o fato de que quanto maior a amplitude de um som, mais intensamente ele é ouvido, esse processo não é linear e proporcional – é logarítmico. Ou seja, quando a pressão sonora é reduzida, a *loudness* também decresce e, abaixo de certo nível de pressão, o som não é mais ouvido.

A sensibilidade auditiva humana para mudanças na intensidade sonora é menos precisa do que para as de frequência, sendo necessário pelo menos 1 dB de intervalo para se perceber diferenças na intensidade.[30] A habilidade auditiva envolvida na percepção da *loudness* também é a ordenação temporal, mais especificamente a percepção dos padrões de intensidade.

O timbre é o aspecto do som que marca a individualidade do estímulo sonoro. É o que torna possível a discriminação entre uma mesma nota musical executada por diferentes instrumentos, ou diferenciar a voz de duas pessoas. Segundo Behlau & Pontes (1995), é indicado utilizar o termo qualidade vocal ao se referir ao timbre da voz humana.[11]

O timbre depende da qualidade e da quantidade de harmônicos presentes na onda sonora complexa, e também é uma impressão subjetiva que está diretamente relacionada à habilidade da análise de frequências. Depende das várias combinações de frequências e intensidades, e para o reconhecimento de um timbre específico, é necessário o acesso a registros corticais por meio dos processos da memória auditiva.

Compreendendo a relação física existente entre as qualidades do som e as habilidades auditivas de ordenação temporal dos padrões de frequência, intensidade e duração, explica-se o elevado número de pesquisas que encontram relações estatisticamente significantes entre disfonia e alterações nos testes de percepção de padrões de frequência – um teste auditivo efetuado para identificar falhas na habilidade de ordenação temporal.

QUANDO SUSPEITAR DE UM COMPONENTE AUDITIVO NAS DISFONIAS

Em 1967, Daniel Boone já identificava que alguns pacientes disfônicos, assim como certas pessoas da população sem queixas vocais, demonstravam dificuldades com discriminação de altura e em memória tonal. Diante de indivíduos que não têm boa percepção do que estão fazendo em termos laríngeos, e de pacientes com escuta deficientes.[31]

Durante o levantamento do histórico do paciente disfônico, há alguns fatos que podem ser considerados de risco para um transtorno do processamento auditivo central. Entre eles:

- Histórico de otite na infância: 100% das crianças que tiveram episódios de otite na primeira infância têm algum impacto no desenvolvimento das habilidades auditivas.[32]
- A queixa vocal não é percebida pelo indivíduo, mas por pessoas do seu convívio ou por um profissional da saúde.
- Queixa e/ou manifestação de desafinação: existe uma relação direta entre falha na reprodução tonal e falha na habilidade de ordenação temporal, mais precisamente na percepção de padrões de frequência.[18]
- Problemas vocais inerentes ao processo de envelhecimento: 70% da população acima de 65 anos desenvolve algum grau de perda auditiva,[33] e toda perda auditiva afeta o processamento auditivo central.[34]
- Insucesso na terapia de voz convencional, e o terapeuta identifica dificuldades na percepção auditiva do paciente (exemplo: dificuldade em perceber melhoras na voz após exercícios ou em seguir modelos melódicos).

A experiência clínica aponta para uma potencial relação entre dificuldades em algumas habilidades auditivas e certas queixas vocais, sintetizada no Quadro 14-1.

Se a história e/ou a queixa do paciente apresenta elementos de risco para TPAC, vale considerar a investigação das habilidades auditivas pertinentes e, se for o caso, incorporar o treinamento auditivo no planejamento terapêutico.

Quadro 14-1. Lista de Possíveis Queixas e Respectivas Habilidades Auditivas Potencialmente Relacionadas

Queixas	Habilidades auditivas potencialmente relacionadas
Compreender a fala no ruído	Figura-fundo auditiva
Entender a fala ao telefone	Fechamento auditivo
Velocidade de entendimento e de resposta	Resolução temporal
Lembrar-se do que ouviu	Memória operacional auditiva
Gerenciar mais de uma informação ao mesmo tempo	Integração ou separação binaural
Fala em intensidade muito forte	Figura-fundo e/ou ordenação temporal (percepção de padrões de intensidade)
Voz monótona	Ordenação temporal (percepção de padrões de frequência, duração e intensidade)
Desafinação	Percepção dos padrões de frequência

COMO AVALIAR A NECESSIDADE DE TREINO AUDITIVO

Os testes de percepção dos padrões de frequência (TPF) e de duração (TPD) podem rapidamente indicar a necessidade potencial de se investir em treinamento auditivo, no controle motor da emissão vocal, ou em ambos.

Compilando os resultados de diversos estudos realizados com diferentes populações que apresentavam disfonia, pode-se sugerir com segurança o teste de percepção dos padrões de frequência como sendo o mais sensível para identificar alterações no PAC.[12-16,18-21]

O TPF, em versão brasileira proposta por Pereira e Schochat (2011), avalia a habilidade de ordenação temporal por meio da discriminação de padrões de som, que faz parte do mecanismo fisiológico de processamento temporal.[27] O teste é constituído por tons musicais de frequência baixa (440 Hz) e alta (493 Hz), com duração fixa. São apresentadas dez sequências compostas por três estímulos e dez sequências compostas por quatro estímulos, monoauralmente, a 50 dBNS. Deve-se instruir o indivíduo a responder verbalmente após escutar a sequência de sons, utilizando o termo "fino" para nomear os sons agudos e o termo "grosso" para os sons graves, descrevendo a sequência de sons ouvidos (p. ex.: fino-fino-grosso; grosso-fino-grosso).

Caso apresente o desempenho abaixo do padrão de normalidade (70% ou mais de acertos para três sons e 60% ou mais de acertos para quatro sons), solicita-se a tarefa de imitação (*humming*), na qual o indivíduo deve reproduzir vocalmente a sequência dos sons ouvidos. Nesse caso, não é exigida a reprodução precisa da nota, mas sim a capacidade de perceber diferentes padrões de frequência de sons.

Assim sendo, segue uma sugestão de raciocínio para a interpretação dos resultados dos testes TPF e TPD:

1. Nomeação dos sons:
   - Acertou mais de 70% das sequências: habilidade de ordenação temporal normal, sem necessidade de estimulação terapêutica específica para o processamento auditivo.
   - Acertou menos de 70% dos estímulos: falha na ordenação temporal. Para verificar se o problema também ocorre quando apenas o hemisfério direito é requisitado, realizar a prova de reprodução dos sons (*humming*).
2. Reprodução dos sons:
   - Acertou mais de 70% das sequências e falhou na nomeação:
     - Provável problema na integração inter-hemisférica: necessidade de estimulação auditiva da integração inter-hemisférica.
     - Possível comprometimento da neuromaturação do corpo caloso. Verificar se há queixas globais, como coordenação motora e histórico de dificuldades com o desenvolvimento do domínio da linguagem.
   - Acertou menos de 70% na reprodução dos sons e na nomeação:
     - Falha de processamento do hemisfério direito: indicação de estimulação de habilidades auditivas verbais e não verbais.
     - Possível dificuldade de integração inter-hemisférica: para confirmar, realizar provas dicóticas, complementando a avaliação do PAC.
   - Acertou menos de 70% da reprodução dos sons e mais de 70% na nomeação: problema na eferência, ou seja, no controle da produção vocal e seu monitoramento. Nesse caso, a conduta pode ser apenas terapia vocal, pois a dificuldade não tem origem no PAC.

Geralmente, diante da situação de desafinação na reprodução da sequência de sons, pode-se desconfiar de um TPAC. Ramos e suas colaboradoras (2018), em sua investigação sobre a correlação entre processamento auditivo e voz em mulheres, desenvolveram e aplicaram o Teste de Reprodução Tonal Vocal (TRTV).[18] Neste teste, solicita-se a emissão da vogal /a/ prolongada em registro modal, por, no mínimo, cinco segundos, nas intensidades: habitual, forte e fraca em diferentes frequências (C3-131Hz a B4-494Hz). Para cada tom, solicita-se a reprodução vocal correspondente.

Para proporcionar ao indivíduo chances de obter melhor desempenho, oferece-se a oportunidade de realizar até três tentativas de emissão, visto que a repetição pode permitir aprendizagem e ajustes do trato vocal necessários para atingir adequada reprodução. As autoras sugerem que tais tentativas aconteçam conforme o desempenho do indivíduo:

1. Repetir o tom ouvindo apenas "tom puro".
2. Caso não consiga, o avaliador pode ajudar repetindo o mesmo tom associado à emissão vocal. O indivíduo deve reproduzir o tom ouvindo, então, a voz do avaliador e a nota do teclado virtual.
3. Por fim, caso ainda não consiga reproduzir o tom desejado, após as duas tentativas anteriores, a ajuda do avaliador pode ocorrer por meio do apoio vocal e do tom puro com escala, aplicando-se uma escala de três notas abaixo da desejada. Com a ajuda da escala, espera-se que o indivíduo alcance o tom alvo.

Em qualquer uma das tentativas, pode-se considerar como acerto a reprodução correta do tom solicitado, bem como a variação de até meio tom acima ou abaixo da nota desejada.

No estudo de Ramos *et al.* (2018), mulheres com disfonias funcionais apresentaram desempenho inferior às mulheres sem disfonia na primeira tentativa e no total de tentativas do TRTV.[18] Quanto melhor o desempenho nos testes de processamento auditivo, melhor foi o desempenho de reprodução tonal vocal de disfônicas e não disfônicas.

A partir dessa informação, fonoaudiólogos e preparadores vocais podem considerar realizar, com o paciente que apresenta disfonia funcional, um rápido teste de reprodução de tons confortáveis. Desafinação ou falhas na reprodução vocal indicam que há indicação para a verificação de possíveis falhas no processamento auditivo. Nos casos em que a falha for confirmada, a realização de uma avaliação audiológica é imperiosa para descartar uma perda auditiva periférica.

Com o intuito de facilitar o mapeamento das habilidades auditivas e identificar quem, de fato, precisa de uma avaliação completa do processamento auditivo central, Gielow, Faria e Borges (2018) criaram uma plataforma *web* que oferece exclusivamente a fonoaudiólogos acesso *on-line* a testes de todas as habilidades auditivas. (Disponível em www.audbility.com.br). A plataforma permite que o profissional realize os testes de ordenação temporal de frequência, intensidade e duração, bem como a triagem das demais habilidades auditivas.

Caso sejam confirmadas alterações em uma ou mais habilidades auditivas, ou mesmo se o desempenho no limite inferior dos resultados esperados para a faixa etária, haverá benefício em inserir o treinamento das habilidades comprometidas na programação da terapia de reabilitação vocal.

COMO DESENVOLVER AS HABILIDADES AUDITIVAS

Graças à plasticidade do sistema nervoso central, é possível desenvolver habilidades auditivas, reforçar os processos envolvidos e criar mecanismos compensatórios no cérebro. O treinamento auditivo consiste na prática intensiva de estímulos e tarefas diversas, buscando uma precisão de 30 a 70% de acerto, em nível de audição confortável.[35]

Na experiência das autoras, são necessárias uma média de 8 a 12 sessões de 30 minutos de treino auditivo realizado em paralelo ao trabalho de percepção e produção vocal. Seguindo os princípios do treinamento auditivo, sugere-se uma abordagem que consiste em treinamento auditivo propriamente dito, treinamento da percepção e produção prosódica e treinamento metacognitivo.

1. Treinamento auditivo propriamente dito:
   - Objetivo: desenvolver as habilidades auditivas comprometidas ou de desempenho no limite inferior da faixa de normalidade.
   - Habilidades a serem desenvolvidas: figura-fundo auditiva, integração inter-hemisférica e percepção de padrões de frequência, intensidade e duração.
   - Estratégias: de acordo com as falhas nos testes de PAC, deve-se considerar a elaboração de um protocolo com atividades que estimulem, a cada sessão, de modo gradativo, as habilidades a serem desenvolvidas. De um modo geral, quando se trata de indivíduos com disfonia, as sugestões de abordagem mais frequentes são:
     - Ordenação temporal: estimular a percepção, a identificação e a reprodução de semelhanças e diferenças entre sons, considerando variações de frequência, duração e intensidade dos estímulos, que, inicialmente, serão não verbais. O ideal é que o indivíduo consiga perceber variações entre sons graves e agudos, curtos e longos, fortes e fracos, e acompanhar uma sequência de eventos, sonoros sendo capaz de reproduzi-la e nomeá-la de acordo com sua ocorrência no tempo.
     - Figura-fundo: estimular a habilidade de percepção de um estímulo auditivo como informação principal em ambiente com competição sonora, como a fala em ambiente ruidoso. O treino auditivo deve simular situações de compreensão de fala com competição sonora, com intensidade e complexidade dos estímulos competitivos crescentes. Vale considerar o treino de controle da fala e da manutenção da qualidade vocal nessas condições, chamando atenção para os elementos proprioceptivos que auxiliam no monitoramento da voz, quando o ambiente sonoro não é favorável. Durante a prática de exercícios vocais, se for pertinente, pode-se considerar a introdução de sons competitivos no ambiente (ruído branco, fala competitiva, som de cafeteria, música orquestrada e música com canto). A expectativa é que o indivíduo desenvolva mecanismos compensatórios para regular sua produção vocal, mesmo em situações ambientais acusticamente desfavoráveis.
     - Integração inter-hemisférica: estimular a integração de informações apresentadas separadamente em cada orelha, em tarefas de escuta dicótica, promovendo situações de atenção dividida; estimular a separação binaural por meio de tarefas de atenção seletiva, nas quais o indivíduo ouve uma informação em cada orelha, mas precisará direcionar a atenção especificamente para um lado, inibindo o processamento da informação competitiva. Tais estratégias também são excelentes para estimular a competência de profissionais com alta demanda auditiva enquanto se comunicam – como cantores, jornalistas, apresentadores, tradutores, intérpretes e dubladores. O ideal é que o indivíduo consiga gerenciar o foco de sua atenção em quaisquer situações de competição sonora.
2. Treinamento de percepção e produção prosódica:
   - Objetivo: desenvolver a percepção dos padrões acústicos na fala.
   - Habilidades a serem desenvolvidas: percepção dos padrões acústicos e dos efeitos da variação de frequência, intensidade e duração na intenção percebida e expressa em um discurso. Após o treinamento da habilidade de ordenação temporal (descrito

anteriormente), com a evolução da percepção não verbal, estimulam-se os mesmos parâmetros com estímulos de fala, envolvendo percepção de tonicidade, emissões em diferentes ênfases e modulações prosódicas, tanto ao nível de recepção, quando de emissão.
3. Treinamento metacognitivo:
    - Objetivo: desenvolver a percepção dos elementos que interferem na produção vocal.
    - Habilidades a serem desenvolvidas: análise do comportamento e das produções vocais atuais, e monitoramento da melhor qualidade da voz que o indivíduo pode produzir com as condições que possui no momento.
    - Estratégias: desenvolver a percepção de características psicodinâmica na voz dos outros, na própria voz e identificar comportamentos e estratégias compensatórias que podem ajudar o falante a ter maior consciência e domínio sobre sua emissão vocal.

Com os avanços tecnológicos, a acessibilidade a exercícios de estimulação auditiva aumentou, e o mercado brasileiro já apresenta diversas opções de *softwares* e plataformas para auxiliar a tarefa do fonoaudiólogo que precisa desenvolver as habilidades auditivas de seus pacientes. Entre as opções, estão:

- *CTS Informática:* desenvolve e comercializa diversos produtos aplicáveis para esse fim. Disponíveis em https://www.ctsinformatica.com.br/fonoaudiologia/audioproc-auditivo/treinamento.
- *Afinando o Cérebro:* plataforma *web* multiplataforma, desenvolve habilidades auditivas e cerebrais a partir de jogos relacionados ao processamento auditivo, memória, foco e linguagem. As atividades podem ser selecionadas a partir das necessidades e faixa etária de cada usuário. Além do treino em terapia com sons verbais e não verbais, permite que o paciente realize treino auditivo fora do consultório, com monitoramento *on-line* dos resultados. Disponível em www.afinandoocerebro.com.br.
- *Treinamento Auditivo Musical* (TAM): plataforma *on-line*, desenvolve habilidades auditivas por meio de exercícios de treinamento auditivo com sons instrumentais. Permite a seleção de estratégias e níveis de dificuldade, e oferece *datalogging*, permitindo o treino auditivo fora do consultório. Disponível em www.treinamentoauditivomusical.com.br.

RESULTADOS DO TREINAMENTO AUDITIVO EM DISFÔNICOS

Estudos controlados ainda precisam ser realizados para testar diferentes formatos de protocolos, quantificar e qualificar os benefícios do treinamento auditivo no processo de reabilitação das disfonias.

A experiência clínica revela que o treinamento auditivo é importante para a melhora da percepção auditiva, para o aproveitamento dos exercícios e para a conscientização vocal. Isoladamente, o desenvolvimento das habilidades auditivas não é suficiente para mudar a qualidade vocal do indivíduo, mas associado à terapia de voz, facilita o processo terapêutico e a manutenção do padrão vocal saudável. Além disso, quando se desenvolvem habilidades auditivas, ampliam-se as possibilidades de o indivíduo perceber o mundo e sua própria voz.

REFERÊNCIAS BIBLIOGRÁFICAS

1. Selleck MA, Sataloff RT. The impact of auditory system on phonation: a review. J Voice. 2014;28(6):688-93.
2. Hickok G, Houde JF, Rong F. Sensorimotor integration in speech processing: computational basis and neural organization. Neuron. 2011;69(3):407-422.
3. Zollinger SA, Brumm H. The Lombard effect. Curr Biol. 2011;21(16):R614-R615.

4. Heracleous P, Even J, Ishi C, Kondo M, Takanohara K, Takeda K. Analysis and experiments of the Lombard effect in people with Parkinson's disease. 8th International Workshop on Models and Analysis of Vocal Emissions for Biomedical Applications (MAVEBA); 2013. p. 23-26.
5. Mitsuya T, MacDonald EN, Munhall KG, Purcell DW. Formant compensation for auditory feedback with English vowels. J Acoust Soc Am. 2015;138(1):413.
6. Chen SH, Liu H, Xu Y, Larson CR. Voice F_0 responses to pitch-shifted voice feedback during English speech. J Acoust Soc Am. 2007;121(2):1157-1163.
7. Behroozmand R, Ibrahim N, Korzyukov O, Robin DA, Larson CR. Left-hemisphere activation is associated with enhanced vocal pitch error detection in musicians with absolute pitch. Brain Cogn. 2014;84(1):97-108.
8. Tzounopoulos T, Kraus N. Learning to encode timing: mechanisms of plasticity in the auditory brainstem. Neuron. 2009;62(4):463-469.
9. Guenther FH, Vladusih T. A neural theory of speech acquisition and production. J Neurolonguistics. 2012;25(5):408-422.
10. Academia Brasileira de Laringologia e voz (ABLV), Associação Brasileira de Otorrinolaringologia e Cirurgia (ABORL-CCF), Associação Nacional de Medicina do Trabalho (ANAMT), Sociedade Brasileira de Fonoaudiologia (SBFa). Boletim COMVOZ, 2010. Disponível em: www.sbfa.org.br/portal/pdf/boletimn1_COMVOZ.pdf Acesso em 19 de março de 2019.
11. Behlau M, Pontes P. Avaliação e tratamento das disfonias. São Paulo: Lovise; 1995. p. 17-37.
12. Buosi MMB. A interdependência entre habilidades auditivas e produção vocal. Fono Atual. 2002;5(20):53-7.
13. Gimenez TN, Medrano LMM, Sanchez ML, Camargo Z. Estudos das funções auditivas centrais - duração e frequência - nas alterações vocais. Rev CEFAC. 2004;6(1):77-82.
14. Spina AL. Auto-avaliação vocal, qualidade de vida e avaliação da percepção de sons vocais e sons instrumentais de sujeitos disfônicos. São Paulo. Tese (Doutorado em Ciências Médicas). Universidade Estadual de Campinas; 2009.
15. Santoro SD, Ribeiro LC, Mesquita LG. Caracterização da Função Auditiva Central em professores com diagnóstico de disfonia funcional ou organofuncional. In: Anais do 20º Congresso Brasileiro de Fonoaudiologia, Brasília, 2012:2447.
16. Buosi MMB, Ferreira LP, Momensohn-Santos TM. Percepção auditiva de professores disfônicos. ACR. 2013;18(2):101-8102.
17. Paoliello KBG. Qualidade vocal e processamento auditivo em indivíduos com e sem prática musical. São Paulo. Dissertação. Universidade Federal de São Paulo - Escola Paulista de Medicina; 2017.
18. Ramos JS, Feniman MR, Gielow I, Sivério KCA. Correlation between voice and auditory processing. J Voice. 2018;32(6):771.e25-771.e36.
19. Smith ME, Darby KP, Kirchner K, Blager FB. Simultaneous functional laryngeal stridor and functional aphonia in an adolescente. Am J Otolaryngol. 1993;14(5):366-9.
20. Cavadas M, Pereira LD, Behlau M. Disfonia Infantil e Processamento Auditivo Central. In: Behlau M. Voz: Diversos enfoques em Fonoaudiologia. Rio de Janeiro: Revinter; 2002. p. 99-110.
21. Arnaut MA, Agostinho CV, Pereira LD, Weckx LLM, Ávila CRB. Auditory processing in dysphonic children. Braz J Otorhinolaryngol. 2011;77(3):362-8.
22. Sanches AB. Processamento Auditivo Central em Crianças com Disfonia. São Paulo. Dissertação (Mestrado). UNICAMP; 2016.
23. Shindo M, Hanson D. Geriatrics voice and laryngeal dysfunction. Otolaryngol Clin North Am. 1990;23:1035-44.
24. Baraldi GS, Almeida LC, Calais LL, Borges ACC, Gielow I, De Cunto MR. Study of the fundamental frequency in elderly women with hearing loss. Rev Bras Otorrinolaringol. 2007;73(3):378-83.
25. Pereira LD. Sistema auditivo e desenvolvimento das habilidades auditivas. In: Tratado de Fonoaudiologia. São Paulo, SP: Roca; 2004. p. 547-552
26. American Speech Language Hearing Association (ASHA). Central auditory processing: current status of research and implications for clinical pratice. Am J Audiol Rockville. 1996;5(2):41-54.

27. Pereira LD, Schochat E. Testes Auditivos Comportamentais. In: Pereida LD, Schochat E. Testes Auditivos Comportamentais para Avaliação do Processamento Auditivo Central. São Paulo: Pró-Fono; 2011. p. 03-17.
28. Moore BCJ. An Introduction to the Psychology of Hearing. 5th ed. Indiana: Academic Press; 1989.
29. Russo ICP. Acústica e Psicoacústica aplicadas à Fonoaudiologia. São Paulo: Lovise; 1993.
30. Boothroyd A. Speech acoustics and perception. Austin: Pro-ed; 1986. p. 65-73.
31. Boone DR, McFarlane SC. Distúrbios da voz. Porto Alegre: Artes Médicas, 1994. Capítulo 3, A voz e a terapia vocal; p. 61-98.
32. Borges LR, Paschoal JR, Colella-Santos MF. (Central) auditory processing: the impact of otitis media. Clin. Sao Paulo 2013;68(7):954-9.
33. Lin FR, Metter EJ, O'Brien RJ, Resnick SM, Zonderman AB, Ferrucci L. Hearing loss and incident dementia. Arch Neurol. 2011;68(2):214-220.
34. Edwards JD, Lister JJ, Elias MN, Tetlow AM, Sardina AL, Sadeq NA, Brandino AD, Harrison Bush AL. Auditory processing of older adults with probable mild cognitive impairment. JSLHR. 2017;60(5):1427-1435.
35. Weihing J, Chermak GD, Musiek FE. Auditory Training for Central Auditory Processing Disorder. Semin Hear. 2015;36(4):199-215.

VOZ NA SENESCÊNCIA

CAPÍTULO 15

Alcione Ghedini Brasolotto
Jonia Alves Lucena
Juliana Fernandes Godoy

INTRODUÇÃO

O envelhecimento humano é um processo fisiológico e multifatorial que ocorre ao longo da vida, no qual há um lento declínio natural das funções biológicas. Esse processo denominado senescência também interfere, em variados graus, na habilidade de comunicação do indivíduo, uma vez que podem ocorrer modificações nas funções auditivas, cognitivas, visuais, linguísticas, dentre outras.

Dentre outros fatores, a comunicação oral pode ser prejudicada pelas modificações vocais que ocorrem com o avanço da idade e, embora exista acentuada variação individual em relação às manifestações do envelhecimento na voz, é frequente a interferência das mesmas na qualidade de vida do idoso. Tais manifestações podem ser decorrentes apenas da senescência ou de doenças concomitantes, comuns nessa fase da vida. Apesar da complexidade em distinguir estes dois fatores, neste capítulo, serão abordados os aspectos da voz relacionados ao envelhecimento fisiológico.

ENVELHECIMENTO VOCAL E LARÍNGEO

Existem estimativas de disfonia relacionada ao envelhecimento, ou presbifonia, que variam de 5 a 30%.[1-3] Essa variação se deve, em parte, às diferenças de metodologias utilizadas ao se investigar este aspecto. Em um estudo com idosos institucionalizados, foi reportada prevalência de 39% de disfonia.[4]

A disfonia no idoso é um sintoma comum, mas que não é frequentemente notificado.[5] Muitas vezes, os idosos não procuram tratamento para sua disfonia pois consideram que são características naturais do envelhecimento e desconhecem as possibilidades de melhorar sua comunicação oral.[6]

De acordo com uma revisão sistemática sobre fatores associados aos distúrbios da voz de idosos em estudos de base populacional, a maioria dos distúrbios de voz está associada ao estado de saúde física, social e comportamental do idoso.[7] Por outro lado, um estudo com idosos com mais de 74 anos de idade com presbilaringe, e sem outras alterações laríngeas, não comprovou que os fatores sociais, fisiológicos e de saúde se relacionaram com a presença de queixa vocal, mas sim os aspectos respiratórios e o sexo, uma vez que mulheres apresentaram 30% a mais de chances de apresentar queixa vocal do que os homens.[8] Em outro estudo, homens com presbilaringe apresentaram mais queixa vocal do que as mulheres.[9] Estes e outros resultados de estudos sobre os fatores relacionados à presbifonia demonstram a complexidade das manifestações vocais e laríngeas no idoso. Muitas vezes, a presbifonia não é explicada apenas pela presença de presbilaringe, uma vez que alguns idosos com manifestações laríngeas relacionadas ao envelhecimento não apresentam alterações vocais.[8]

Entretanto, é possível relacionar algumas manifestações laríngeas com as características vocais do idoso. Dentre as alterações orgânicas que ocorrem na laringe com o avanço da idade, destacam-se:

- Ossificação de cartilagens e desgastes articulares, os quais reduzem a flexibilidade da laringe e fazem com que o idoso necessite de mais esforço para produzir sons agudos durante o canto, por exemplo.[10]
- Redução de muco e aumento de sua viscosidade, os quais interferem no movimento da cobertura mucociliar.[11,12]
- Redução dos axônios e fibras mielinizadas dos nervos periféricos da laringe, além da redução da velocidade de condução nervosa periférica de ambos os axônios, sensitivos e motores.[13]
- Decréscimo no suporte vascular, além da redução da espessura, aumento de depósito de colágeno e redução de ácido hialurônico na lâmina própria das pregas vocais.[14]
- Fluxo sanguíneo e área de superfície capilar reduzidos no músculo, os quais levam a uma diminuição no suprimento de oxigênio e nutrientes.[13]
- Aumento na taxa de mutações mitocondriais, com uma redução subsequente na velocidade e força de contração muscular.[15]

As alterações morfológicas e metabólicas do músculo tireoaritenóideo possivelmente levam a alterações na massa muscular e na qualidade vocal,[13] embora Ziade *et al.* não tenham encontrado diferenças de volume do músculo tireoaritenóideo de idosos em comparação a jovens, por meio de exames de ressonância magnética.[16]

Quando essas modificações que ocorrem com o avanço da idade estão presentes, favorecem a configuração de pregas vocais arqueadas e com proeminência dos processos vocais das cartilagens aritenoides, observadas durante a respiração, além de fechamento glótico incompleto durante a fonação, com fenda glótica fusiforme na porção membranácea das pregas vocais.[9,17] Pode ocorrer edema de pregas vocais, principalmente em mulheres, o qual aumenta o volume, reduzindo o arqueamento e fenda glótica.[9] Análises citológicas em laringes de mulheres pós-menopausa que não faziam reposição hormonal indicaram atrofia e distrofia em pregas vocais[18,19] e avaliações laringológicas revelaram presença do aumento de viscosidade da mucosa e microvarizes,[18] edema, atrofia e mudança na coloração da mucosa.[20] Tais alterações na laringe de mulheres pós-menopausa ocorrem na meia idade, mas muitas permanecem após os 60-65 anos de idade, influenciando nas manifestações de presbilaringe da mulher idosa. Além disso, o conhecimento das diferenças biomecânicas em pregas vocais de idosos do sexo masculino e feminino é importante para a compreensão das características vocais dos idosos.[21]

Além da configuração glótica característica da presbilaringe, é comum a presença de constrição supraglótica durante a fonação e até mesmo aumento de volume das pregas vestibulares, observado durante a respiração em exames laringológicos. A constrição supraglótica é considerada como um comportamento compensatório diante do fechamento glótico incompleto durante a fonação.[22-24] O aumento de volume de pregas vestibulares é atribuído a hipertrofia muscular associada ao movimento compensatório durante a fonação do idoso. Entretanto, deve ser considerado também que as pregas vestibulares participam do sistema de defesa do trato respiratório e as suas alterações morfológicas podem estar relacionadas a processos inflamatórios e infecciosos de vias aéreas, que causam hiperplasia de tecido linfoide.[25] Com o aumento da idade, há diminuição de concentração de glândulas mucosas nas pregas vestibulares, o que pode estar relacionada à queixa dos idosos de "garganta seca".[26]

O conhecimento sobre os aspectos biológicos e psicossociais do envelhecimento vocal indica que a relação das características orgânicas com a qualidade vocal e a qualidade de vida relacionada à voz do idoso existe, mas não se manifesta da mesma maneira nos indivíduos. Portanto, conhecer tais características e os procedimentos de avaliação e de tratamento vocal voltados a esta população torna-se fundamental.

AVALIAÇÃO VOCAL DO IDOSO

Não somente as mudanças anatômicas e estruturais da laringe podem modificar a produção vocal do indivíduo idoso. A emissão da voz depende da associação entre alguns subsistemas do aparelho fonador, os quais são afetados de diferentes formas e em diferentes graus. Com o envelhecimento, os problemas de voz podem relacionar-se com o declínio do suporte respiratório, alterações ressonantais, glandulares e musculares, alterações no sistema nervoso, bem como podem ter causas psicológicas ou psiquiátricas. Desta forma, para investigar a etiologia de um problema de voz na população idosa, torna-se relevante uma abordagem multidisciplinar, já que as queixas vocais são comuns na terceira idade, independentemente de seu fator causal.

Para a avaliação vocal do paciente idoso com disfonia, além de uma anamnese cuidadosa, são muitas vezes incluídas: avaliação perceptivo-auditiva da voz, análise acústica da voz, autoavaliação vocal, além de exames, como videolaringoscopia/videolaringoestroboscopia ou nasofibroscopia.

Quanto às queixas vocais e achados perceptivo-auditivos da voz em pessoas com 60 anos ou mais, verifica-se que a rouquidão consiste em uma das características mais frequentes,[27-37] geralmente classificada entre leve a moderada.[32,36] Evidencia-se, no entanto, que a rouquidão em idosos nem sempre tem como causa o envelhecimento de estruturas do aparelho fonador. Poderá estar associada às lesões benignas de prega vocal, como pólipos, lesões malignas, paralisia de prega vocal, além de desordens neurológicas e condições inflamatórias, a exemplo do refluxo laringofaríngeo.[9,11,38,39] Desta forma, o idoso que apresenta uma rouquidão ou outra queixa vocal, deve ser avaliado criteriosamente.

Além da rouquidão, outras alterações vocais são também encontradas no indivíduo idoso. Registra-se, nesta população, a diminuição do volume da voz,[28,35,40] soprosidade,[32,33,35,40] pigarro constante,[28] instabilidade vocal, decréscimo na velocidade de fala, redução no tempo máximo de fonação,[27,29,37,41,42] diminuição na projeção de voz e resistência vocal, dificuldade em ser ouvido em locais barulhentos.[27] São comuns, ainda as falhas na voz. Neste caso, a frequência da voz sofre rupturas tanto em homens como em mulheres, com diferenças importantes relacionadas a voz de jovens.[27] Além disso, sensações físicas como o desconforto e esforço para falar são também características particularmente relevantes entre idosos com problemas de voz, que podem comprometer sua qualidade de vida.[30]

É importante comentar que alterações fisiológicas do aparato respiratório do idoso podem explicar algumas das alterações vocais já citadas. O avanço da idade poderá ocasionar tanto redução nas medidas de Capacidade Vital (CV)[43] como também diminuição da força muscular respiratória.[44,45] Desta forma, com a redução da capacidade vital, e mudanças na flexibilidade dos tecidos pulmonares, comumente são encontradas a diminuição no tempo máximo de fonação, aumento de pausas respiratórias e diminuição na velocidade de fala, com falhas na coordenação pneumofônica.

Destaca-se, especialmente, que a combinação de mudanças na função pulmonar com a incompetência glótica pode causar sérios efeitos na qualidade vocal. Dessa forma, indivíduos com 60 anos ou mais que apresentam esses dois fatores associados podem ter sua qualidade vocal afetada de maneira mais intensa.[41,46]

No que se refere aos parâmetros acústicos da voz de idosos, há registros de aumento de frequência em homens, enquanto decresce em mulheres.[29,32,47-49] O decréscimo na frequência fundamental, inclusive, foi encontrado como a característica mais proeminente na voz de mulheres idosas.[36,46,50] Fatores como alterações hormonais podem explicar tal agravamento da voz, principalmente devido ao período da menopausa, que modifica a estrutura e condições da mucosa de prega vocal, levando ao surgimento do edema.[51-54]

Quando há aumento de frequência na voz de homens idosos, pode estar associada à diminuição de massa vibrante de prega vocal em consequência da atrofia muscular[32,33,55] ou mesmo pela redução dos hormônios durante o processo de envelhecimento. Foi constatado que homens idosos com níveis reduzidos de estrógeno têm frequência fundamental mais aguda e valores aumentados tanto da frequência mais grave como da frequência mais aguda, além de um deslocamento da área do perfil de extensão vocal.[56]

Na verdade, a redução de frequência na voz de homens idosos aparece como tendência, já que achados divergentes também já foram encontrados.[27,47] Mezzedimi *et al.*, por exemplo, mostram um decréscimo de frequência fundamental da voz tanto em homens como em mulheres, com diferenças significativas reportadas apenas em mulheres.[27]

Os valores relacionados à intensidade também poderão ser modificados em idosos, já que a fonação depende diretamente do fluxo aéreo que vem dos pulmões e, com o passar dos anos, mudanças respiratórias são verificadas nessa população.[37,38,40,46,49,50] Entretanto, enquanto alguns estudos reportam decréscimo de intensidade tanto para homens como para mulheres,[48,57,58] outros mostram que nem sempre os valores divergem de forma considerável em relação à população jovem ou mesmo entre os sexos. Os achados, muitas vezes, são divergentes.[27,47] Mezzedimi *et al* afirmam que a intensidade estará normalmente afetada quando associada à astenia.[27]

Em relação ao *jitter*, que tem relação com a regularidade de ciclos vibratórios, em ambos os sexos, verifica-se uma tendência ao aumento. Quanto ao *shimmer*, que exprime o grau de perturbação da amplitude de vibração glótica, altos valores também podem ser observados na voz de idosos. Tal fato pode ocorrer em virtude do arqueamento de pregas vocais relacionado à atrofia de músculos vocais.[11,27,29] Ressalte-se, entretanto, que a alteração de tais medidas de perturbação não são regra geral. Alguns estudos não constatam mudanças importantes com o envelhecimento.[47,57]

No que diz respeito ao índice de ruído em relação ao índice de harmônicos do sinal vocal, diferenças significativas são encontradas entre idosos e jovens. A redução do componente harmônico pode ser explicada pela alteração de ressonância.[27] Aqui, cabe comentar que, com o envelhecimento, muitas vezes acontece atrofia muscular de estruturas faciais, mastigatórias e faríngeas, mudanças nas articulações temporomandibulares, perda de elasticidade das estruturas orais, declínio da função salivatória, perda de força muscular na língua e perda de dentes – tudo isso afeta a ressonância e, consequentemente, a voz do idoso.[37,59]

A disfonia na população geriátrica pode ter sérias implicações psicossociais, que podem levar ao retraimento social, depressão e/ou ansiedade.[1,28,30,60] Gregory *et al*, em estudo realizado com 175 pacientes com queixas vocais mostram que escores do protocolo Índice de Desvantagem Vocal (IDV) variam amplamente entre idosos, no entanto, mais de 50% dos indivíduos investigados mostraram prejuízos na qualidade de vida relacionado à disfonia.[28] Assim, pacientes geriátricos estão, de fato, insatisfeitos com suas vozes.

Idosos com disfonia tendem a descrever suas vozes em termos negativos, fazendo associações também negativas do ponto de vista emocional. Muitos deles admitem, inclusive, restringir sua participação em atividades em decorrência do seu problema de voz.[60] Além disso, indivíduos idosos com problemas de voz ressaltam que falar requer fazer esforço. Esse esforço e desconforto, combinado com ansiedade e frustração e a constante necessidade de repetir o que se fala, podem explicar o prejuízo na qualidade de vida do idoso.[30]

A influência de um distúrbio de voz na vida das pessoas tem sido investigada por meio de diversos protocolos de autoavaliação e até pouco tempo, eram aplicados com idosos os mesmos instrumentos utilizados para adultos jovens. Etter *et al.*, desenvolveram e validaram recentemente um Índice de Envelhecimento da Voz (AVI – *Aging Voice Index*).[60] O AVI é um questionário de qualidade de vida com 23 itens que pede ao paciente para indicar com que frequência cada afirmação ocorre em sua vida diária, usando as seguintes opções: nunca, raramente, às vezes, geralmente ou sempre. Essas classificações se traduzem em pontuações de 0 a 4, respectivamente, e uma soma total ou pontuação é alcançada. Portanto, um valor total maior indica um impacto maior na qualidade de vida. A pontuação máxima no AVI é de 92. O uso do instrumento pode trazer informações mais precisas sobre o impacto da disfonia na vida de idosos, por ter sido construído de acordo com as preocupações específicas desta população.

Outro instrumento de autoavaliação foi desenvolvido especificamente para idosos, com o intuito de facilitar o diagnóstico epidemiológico de distúrbios vocais nesta população. O "Rastreamento de Distúrbios da Voz em Idosos" (RAVI) permite que pesquisadores e clínicos determinem a prevalência desta condição de saúde em grandes populações e rastreiem precocemente aqueles indivíduos que precisam de encaminhamento para outros procedimentos para confirmar ou refutar o diagnóstico de disfonia.[61,62] Trata-se de um questionário simples, conciso e fácil de administrar, composto por 10 questões com alternativas de respostas "não" "às vezes" ou "sempre", com atribuição de um ponto às respostas "às vezes" e dois pontos às respostas "sempre" O escore total é o resultado da soma dos valores aplicados às respostas "às vezes" e "sempre". O escore mínimo é 0 e o escore máximo é 20. Quanto mais próximo do escore máximo, pior o resultado.[61]

Ressalte-se, portanto, a importância do uso de protocolos e instrumentos que permitam avaliar a voz do idoso, para que seja possível a proposição de alternativas de intervenção que propiciem uma voz mais adaptada, com consequências positivas na qualidade de vida.

REABILITAÇÃO VOCAL DO IDOSO

Antes de definir o planejamento terapêutico do paciente idoso, existem questões a serem esclarecidas em relação à queixa principal e o que motivou a busca pela reabilitação ou aprimoramento da voz. É importante compreender se o indivíduo ainda é ativo profissionalmente e se a procura pela intervenção fonoaudiológica é motivada pela sua função ocupacional, esclarecendo qual o interesse na melhoria da qualidade vocal, a expectativa em relação ao tempo do tratamento e a disponibilidade para terapia fonoaudiológica.

O indivíduo que já não é mais ativo economicamente, pode ter igual ou maior impacto da disfonia em sua vida, já que a comunicação influencia diretamente nas atividades sociais, podendo ser causa de isolamento e predispor a alterações de saúde mental.[63] Idosos com alterações vocais, apesar da grande necessidade em se comunicar, sofrem com o impacto emocional trazido por essa limitação,[60] sendo por vezes, necessário acompanhamento psicológico associado.

Outra informação importante é a respeito da demanda vocal, considerando-se que idosos que participam de corais ou cantam profissionalmente podem apresentar uma expectativa diferente em relação à fonoterapia, tendo interesse em melhora não só da qualidade, mas também na *performance* vocal, o que torna importante incluir um plano com exercícios de aquecimento e desaquecimento. Além disso, idosos cantores podem apresentar uma voz mais forte e clara em comparação àqueles de mesma faixa etária, não cantores.[64] Desta forma, o foco do trabalho fonoaudiológico pode ser em relação à manutenção da longevidade vocal.

Assim, a avaliação vocal minuciosa, que contempla aspectos perceptivo-auditivos, aerodinâmicos e acústicos da voz, bem como inclui informações a respeito da área dinâmica vocal no que se refere à frequência e intensidade, aspectos do controle motor laríngeo, relatos de autopercepção do paciente e visualização da função laríngea durante a fonação, serão importantes para uma adequada tomada de decisão frente ao planejamento terapêutico.

Informações sobre a autonomia deste indivíduo também são relevantes, visto que, por vezes, o paciente precisará contar com a disponibilidade de terceiros para estar presente na terapia e, a expectativa desta pessoa em relação ao tratamento de voz, pode ser determinante na adesão ou não à reabilitação fonoaudiológica. Ressalta-se, ainda, que alguns indivíduos podem apresentar decréscimo no controle motor neuromuscular, dificultando a reprodução de algumas técnicas vocais, o que limita a evolução do caso e indica a necessidade de um planejamento com exercícios simples, sobretudo ao serem solicitadas atividades para casa.

Dados de saúde geral precisam ser cuidadosamente identificados, já que irão influenciar na escolha e intensidade de realização dos exercícios, bem como podem ser indicativos de patologia não relacionada ao envelhecimento. Não é incomum que o indivíduo idoso à procura de atendimento fonoaudiológico em virtude das queixas vocais, não apresente características laríngeas estritamente relacionadas ao envelhecimento. Da mesma forma, aspectos da voz podem variar de indivíduo para indivíduo, mesmo na presença da presbilaringe, visto que alguns sujeitos podem realizar compensações, especialmente ao nível supraglótico, podendo trazer características de tensão.

Outro dado relevante é a percepção de rouquidão molhada, presente muitas vezes pelo excesso de secreção acumulada na laringe destes pacientes, o que torna essencial o encaminhamento para investigação de aspectos digestivos alterados, como distúrbios da deglutição e refluxo laringofaríngeo, desta forma o fonoaudiólogo pode intervir de maneira mais assertiva e proceder com as orientações e encaminhamentos necessários.

Para aqueles indivíduos com características vocais típicas da presbifonia, existem diversas opções e modelos terapêuticos fundamentados na fisiologia apresentada. O raciocínio clínico envolve basicamente a compreensão de que para minimizar a qualidade vocal astênica, soprosa e por vezes rugosa, é importante promover aumento e manutenção da pressão aérea subglótica, além de favorecer o trabalho muscular com foco na diminuição das características hipofuncionais das estruturas laríngeas, propiciando uma melhor adução glótica. A variação de frequência também é necessária, frente às queixas de dificuldade de identificação de gênero, especialmente ao telefone. Tais objetivos terapêuticos podem ser alcançados por meio de diversas estratégias e métodos terapêuticos já comprovados na clínica vocal.

Ramig et al.[65] e Lu, Presley e Lammers,[66] aplicaram o método *Lee Silverman Voice Treatment* (LSVT®) em idosos com características vocais de presbifonia e obtiveram resultados satisfatórios no que se refere ao fechamento glótico e qualidade vocal. O método em questão foi desenvolvido com objetivo de melhorar a voz e fala de indivíduos com características de disartria hipocinética, causada pela doença de Parkinson. São 16 sessões de terapia, realizadas quatro vezes por semana, com exercícios vocais que primam pela emissão em forte intensidade, iniciando o trabalho com a fonação de vogais sustentadas e evoluindo para tarefas de fala.

Stemple[67] desenvolveu a metodologia denominada Exercícios de Função Vocal (EFV), com indicação de aplicação em vozes normais a alteradas. Mesmo que os exercícios sejam realizados com emissões suaves, eles objetivam fortalecer e reequilibrar a musculatura laríngea, melhorando a coaptação glótica e coordenando os subsistemas de produção vocal. Os exercícios que compõem o método envolvem emissões sustentadas em Tempo Máximo de Fonação (TMF), de acordo com as notas musicais fornecidas de modelo pelo terapeuta, além de variações entre grave e agudo, favorecendo o fortalecimento da musculatura laríngea, bem como a coordenação das forças aerodinâmicas e suporte respiratório, além de proporcionarem melhora na vibração de mucosa das pregas vocais. A partir deste raciocínio fisiológico, diversos pesquisadores dedicaram-se a identificar os benefícios desta metodologia na voz de idosos, obtendo resultados positivos.[68-71]

Ziegler et al. propuseram o método denominado PhoRTE (*Phonation Resistance Training Exercise*), para terapia vocal de idosos presbifônicos.[72] O grupo realizou um estudo clínico controlado randomizado, comparando a efetividade do método proposto por eles, com os EFVs. Os resultados demonstraram que as duas propostas terapêuticas trazem benefícios no que se refere à autoavaliação do paciente. Entretanto, apenas o PhoRTE demonstrou redução do esforço fonatório realizado pelos participantes da pesquisa. O método consiste em exercícios com emissões sustentadas e variações entre grave e agudo, em TMF e intensidade de voz forte, entre 80 a 90 dB. Este método é uma adaptação do LSVT®, conforme descrevem os autores, e também tem como principal objetivo a emissão com voz forte e clara.

Santos et al., realizaram em estudo randomizado com idosos institucionalizados aplicando Exercícios de Trato Vocal Semiocluído (ETSVO) no grupo de estudo.[73] Os exercícios foram realizados de acordo com o descrito por Simberg e Laine, utilizando tubos de vidro imersos cinco centímetros dentro da água contida em um recipiente com capacidade para um litro, com a extremidade oposta localizada entre os lábios do idoso, que deveria produzir diversas emissões, propostas pelo fonoaudiólogo.[74] Foi observada melhora na qualidade vocal e nos aspectos aerodinâmicos dos indivíduos que realizaram a terapia. Além disso, constatou-se que idosos jovens e idosos longevos adquirem os mesmos benefícios na voz com o método proposto, denominado "tubos finlandeses".

Partindo do princípio de que, no Brasil, a fonoaudiologia na área de voz tende a utilizar abordagens envolvendo exercícios de várias técnicas, o método Terapia de Voz no Idoso (TVI) utiliza diversos exercícios vocais para o tratamento da voz desta população.[75] A escolha dos exercícios é baseada na fisiologia da presbifonia, incorporando exercícios que melhorem a vibração de mucosa, equilibrem a ressonância, flexibilizem as pregas vocais aumentando a extensão vocal entre graves e agudos e, aumentem a intensidade vocal com melhora no fechamento glótico. São utilizadas técnicas de sons vibrantes, nasais, glissandos, emissão em TMF em intensidade forte e ETSVO com canudos imersos na água em profundidades diferentes. Tal método comparou sua aplicação em formato intensivo, com sessões quatro vezes por semana, durante quatro semanas, com um formato mais convencional de terapia, com sessões duas vezes por semana, distribuídas em oito semanas. Observou-se que, imediatamente após a terapia e também a médio prazo, as duas abordagens são semelhantes na melhora da qualidade vocal. Entretanto, uma abordagem mais intensiva parece trazer melhores resultados em relação ao arqueamento de pregas vocais no pós-imediato.

A utilização da eletroestimulação neuromuscular associada à execução de exercícios vocais também é estratégia relevante, que promove trabalho laríngeo intenso, importante nos casos de idosos com atrofia de pregas vocais, podendo promover melhora no fechamento glótico e redução da compressão supraglótica.[76]

É interessante ressaltar que a maior parte das metodologias descritas, utilizam estratégias com emissões sustentadas e prolongadas, o que favorece o suporte respiratório para a fala. Além disso, primam pela emissão vocal clara e projetada, limitando a realização de compensações laríngeas. Entretanto, não há como parar o processo de envelhecimento, por isso as discussões mais recentes em relação ao tratamento da presbifonia são a respeito da necessidade de que o paciente continue a realizar os exercícios em casa regularmente, a fim de manter os ganhos conquistados com a terapia.[77] Além disso, a diminuição na frequência ou intensidade de realização do plano terapêutico, pode interferir diretamente na manutenção do tônus da musculatura laríngea, o que também traz à tona a questão sobre o benefício da terapia vocal intensiva, já que não se pode afirmar que o paciente realizará a prática diária dos exercícios na frequência e intensidade solicitadas, o que pode ser importante nos casos em que há evidente arqueamento de pregas vocais em virtude da atrofia do músculo vocal.[75] Além disso, sabe-se que o aumento da atividade vocal pode prevenir o envelhecimento da voz e ajudar a manter a sua longevidade.[64]

No entanto, um dado relevante é que grande parte dos estudos clínicos em idosos que realizaram a comparação dos aspectos vocais antes e após a intervenção fonoaudiológica, não encontraram grandes diferenças nos parâmetros laríngeos, em especial quanto à melhora no fechamento glótico, à exceção do estudo de Kaneko *et al.*, que utilizou medidas objetivas para dimensionamento dos espaços glóticos.[71] Entretanto, os estudos realizados demonstraram melhora em relação aos aspectos de qualidade vocal e autopercepção do paciente, indicando que a terapia vocal na presbifonia, ainda que não promova mudanças expressivas no fechamento glótico, pode produzir melhoras no que se refere à pressão aérea subglótica associada à melhora na amplitude de vibração de mucosa das pregas vocais, favorecendo a percepção de uma qualidade vocal menos ruidosa, com maior intensidade e produzida com menos esforço, e estas não estão necessariamente relacionadas com melhoras na presbilaringe, porém podem auxiliar no aumento da eficiência fonatória.[68]

CONSIDERAÇÕES FINAIS
Envelhecer é um fenômeno natural e inerente a todo ser humano. Nesse processo, alterações vocais podem surgir, sem que, necessariamente, estejam relacionadas a lesões ou doenças. Idosos que apresentam queixas de voz podem recorrer à reabilitação ou treinamento vocal. Para isto, torna-se imprescindível uma avaliação detalhada e direcionada às demandas individuais.

A intervenção vocal junto a idosos poderá melhorar sua qualidade vocal, autoestima e incrementar a participação social – o que poderá evitar sentimentos de inadequação e insegurança. Assim, investir em programas que promovam melhor ajuste e bem-estar vocal na terceira idade coloca-se como uma opção positiva para a melhoria da qualidade de vida.

REFERÊNCIAS BIBLIOGRÁFICAS

1. Golub JS, Chen PH, Otto KJ, Hapner E, Johns MM. Prevalence of perceived dysphonia in a geriatric population. J Am Geriatr Socc. 2006;54(11):1736-9.
2. Ryu CH, Han S, Lee M-S, Kim SY, Nam SY, Roh J-L et al. Voice Changes in Elderly Adults: Prevalence and the Effect of Social, Behavioral, and Health Status on Voice Quality. J Am Geriatr Soc. 2015;63(8):1608-14.
3. Roy N, Kim J, Courey M, Cohen SM. Voice disorders in the elderly: A national database study. Laryngoscope. 2016;126(2):421-8.
4. Pernambuco L, Espelt A, Góis ACB, de Lima KC. Voice Disorders in Older Adults Living in Nursing Homes: Prevalence and Associated Factors. J Voice. 2017;31(4):510.e15-e21.
5. Kost KM, Sataloff RT. Voice Disorders in the Elderly. Clin Geriatr Med. 2018;34(2):191-203.
6. Bertelsen C, Zhou S, Hapner ER, Johns MM. Sociodemographic characteristics and treatment response among aging adults with voice disorders in the United States. JAMA Otolaryngol Neck Surg. 2018;144(8):719-726.
7. Gois ACB, Pernambuco LA, Lima KC. Factors associated with voice disorders among the elderly: a systematic review. Braz J Otorhinolaryngol. 2017;84(4):506-13.
8. Crawley BK, Dehom S, Thiel C, Yang J, Cragoe A, Mousselli I et al. Assessment of Clinical and Social Characteristics That Distinguish Presbylaryngis From Pathologic Presbyphonia in Elderly Individuals. JAMA Otolaryngol Head Neck Surg. 2018;144(7):566-571.
9. Pontes P, Brasolotto A, Behlau M. Glottic characteristics and voice complaint in the elderly. J Voice. 2005;19(1):84-94.
10. Unteregger F, Honegger F, Potthast S, Zwicky S, Schiwowa J, Storck C. 3D analysis of the movements of the laryngeal cartilages during singing. Laryngoscope. 2017;127(7):1639-1643.
11. Kendall K. Presbyphonia: a review. Curr Opin Otolaryngol Head Neck Surg. 2007;15(3):137-40.
12. Johns MM, Arviso LC, Ramadan F. Challenges and opportunities in the management of the aging voice. Otolaryngol Head Neck Surg. 2011;145(1):1-6.
13. Thomas LB, Harrison AL, Stemple JC. Aging Thyroarytenoid and Limb Skeletal Muscle: Lessons in Contrast. J Voice. 2008;22(4):430-50.
14. Hirano S, Bless DM, del Río AM, Connor NP, Ford CN. Therapeutic Potential of Growth Factors for Aging Voice. Laryngoscope. 2004;114(12):2161-7.
15. McMullen CA, Andrade FH. Contractile dysfunction and altered metabolic profile of the aging rat thyroarytenoid muscle. J Appl Physiol. 2006;100(2):602-8.
16. Ziade G, Semaan S, Ghulmiyyah J, Kasti M, Hamdan ALH. Structural and Anatomic Laryngeal Measurements in Geriatric Population Using MRI. J Voice. 2017;31(3):359-62.
17. Pontes P, Yamasaki R, Behlau M. Morphological and functional aspects of the senile larynx. Folia Phoniatr Logop. 2006;58(3):151-8.
18. Abitbol J, Abitbol P, Abitbol B. Sex hormones and the female voice. [Review]. J Voice. 1999;13(3):424-46.
19. Caruso S, Roccasalva L, Sapienza G, Zappalá M, Nuciforo G, Biondi S. Laryngeal cytological aspects in women with surgically induced menopause who were treated with transdermal estrogen replacement therapy. Fertil Steril. 2000;74(6):1073-9.
20. Schneider B, Van Trotsenburg M, Hanke G, Bigenzahn W, Huber J. Voice impairment and menopause. Menopause. 2004;11(2):151-8.
21. Rapoport SK, Meiner J, Grant N. Voice Changes in the Elderly. Otolaryngol Clin North Am. 2018;51(4):759-68.
22. Bloch I, Behrman A. Quantitative analysis of videostroboscopic images in presbylarynges. Laryngoscope. 2001;111(11 Pt 1):2022-7.

23. Santanna IW. Influência do exercício físico nas modificações laríngeas e vocais associadas ao envelhecimento. Dissertação (Mestrado). Pontifícia Universidade Católica do Rio Grande do Sul; 2006.
24. Stager SV, Bielamowicz SA. Using laryngeal electromyography to differentiate presbylarynges from paresis. J Speech Lang Hear Res. 2010;53(1):100-13.
25. Rossi RC, Salge AKM, Correa RRM, Ferraz MLF, Teixeira VPA, Reis MA et al. Descrição das lesões microscópicas das pregas vestibulares de adultos autopsiados e sua relação com as causas de óbito e doença de base. Rev Brasileira Otorinolaringol. 2005;71(2):161-6.
26. Tomita H, Nakashima T, Maeda A, Umeno H, Sato K. Age related changes in the distribution of laryngeal glands in the human adult larynx. Auris Nasus Larynx. 2006;33(3):289-94.
27. Mezzedimi C, Di Francesco M, Livi W, Spinosi MC, De Felice C. Objective Evaluation of Presbyphonia: Spectroacoustic Study on 142 Patients with Praat. J Voice. 2017;31(2):257. e25-e32.
28. Gregory ND, Chandran S, Lurie D, Sataloff RT. Voice disorders in the elderly. J Voice. 2012;26(2):254-8.
29. Dehqan A, Scherer RC, Dashti G, Ansari-Moghaddam A, Fanaie S. The effects of aging on acoustic parameters of voice. Folia Phoniatr Logop. 2013;64(6):265-70.
30. Roy N, Stemple J, Merrill RM, Thomas L. Epidemiology of voice disorders in the elderly: preliminary findings. Laryngoscope. 2007;117(4):628-33.
31. Pereira ABC, Alvarenga H, Pereira Júnior RS, Barbosa MTS. Prevalência de acidente vascular cerebral em idosos no Município de Vassouras, Rio de Janeiro, Brasil, através do rastreamento de dados do Programa Saúde da Família. Cad Saúde Pública. 2009;25(9):1929-36.
32. Gama ACC, Alves CFT, Cerceau J da SB, Teixeira LC. Correlação entre dados perceptivo-auditivos e qualidade de vida em voz de idosas. Pró-Fono Rev Atualização Científica. 2009;21(2):125-30.
33. Honjo I, Isshiki N. Laryngoscopic and Voice Characteristics of Aged Persons. Arch Otolaryngol. 1980;106:26-7.
34. Menezes LN De, Cristina L, Vicente C. Vocal aging of institutionalized elderly people. Rev CEFAC. 2007;90-8.
35. Cassol M, Behlau M. Análise perceptiva-auditiva e acústica da voz de indivíduos idosos pré e pós intervenção fonoaudiológica. Fonoaudiol Bras. 2000;3(4):32-44.
36. Gorham-Rowan MM, Laures-Gore J. Acoustic-perceptual correlates of voice quality in elderly men and women. J Commun Disord. 2006;39(3):171-84.
37. Linville SE. The sound of senescence. J Voice. 1996;10(2):190-200.
38. Woo P, Casper J, Colton R, Brewer D. Dysphonia in the aging: physiology versus disease. Laryngoscope. 1992;102(2):139-44.
39. Kandogan T, Olgun L, Gültekin G. Causes of dysphonia in patients above 60 years of age. Kulak Burun Bogaz Ihtis Derg. 2003;11(5):139-43.
40. Sataloff RT, Rosen DC, Hawkshaw M, Spiegel JR. The Three Ages of Voice The Aging Adult Voice. J Voice. 1997;11(2):156-60.
41. Vaca M, Mora E, Cobeta I. The Aging Voice: Influence of Respiratory and Laryngeal Changes. Otolaryngol Head Neck Surg. 2015;153(3):409-13.
42. Hodge FS, Colton RH, Kelley RT. Vocal intensity characteristics in normal and elderly speakers. J Voice. 2001;15(4):503-11.
43. Fabron EMG, Sebastião LT, Oliveira GAG, Motonaga SM. Medidas da dinâmica respiratória em idosos participantes de grupos de terceira idade. Rev CEFAC. 2011;13(1):895-901.
44. Simões RP, Castello V, Auad MA, Dionísio J, Mazzonetto M. Força muscular respiratória e sua relação com a idade em idosos de sessenta a noventa anos. RBCEH. 2010;7(1):52-61.
45. Freitas FS, Ibiapina CC, Alvim CG, Britto RR, Parreira VF. Relação entre força de tosse e nível funcional em um grupo de idosos TT. Braz J Phys Ther. 2010;14(6):470-6.
46. Awan SN. The aging female voice: Acoustic and respiratory data. Clin Linguist Phonetics. 2006;20(2-3):171-80.
47. Goy H, Fernandes DN, Pichora-Fuller MK, van Lieshout P. Normative Voice Data for Younger and Older Adults. J Voice. 2013;27(5):545-55.

48. Da Silva PT, Master S, Andreoni S, Pontes P, Ramos LR. Acoustic and long-term average spectrum measures to detect vocal aging in women. J Voice. 2011;25(4):411-9.
49. Colton RH, Casper JK, Leonard R. Problemas vocais associados a vozes de crianças e idosos. In: Compreendendo os problemas de voz: uma perspectiva fisiológica no diagnóstico e tratamento das disfonias. Rio de Janeiro: Revinter, 2009:171-93.
50. Makiyama K, Yoshihashi H, Park R, Shimazaki N, Nakai M. Assessment of phonatory function by the airway interruption method: Age-related changes. Otolaryngol Head Neck Surg. 2006;134(3):407-12.
51. De Biase NG, Cervantes O, Abrahão M. A voz no idoso. Acta AWHO. 1998;17(2):70-2.
52. Kahane JC. Connective tissue changes in the larynx and their effects on voice. J Voice. 1987;1(1):27-30.
53. Behlau M, Madazio G, Feijó D, Azevedo R, Gielow I, Rehder MI. Aperfeiçoamento vocal e tratamento fonoaudiológico das disfonias. In: Voz: o livro do especialista. Vol 2. Rio de Janeiro: Revinter, 2005:409-519.
54. Sato K, Hirano M. Age-Related Changes in the Human Laryngeal Glands. Ann Otol Rhinol Laryngol. 1998;107(6):525-9.
55. Behlau M, Azevedo R, Pontes P. Conceito de voz normal e classificação das disfonias. In: Voz: o livro do especialista. Vol 1. Rio de Janeiro: Revinter, 2001:53-76.
56. Gugatschka M, Kiesler K, Obermayer-Pietsch B, Schoekler B, Schmid C, Groselj-Strele A et al. Sex Hormones and the elderly male voice. J Voice. 2010;24(3):369-73.
57. Baker KK, Ramig LO, Sapir S, Luschei ES, Smith ME. Control of vocal loudness in young and old adults. J Speech, Lang Hear Res. 2001;44(2):297-305.
58. Forero Mendoza LA, Cataldo E, Vellasco MM, Silva MA, Apolinário Jr JA. Classification of vocal aging using parameters extracted from the glottal signal. J Voice. 2014;28(5):532-7.
59. Linville SE, Rens J. Vocal tract resonance analysis of aging voice using long-term average spectra. J Voice. 2001;15(3):323-30.
60. Etter NM, Stemple JC, Howell DM. Defining the lived experience of older adults with voice disorders. J Voice. 2013;27(1):61-7.
61. Pernambuco LDA, Espelt A, Morais Costa EB De, De Lima KC. Screening for Voice Disorders in Older Adults (Rastreamento de Alterações Vocais em Idosos - RAVI) - Part II: validity evidence and reliability. J Voice. 2016;30(2):246e19-246e27.
62. Pernambuco LDA, Espelt A, Magalhães Júnior HV, Cavalcanti RVA, De Lima KC. Screening for Voice Disorders in Older Adults (Rastreamento de Alterações Vocais em Idosos - RAVI) - Part I: Validity Evidence Based on Test Content and Response Processes. J Voice. 2016;30(2):246e9-246e17.
63. Verdonck-de Leeuw IM, Mahieu HF. Vocal aging and the impact on daily life: a longitudinal study. J Voice. 2004;18(2):193-202.
64. Prakup B. Acoustic measures of the voices of older singers and nonsingers. J Voice. 2012;26(3):341-50.
65. Ramig L, Gray S, Baker K, Corbin-Lewis K, Buder E, Luschei E et al. The Aging Voice: a review, treatment data and familial and genetic perspectives. Folia Phoniatr Logop. 2001;53(5):252-65.
66. Lu FL, Presley S, Lammers B. Efficacy of intensive phonatory-respiratory treatment (LSVT) for presbyphonia: two case reports. J Voice. 2013;27(6):786.e11-23.
67. Stemple JC, Lee L, D'Amico B, Pickup B. Efficacy of vocal function exercises as a method of improving voice production. J Voice. 1994;8(3):271-8.
68. Sauder C, Roy N, Tanner K, Houtz DR, Smith ME. Vocal function exercises for presbylaryngis: A multidimensional assessment of treatment outcomes. Ann Otol Rhinol Laryngol. 2010;119(7):460-7.
69. Tay EYL, Phyland DJ, Oates J. The effect of vocal function exercises on the voices of aging community choral singers. J Voice. 2012;26(5):672.e19-27.
70. Gorman S, Weinrich B, Lee L, Stemple JC. Aerodynamic changes as a result of vocal function exercises in elderly men. Laryngoscope. 2008;118(10):1900-3.

71. Kaneko M, Hirano S, Tateya I, Kishimoto Y, Hiwatashi N, Fujiu-Kurachi M et al. multidimensional analysis on the effect of vocal function exercises on aged vocal fold atrophy. J Voice. 2015;29(5):1-7.
72. Ziegler A, Verdolini Abbott K, Johns M, Klein A, Hapner ER. Preliminary data on two voice therapy interventions in the treatment of presbyphonia. Laryngoscope. 2014;124(8):1869-76.
73. Santos SB dos, Rodrigues SR, Gadenz CD, Anhaia TC, Spagnol PE, Cassol M. Verificação da eficácia do uso de tubos de ressônancia na terapia vocal com indivíduos idosos. Audiol Commun Res. 2014;19(1):81-7.
74. Simberg S, Laine A. The resonance tube method in voice therapy: description and practical implementations. Logoped Phonatr Vocol. 2007;32(4):165-70.
75. Godoy J, Silverio K, Brasolotto A. Effectiveness of vocal therapy for the elderly when applying conventional and intensive approaches: a randomized clinical trial. J Voice. 2018; pii: S0892-1997(17)30518-0.
76. LaGorio LA, Carnaby-Mann GD, Crary MA. treatment of vocal fold bowing using neuromuscular electrical stimulation. Arch Otolaryngol Head Neck Surg. 2010;136(4):398-403.
77. Ziegler A, Hapner ER. The behavioral voice-Lift. ASHA Lead. 2013;18(3).

TERAPIA BREVE INTENSIVA NOS DIFERENTES DISTÚRBIOS DA VOZ

Mara Behlau
Glaucya Madazio
Deborah Feijó

CONCEITO DE TERAPIA DE VOZ

O objetivo do presente capítulo é apresentar a modalidade de regime de atendimento intensivo como uma opção embasada na literatura e viável para o manejo de disfonias de diversas etiologias, além de emergências vocais. Distúrbios vocais são geralmente reflexo de condições benignas e podem ser tratados por meio de reabilitação vocal, após diagnóstico médico e avaliação fonoaudiológica específica. Apesar de a condição benigna da alteração vocal ser representativa da maioria dos quadros, qualquer intervenção terapêutica requer diagnóstico médico, essencial para a segurança do paciente. As alterações vocais por condições malignas não são específicas e toda e qualquer mudança na voz deve ser avaliada, a priori, por um médico.

A reabilitação vocal, ou simplesmente terapia de voz, é um processo não linear com base na avaliação clínica do paciente, com a compreensão do impacto do problema de voz na comunicação e nos diversos aspectos da qualidade de vida, seja na perspectiva familiar, nas interações sociais, no desenvolvimento profissional ou na expressão das emoções. O desafio da reabilitação vocal não se restringe apenas à diversidade dos casos, ou à sua natureza etiológica comportamental ou orgânica, mas também ao fato de se utilizar conhecimentos de diversas disciplinas, o que caracteriza a natureza eclética da fonoterapia. Em outras palavras, o fonoaudiólogo empresta informações de muitas áreas do conhecimento, como da ciência vocal, acústica, otorrinolaringologia, psicologia, aprendizagem e da própria terapia da linguagem, para compor seu programa de tratamento, como reconhecido de modo pioneiro por Boone (1991).[1] Tal ecletismo não deve ser visto como falta de pureza na área ou de inconsistência, mas sim como resultante da própria complexidade e da importância da voz humana no desenvolvimento do indivíduo.

Há muito percebeu-se que o objetivo da terapia de voz não se restringe simplesmente à melhoria do produto vocal, mas estende-se ao uso da voz nas interações, ou seja, na qualidade da comunicação propriamente dita. O processo de terapia de voz pode ter diversos focos, como o da orientação de higiene vocal, o da psicodinâmica vocal e o da técnica vocal propriamente dita. O trabalho de higiene ou bem-estar vocal inclui além do aconselhamento sobre uso da voz, uma série de orientações e estratégias práticas para lidar com situações estressantes relacionadas à comunicação. Esse tipo de intervenção é geralmente identificado como terapia indireta. O trabalho de psicodinâmica vocal refere-se ao impacto da voz sobre o outro e pode envolver questões como integração corpo-voz, voz-personalidade, além de voz-ocupação profissional. A questão da autoimagem e da imagem projetada pela voz tem grande importância e pode ser até mesmo central, como no caso dos indivíduos transgêneros. Finalmente, a ação mais direta sobre a funcionalidade vocal é o foco do chamado trabalho direto, que se dirige à funcionalidade da voz por meio de exercícios específicos, ou seja, à possibilidade de se realizar ajustes laríngeos diversos, envolvendo modificações de frequência (grave-agudo), de intensidade (forte-fraco), modulação expressiva, além de produção de diversas qualidades vocais por manipulação da fonte glótica e filtros do som no trato vocal. Desta forma, a terapia direta, com abordagens aplicadas por meio de exercícios e técnicas é central na recuperação ou desenvolvimento da funcionalidade vocal e produziu um maior número de evidências científicas de seus efeitos, quando comparada à terapia indireta.[2] As abordagens diretas representam quase que ¾ das sessões de terapia de voz;[3] muitas das técnicas e exercícios utilizados podem ser empregadas em diversos tipos de casos, mas há também situações que requerem aplicação em pacientes definidos, como a terapia manual laríngea, para pacientes com disfonia por tensão muscular,[4,5] e o método LSVT® – *Lee Silverman Voice Treatment*, para indivíduos com disartria hipocinética por Doença de Parkinson.[6] Apesar da primazia do trabalho direto sobre a funcionalidade, é importante lembrar que muitas das limitações de resultado de tratamento podem estar relacionadas aos aspectos apontados na terapia indireta, que não podem ser desprezados.

Reabilitação ou terapia de voz implica presença de distúrbio vocal, enquanto o verbete treinamento deve ser utilizado quando se tem como objetivo melhorar a produção de uma voz normal. Historicamente, a terapia de voz é uma combinação de arte e ciência e devemos muito à prática do canto como fonte inspiradora dos primeiros exercícios vocais. Atualmente, a área está estabelecida como ciência e cada vez mais os especialistas buscam respaldar sua prática nas evidências apresentadas na literatura.

REGIME DE TERAPIA DE VOZ NA MODALIDADE INTENSIVA

Há duas opções básicas de regime de tratamento: a modalidade regular ou intensiva.

A modalidade habitual de regime de terapia é de se começar com uma ou duas sessões por semana e gradualmente reduzir esta periodicidade, na medida em que a voz vai melhorando. Esse é o chamado regime regular e é referido em todo o mundo.[7] Um levantamento recente, com dados coletados da descrição de tratamentos em artigos científicos escritos em inglês, com pesquisadores de todos os continentes, revelou que um programa de reabilitação vocal varia de 4 a 36 semanas, com uma média de 9,2 semanas, sendo desenvolvido com uma ou duas sessões por semana e duração de 30 ou 60 minutos.[8] As vantagens do regime regular são diversas, como favorecer a construção de uma aprendizagem progressiva, com resultados potencialmente mais estáveis e maior garantia de aplicação da aprendizagem em sala de reabilitação fora do contexto terapêutico. Além disso, o espaçamento entre as sessões permite avaliar o uso real de novos comportamentos ou ajustes musculares e trabalhar para uma efetiva mudança de hábito, quando necessário.

Por outro lado, um regime de atendimento intensivo pode ser uma opção bastante interessante para uma série de casos. Essa proposta, chamada Terapia Breve Intensiva (TBI), tem como base princípios da neurobiologia, fisiologia do exercício, aprendizado motor e psicoterapia breve[9] e tem sido usada em outras áreas da saúde, como na psicoterapia, para tratamento de depressão e na pneumologia, para melhoria da função pulmonar e maior força respiratória muscular, em casos de restrição respiratória. Na fonoaudiologia, sua utilização não é recente, embora tenha sido formulada como proposta terapêutica apenas nessa última década. A Fonoaudiologia brasileira, com grande inserção na área hospitalar, já reconheceu sua utilidade no atendimento de diversos distúrbios, como a disfagia. Tal proposta pressupõe que uma intervenção concentrada em um curto espaço de tempo possa ter efeitos mais positivos que a modalidade regular, com estratégias no longo prazo, pelo menos para certos casos. A TBI pode ser aplicada em casos de disfonias comportamentais e orgânicas e a maior quantidade e melhor qualidade de evidências estão relacionadas ao método LSVT® para doença de Parkinson, administrado em 16 sessões consecutivas, com uma hora de duração, quatro vezes por semana.[6] Uma experiência brasileira dessa modalidade intensiva, a TBI-Br,[10] foi apresentada, direcionada a 5 situações:

1. Pós-operatório de alterações estruturais mínimas, que foi a situação que originou o atendimento intensivo desse grupo de clínicos e pesquisadores, há mais de 30 anos (principalmente nos casos de disfonia intensa por sulco vocal tratado por cirurgia de franjamento de mucosa).
2. Emergências de profissionais da voz, o que é uma situação comum em todos os lugares do mundo, geralmente direcionada a artistas, cantores e atores, com quadros que envolvem influência ambiental, inflamações, alergias ou situações pós-fonotrauma; essa também é uma situação de atendimento histórico na área de voz, só que geralmente não identificada com o nome de TBI.
3. Cicatrizes iatrogênicas, por ser essa uma condição que potencialmente pode responder melhor a uma dose intensa e concentrada de exercícios.[11]
4. Pacientes de outras cidades, nas quais não há fonoaudiólogos especialistas em voz, situação que não é específica do Brasil, pois até mesmo nos EUA não há especialistas em voz em todas as capitais; e, finalmente,
5. Como prova terapêutica, nos casos de fracassos em atendimentos anteriores, seja por erro diagnóstico, ou pelo tipo de abordagem empregada.

As principais características da modalidade brasileira de TBI[10] para os distúrbios da voz são: duração de 3 dias a 2 semanas, com até 4 sessões por dia, de 30 a 60 minutos, com 2 a 4 terapeutas e prática aleatória com a progressão das sessões; uso alternado de diversos métodos e técnicas, com intervalo de 1 a 2 horas entre as sessões e alguns exercícios realizados apenas pelo paciente, nesses períodos. O líder do time é responsável por propor o tratamento e pelo desenho do programa, mas mudanças podem ser implementadas por qualquer membro da equipe, de acordo com a resposta do paciente. A equipe clínica acompanha o paciente com sessões por *skype*, por pelo menos 3 meses (quinzenal ou mensalmente), com controle presencial de 3 a 6 meses após a fase intensiva. A documentação do paciente, antes de se iniciar o programa intensivo e após a última sessão presencial, deve constar de: avaliação médica laringológica com imagem em vídeo, registro da análise perceptivo-auditiva e acústica, protocolo de autoavaliação do impacto da disfonia e avaliação corporal do uso da voz na comunicação. O monitoramento do progresso vocal é feito diariamente por análise do traçado da espectrografia acústica ou avaliação médica, quando indicado.

Uma das principais vantagens da TBI é a maior possibilidade de garantir adesão do paciente,[12] já que se solicita um comprometimento de curto-prazo; o benefício da mudança de terapeutas, com diversas personalidades e possibilidades de interação com características variadas,[13] também traz resultados bastante interessantes, gerando impacto positivo no desenvolvimento do programa de reabilitação. Contudo, um aspecto que requer cautela é a possibilidade de uma superdosagem, com efeitos deletérios sobre a voz. Por outro lado, a questão da dose optimal de exercícios na terapia de voz ainda não está bem-definida, e a modalidade de atendimento intensiva requer cuidado em sua aplicação.[14] Se por um lado a subdosagem de exercícios é no mínimo inócua, uma dose alta pode ser tóxica e piorar uma condição vocal. Alguns estudos indicam que a dose de execução de exercícios para pacientes com problemas de voz está entre 3 e 5 minutos,[15-18] mas a decisão da duração, número de repetições e variação de exercícios deveria, pelo menos teoricamente, considerar aspectos como sexo, idade, condição vocal, tipo de lesão, uso profissional ou não da voz e genética. Na falta de tais critérios definidos, o fonoaudiólogo deve monitorar a qualidade da execução dos exercícios, o efeito imediato e possíveis sensações de desconforto durante e após sua execução.

Embora não se possam aplicar diretamente os conceitos da fisiologia do exercício relacionados aos membros superiores e inferiores, e nem os resultados feitos com essa musculatura ou com vocalização animal, parece lógico observar os princípios gerais da fisiologia do exercício:[19]

1. Princípio da Sobrecarga, que indica que para produzir efeito, o trabalho muscular deve ser maior que o diário e rotineiro e, portanto, a tarefa vocal selecionada deve ir um pouco além da habilidade inicial do paciente de executá-la.
2. Princípio da Especificidade, ou seja, o treinamento precisa ser adequado para a atividade que se quer melhorar, definida na avaliação vocal pela identificação da perda de funcionalidade.
3. Princípio da Individualidade Biológica, que atesta serem os indivíduos diversos em suas habilidades e capacidades metabólicas musculares, devendo-se considerar o nível inicial de habilidade e condicionamento pessoal.
4. Princípio da Reversibilidade ou Continuidade, o mais difícil desses princípios, no qual se verifica que a maioria dos benefícios se perde rapidamente, se os exercícios forem descontinuados, devendo-se programar uma série para treino vocal de manutenção. Esse último princípio é o mais vago de todos quando se considera a condição vocal, pois não se tem nenhum tipo de informação sobre perda de funcionalidade vocal após interrupção de um programa de exercícios, seja para vozes normais ou alteradas.

Alguns dos critérios mais importantes a serem considerados envolvem o bom senso na seleção e administração das técnicas: o exercício deve ser especificamente direcionado ao que se quer desenvolver; se ele for fácil demais, não vai gerar ganho ao paciente; se for difícil demais, pode frustrar e favorecer o abandono do tratamento; se não oferecer nenhum ganho imediato percebido auditivamente ou em sensações positivas ao paciente durante ou após sua realização, não será repetido em casa; se for considerado esquisito e a fisiologia subjacente não for explicada, pode também ser facilmente abandonado.

Uma proposta brasileira categorizou as intervenções fonoaudiológicas diretas para os distúrbios da voz em 7 tipos:[20]

1. Método Corporal.
2. Método dos Órgãos Fonoarticulatórios.
3. Método Auditivo.
4. Método de Fala.
5. Método de Sons Facilitadores.
6. Método de Competência Fonatória.
7. Método de Ativação Vocal.

Todos os métodos possuem vantagens e desvantagens, tendo o clínico a tarefa de compor um programa com técnicas das diversas modalidades, para contemplar as necessidades específicas de um paciente. Recentemente, foi apresentada uma nova proposta para se desenvolver uma taxonomia da terapia de voz[21] e organizar a literatura disponível na área, categorizando-se os instrumentos de reabilitação em abordagens de intervenção direta e indireta. Os instrumentos de intervenção direta foram agrupados em 5 categorias, de acordo com o subsistema primariamente envolvido na execução do exercício, são elas:

1. Auditiva, por modificação do *input* auditivo, com o uso de instrumentos de condução ou neurossensoriais.
2. Função vocal, com a modificação da fonação, por meio do uso de instrumentos para o fechamento glótico, modificação de frequência ou vocalização vegetativa.
3. Musculoesquelética, por modificação muscular, esquelética ou dos tecidos conectivos, com o emprego de instrumentos de modificação do posicionamento e tensão de pescoço, da musculatura orofacial, do alinhamento corporal ou alongamento do corpo.
4. Respiratória, com modificação da função da respiração, com o uso de instrumentos de mudança de intensidade, coordenação ou suporte respiratório.
5. Somatossensorial, por modificação do *input* somático e visual, com o uso de instrumentos de nocicepção, discriminação, ou processamento visual.

Já os instrumentos de intervenção indireta foram agrupados em 2 categorias, de acordo com a natureza da intervenção ser mais educativa ou psicossocial. Do mesmo modo que a proposta de Behlau (2002),[20] as categorias de intervenção são inter-relacionadas e não passíveis de serem abordadas de forma isolada, havendo diversas áreas de sobreposição, sendo responsabilidade do clínico a seleção e combinação das diversas opções. Todas as categorias de intervenção fonoaudiológica podem ser utilizadas na terapia breve intensiva, mas algumas delas e, de modo especial, certas técnicas são mais comumente empregadas (Quadro 16-1).

Quadro 16-1. Principais Técnicas Utilizadas Nos Diversos Tipos de Disfonia Passíveis de Atendimento Intensivo

Tipo de disfonia	Principais técnicas	Observações
Disfonias comportamentais com lesão de massa	■ Sons facilitadores (vibração e nasais) para redução da lesão ■ Método de competência glótica para interação fonte-e-filtro (exercícios de TVSO com tubos de ressonância superficialmente imersos na água) ■ Método auditivo para monitoramento vocal	■ Cuidado com sobredosagem ■ Verifique estratégias de enfrentamento ativo ■ Acrescente normas de higiene e bem-estar vocal ■ Mostre claramente a evolução
Disfonias comportamentais sem lesão – DTM e afonia funcional	■ Método corporal (trabalho direto e indireto) para reduzir o esforço excessivo ■ Método de OFA, particularmente com trabalho de língua (associado ou não à sonorização) para reposicionamento da laringe, quando necessário ■ Método de competência fonatória com aplicação de massagem/manipulação laríngea ■ Método de ativação vocal, com sons disparadores, para redirecionar a fonação das funções vegetativas para a fala ■ Método auditivo com mascaramento e monitoramento auditivo atrasado para modificar o *feedback* auditivo	■ A DTM exige maior número de sessões e pode ser muito desafiadora ■ A afonia funcional pode-se resolver rapidamente; casos de recidiva podem exigir mudança de regime e/ou avaliação psiquiátrica

(Continua)

Quadro 16-1. *(Cont.)* Principais Técnicas Utilizadas Nos Diversos Tipos de Disfonia Passíveis de Atendimento Intensivo

Tipo de disfonia	Principais técnicas	Observações
Disfonias de pós-operatório com cicatriz	▪ Sons facilitadores (fricativos sonoros e vibração) com alongamento e encurtamento de pregas vocais para aumentar a flexibilidade ▪ Método corporal, com integração corpo e voz para evitar compensações secundárias principalmente de cintura escapular ▪ Método de competência fonatória para ajustar a interação fonte-filtro e o incremento de ressonância	▪ Uma dose elevada de exercícios pode ser necessária; sendo que a fadiga, nesses casos, faz parte do processo ▪ Atenção especial deve ser dada quanto à possibilidade de envolvimento supraglótico negativo
Disfonias orgânicas por paralisia de prega vocal – lesão unilateral de laríngeo inferior	▪ Método de competência fonatória para otimizar a fonte glótica e adaptar o fluxo aéreo, incluindo técnicas de esforço (empuxo) e exercícios de TVSO com tubos de ressonância profundamente imersos na água ▪ Sons facilitadores (nasais e vibrantes) com alongamento e encurtamento de pregas vocais para aumentar a flexibilidade ▪ Método corporal associado ou não aos sons facilitadores	▪ Dose elevada de exercícios ajuda a melhorar a flexibilidade e resistência ao uso da voz ▪ Sobredosagem de exercícios sem controle da coluna aérea e tensão paralaríngea pode promover hiperventilação e tontura ▪ Atenção especial deve ser dada quanto à possibilidade de envolvimento supraglótico negativo
Emergências vocais em profissionais da voz	▪ Método dos sons facilitadores, com destaque para sons vibrantes e nasais para redução de edemas e melhoria da condição glótica e de ressonância ▪ Método de competência glótica para interação fonte-e-filtro (exercícios de TVSO, com canudos de refrigerante e tubos estreitos) ▪ Método de fala, com voz salmodiada, monitoramento por vias múltiplas e sobrearticulação	▪ Associação com terapia medicamentosa para redução de aspectos inflamatórios é frequentemente utilizada ▪ Repouso vocal relativo e uso higiênico da voz podem ser criteriosamente indicados ▪ Pode haver piora pós-performance ▪ Sobredosagem pode piorar imediatamente o quadro

APLICAÇÃO DA TBI NA REABILITAÇÃO DAS DISFONIAS COMPORTAMENTAIS E ORGÂNICAS

Disfonias são multifatoriais, e sua classificação etiológica têm impacto na administração da TBI. Considerando-se que quem classifica, interpreta,[22] didaticamente, as disfonias podem ser divididas em comportamentais e orgânicas, de acordo com a participação do comportamento vocal nos quadros disfônicos.[23] Entende-se por comportamento vocal toda e qualquer reação vocal por necessidades individuais, por estímulos sociais e profissionais, por hábitos ou por uma combinação dos anteriores.[24] As disfonias comportamentais apresentam questões relacionadas ao uso da voz, quer sejam por técnica vocal inadequada, tensão ou desequilíbrio muscular, ou ainda por abuso e mau uso vocal. Por outro lado, as disfonias orgânicas, representam as alterações vocais por lesão laríngea não decorrentes do comportamento vocal, ou ainda os desvios vocais em decorrência de doenças sistêmicas ou neurológicas.

A TBI pode ser aplicada tanto em casos comportamentais como orgânicos. Nos quadros de natureza comportamental, o objetivo é modificar o ajuste muscular decorrente do comportamento vocal inadequado, independentemente da presença de lesão laríngea. As principais indicações da TBI nestes quadros comportamentais são: disfonia por tensão muscular (DTM), afonia funcional, fatores emocionais relacionados às alterações vocais, alterações estruturais mínimas e fracasso terapêutico no regime regular de reabilitação vocal. O acompanhamento intensivo do paciente e o comprometimento exigido no curto-prazo auxiliam o aprendizado e as mudanças de comportamento desejáveis,[9,25] podendo inclusive reverter uma disfonia crônica, além de contribuir na adesão e motivação do paciente. Motivação e adesão ao tratamento, embora sejam essenciais para as mudanças comportamentais, podem não ser valorizadas no regime tradicional de terapia vocal,[9,12,26] levando à frustração, impacto negativo nos resultados e cancelamento de aproximadamente 25% das sessões.[12] A TBI pode não ser suficiente para eliminar os comportamentos vocais traumáticos, mas deve identificá-los e ajudar no desenvolvimento de estratégias para substituí-los.

Quando se trata de um quadro de afonia funcional ou disfonia por fatores emocionais, por vezes, apenas um dia intensivo é suficiente para desfazer o ajuste. Já nos casos de disfonia por tensão muscular ou alteração estrutural mínima, a duração média é de 14 a 16 sessões, podendo chegar a 20 sessões, em uma ou duas semanas.

Pesquisas estão sendo desenvolvidas para se comparar os resultados da TBI e da terapia vocal regular. Alguns resultados são animadores, por exemplo: pacientes com disfonia funcional apresentaram melhores níveis de satisfação e escores reduzidos do questionário de autoavaliação Índice de Desvantagem Vocal (IDV) após o tratamento intensivo;[12] mulheres com nódulos vocais mostraram resultados auditivos, fisiológicos e acústicos positivos e comparáveis entre as duas modalidades.[27] Além disso, resultados semelhantes foram encontrados quando se compara 2 semanas (12 h) de TBI com 6 meses (24 h) de terapia tradicional em regime regular,[28] o que favorece o atendimento intensivo se pensarmos que tempo é um valor importante para a maioria dos pacientes.

Embora duas semanas possam significar um período curto demais para impactar a rotina diária,[28] em nossa experiência clínica os pacientes observam essa mudança de comportamento e a mantém após o encerramento da atividade intensiva. Contudo, se a TBI não favorecer a autopercepção do impacto da melhora da voz, mesmo que a avaliação perceptivo-auditiva e objetiva da voz indiquem resultados positivos,[28] é indicado acompanhar o paciente, em regime espaçado, por teleatendimento ou presencialmente, para garantir que o paciente incorpore os ganhos e se calibre quanto ao monitoramento e melhorias vocais. Após a TBI e o reforço dos comportamentos aprendidos durante o período curto, mas intenso de terapia, os aprendizados motor e cognitivo devem continuar de modo progressivo.[12,27]

Ainda nos casos comportamentais, na presença de alteração laríngea é comum a mudança no comportamento vocal não acompanhar a evolução do quadro otorrinolaringológico; ou seja, o comportamento e a qualidade vocal podem melhorar antes da reabsorção ou adaptação da alteração laríngea. Vale lembrar que o cuidado com a sobredosagem e intensidade dos exercícios deve ser redobrado, por se tratar de disfonia comportamental. Os exercícios vocais representam o meio de se obter uma melhora nos ajustes musculares e não se deve correr o risco de que representem abuso ou mau uso vocal.

O regime intensivo de terapia de voz não foi desenvolvido para adaptar ou reabsorver lesões laríngeas benignas decorrentes do abuso vocal, como nódulos e pólipos. Contudo, alguns indivíduos com nódulos vocais, submetidos à TBI, podem apresentar uma reabsorção maior do que no regime tradicional.[27,28] Como já comentado, este regime favorece a aprendizagem progressiva, consolidando mudanças comportamentais de longo prazo capazes de impactar positivamente a anatomofisiologia da produção da voz e oferecendo resultados vocais e laríngeos mais estáveis.

Por outro lado, quando a TBI é aplicada nas disfonias orgânicas, o objetivo é trabalhar sobre a plasticidade vocal, explorando o campo dinâmico (grave/agudo e fraco/forte) do paciente, a fim de ampliar a funcionalidade vocal, e estimar um prognóstico do caso. Além das questões de funcionalidade, o aspecto de desconforto fonatório é, muitas vezes, a queixa central nesses quadros. A experiência clínica tem apontado bons resultados nos seguintes quadros: paralisia de prega vocal, laringite crônica, cicatriz pós-cirurgia laríngea, rigidez e/ou atrofia de prega vocal, além de casos selecionados de laringectomia parcial. A dose intensa de exercícios vocais específicos, principalmente de vibração e flexibilidade de mucosa, contribui para o alinhamento das fibras dos tecidos laríngeos e uma melhor recuperação vocal, assim como para melhoria na coaptação das estruturas laríngeas, glóticas e/ou supraglóticas. Enquanto na disfonia comportamental a dose dos exercícios não deve implicar abuso, nas disfonias orgânicas, uma sobredose de exercícios pode efetivamente auxiliar na melhoria da condição vocal, promovendo ganho e condicionamento. É comum que o paciente se sinta cansado ao final dos atendimentos e isso deve ser explicado. Uma disfonia orgânica não é resolvida em apenas um dia intensivo e esse atendimento geralmente requer um período mínimo de uma semana, com 10 a 15 sessões, podendo chegar a 30 sessões em duas semanas.

A TBI pode ser indicada também em casos de pós-operatórios, assim que o paciente for liberado pelo médico. Além de reforçar aspectos específicos de saúde vocal, os principais objetivos são evitar cicatriz, recuperar a funcionalidade vocal e desativar o uso de possíveis ajustes compensatórios negativos. Em relação às questões de saúde vocal, o paciente precisa ser orientado sobre o uso moderado da intensidade vocal, evitando sussurro e forte intensidade, e sobre a vocalização em ambiente com ruído competitivo, para não favorecer o desenvolvimento de ajustes negativos e rigidez na mucosa por abuso vocal.

Uma das estratégias para se recuperar a funcionalidade vocal e evitar cicatriz por remodelagem incompleta do tecido cicatrizado, com desarranjo das fibras de colágeno, é trabalhar com a mobilização da mucosa, além de ampliar o campo dinâmico, trabalhando com sons graves e agudos, fortes e fracos. Neste caso especificamente, existe uma hierarquia de exercícios devido à condição pós-operatória da laringe, e os eleitos para dar início ao tratamento são os fricativos sonoros, seguidos por nasais e demais sons facilitadores. A TBI, nestes casos, geralmente não exige a frequência média de terapia intensiva, que é de três sessões ao dia, podendo haver um único atendimento diário, durante pelo menos uma semana. Em seguida, o paciente pode ser acompanhado pelo regime regular de terapia vocal ou passar diretamente para a alta fonoaudiológica monitorada.

Assim como ocorre no regime regular de terapia, para qualquer indicação da TBI, a dosagem correta dos exercícios é desconhecida,[8] o que representa um grande desafio para o terapeuta. Vários fatores devem ser considerados, como a intensidade do desvio vocal, a motivação e as expectativas do paciente, assim como o impacto imediato dos exercícios, o que é uma resposta individual, já que o que pode ser suficiente para um paciente pode ser excessivo e prejudicial para outro.

A fadiga vocal é um efeito colateral esperado na TBI de quadros orgânicos, que pode ser minimizado com o uso alternado de exercícios com diversas finalidades, em intensidade forte e fraca, além da inclusão de pausas entre eles, tornando a sessão mais agradável e menos exaustiva.[28] Se essa estratégia não for suficiente, um médico otorrinolaringologista deve avaliar o caso e a conduta deve ser rediscutida.

Uma proposta de regime sequencial, começando-se de modo intensivo e passando-se para um atendimento regular, pode ser uma solução viável, eficaz e eficiente para a prática clínica diária. Pode-se, finalmente, propor uma alta fonoaudiológica monitorada ou apenas acompanhamento do caso, presencial ou virtualmente.

APLICAÇÃO DA TBI NAS EMERGÊNCIAS VOCAIS EM PROFISSIONAIS DA VOZ

O atendimento fonoaudiológico para profissionais da voz se difere entre o treinamento vocal, quando o objetivo é o desenvolvimento e aperfeiçoamento vocal, e a terapia ou tratamento, quando existe uma alteração vocal. Como na TBI, o treinamento vocal pode ser feito também, de forma intensiva, para profissionais da voz que precisem de preparação para eventos, *performances* ou qualquer atividade de grande uso vocal. Estes profissionais podem aprender a se comunicar de forma mais eficiente e econômica e se beneficiar com o aprendizado motor adquirido com um treinamento intensivo mantendo o foco na flexibilidade e resistência da voz.[29] De qualquer forma, esse treinamento não deve ser confundido com terapia vocal.

Aqui abordaremos a aplicação da TBI em emergências vocais, aqueles casos em que há um risco de haver uma interrupção da função profissional por conta de uma alteração vocal. Emergências são definidas como "situações críticas ou imprevistas" e, como citamos anteriormente, atendimentos emergenciais e intensivos para profissionais da voz são comuns, tanto quando falamos da voz artística, os cantores e os atores, como não artística, por exemplo os jornalistas, executivos, palestrantes ou políticos em campanhas. Esses profissionais são submetidos a demandas vocais extremas e cansativas, em eventos que, na maior parte das vezes, são agendados com grande antecedência, de forma estratégica e com envolvimento de um grande número de pessoas. Todas são situações nas quais um cancelamento por problemas vocais pode ser catastrófico tanto do ponto de vista de imagem, como de prejuízo financeiro ou profissional. Um imprevisto, que pode ir de um simples resfriado até uma hemorragia ou rompimento de uma prega vocal[30] representa uma situação desafiadora para a equipe multidisciplinar.

Por muito tempo acreditou-se que as emergências em profissionais da voz deveriam ser tratadas com uma combinação de medicamentos e repouso vocal.[31] Com evolução da ciência da voz, e, também, por meio de experiências clínicas, essa postura se modificou. Hoje, sabemos que exercícios vocais controlados trazem mais benefício do que repouso vocal.[32] A abordagem atual no cuidado do profissional em uma situação de emergência vocal parece ter sido uma daquelas situações aonde a necessidade clínica encontrou-se com a ciência. Certamente, a maior participação de fonoaudiólogos em equipes multidisciplinares, de avaliação e atendimento a profissionais de voz, aproximou o fonoaudiólogo do paciente em situação de emergência vocal e expôs a necessidade de outras intervenções, além das medicamentosas.

Há alguns anos, em vários lugares do mundo e, de forma intensa, no Brasil, é grande a participação de fonoaudiólogos, tanto na prevenção de problemas vocais quanto na orientação e desenvolvimento vocal de professores, cantores, atores e jornalistas. Quando fonoaudiólogos participam ativamente no aperfeiçoamento de profissionais da voz, muitas vezes no próprio local de trabalho, existe uma maior compreensão do uso vocal e das necessidades destes profissionais e uma possibilidade mais real de se atender adequadamente a uma emergência vocal.

Paralelamente, compreendeu-se que a realização de exercícios em desvios vocais agudos pode ajudar no processo de recuperação das pregas vocais.[11] Relatos de caso mostraram evidência clínica da possibilidade de se obter sucesso em situações emergenciais com grande prejuízo vocal.[30] Muitas vezes, o fonoaudiólogo é o profissional da equipe que está mais próximo ao profissional da voz e precisa lidar com questões de emergências vocais, com pouquíssimo tempo para reverter uma situação como, por exemplo, um jornalista entrar no ar para a apresentação de um jornal ao vivo, mesmo estando com uma alteração de voz causada por uma laringite aguda. Nestas situações, a avaliação médica e fonoaudiológica, o raciocínio clínico com um embasamento científico, somado a conhecimentos de fisiologia vocal, são importantes para a utilização de técnicas e exercícios que apresentem resultados positivos, sem risco vocal adicional.

Aspectos particulares das emergências vocais em profissionais da voz dizem respeito à indicação e contraindicação, duração média e vantagens e desvantagens desse regime de atendimento.

Quanto à indicação e contraindicação, os atendimentos de emergência em profissionais da voz devem ser realizados em dois momentos: 1) quando existe uma urgência do retorno à função e, nesses casos, as alterações podem estar relacionadas a processos vocais agudos causados por influência ambiental, inflamações, situações pós-trauma e processos alérgicos, e, 2) quando profissionais da voz têm indicação cirúrgica.

A indicação para esse tipo de abordagem deve ser decidida caso a caso, pela equipe multidisciplinar, da qual devem fazer parte o fonoaudiólogo e o médico otorrinolaringologista. É preciso levar em consideração a disponibilidade do paciente e a experiência da equipe, pois apesar de todas as indicações de melhoras com exercícios e abordagens terapêuticas, como foi comentado anteriormente, ainda existem muitas dúvidas em relação à dosagem e ao tipo de exercícios para cada sujeito.[8] É muito importante compreender a complexidade da personalidade dos profissionais da voz e o tipo de relacionamento que certos indivíduos estabelecem com seus clínicos, criando laços humanos que por vezes extrapolam uma relação exclusivamente profissional, o que precisa ser visto com muita cautela, para não se perder o olhar clínico e a mente crítica. Pessoas que têm uma vida pública, seja artística ou não artística, necessitam da exposição e da manutenção das funções nos aspectos profissionais, emocionais e financeiros. Para a maior parte deles, o conceito "*The show must go on...*" é uma realidade incorporada e que faz parte do seu dia a dia, e o acesso direto ao fonoaudiólogo ou médico que acompanha o caso deve ser garantido. Além disso, é muito difícil aceitarem limitações, mesmo que sejam ligadas à sua própria saúde. A TBI, neste aspecto, traz benefícios, pois os coloca em contato com as questões vocais, os exageros, as limitações e as percepções do corpo de forma também intensiva.

Os objetivos da TBI para os casos de emergência vocal divergem: nas condições agudas, procura-se a melhora dos ajustes musculares, redução de possíveis edemas vocais, redução do esforço fonatório e busca de uma emissão vocal satisfatória para exercer sua função; os exercícios tem como objetivo mobilizar os tecidos, atenuando os marcadores de processos inflamatórios;[33] em condições crônicas, com episódios disfônicos recorrentes, os episódios vocais devem ser atenuados e o paciente deve aprender, ele mesmo a reconhecer o início de uma crise e buscar autorregulação suficiente para interrompê-la, o que é um desafio; apesar de reconhecermos que essa situação artista-fonoaudiólogo possa refletir uma interação privilegiada, é importante responsabilizar o paciente por sua voz e não criar uma relação de dependência inadequada. Finalmente, nos casos de intervenção cirúrgica, o atendimento pode acontecer pré-intervenção, com objetivo de diminuição de esforço e eliminação de processos adaptativos negativos e também pós-intervenção, tendo como alvo recuperar os tecidos e acelerar o processo de retorno às funções vocais, mantendo a saúde vocal e evitando ajustes compensatórios, tanto na fala quanto no canto.

Quanto à duração média, o conceito de terapia intensiva nessas emergências pode variar entre 1 atendimento, com acompanhamento e orientação para a realização do seu trabalho como um discurso, uma peça, um show ou uma apresentação, a um processo mais longo, com 2 a 3 semanas de atendimentos diários até que o profissional possa retomar suas funções naturalmente. Nesses casos, a duração dos atendimentos também é variável. Nas emergências, eles podem ser uma intervenção que dura alguns minutos ou até um atendimento de 2 horas, por exemplo. Mais uma vez, essa duração será de acordo com as necessidades observadas pelo terapeuta e a disponibilidade do paciente.

Apesar de todos os esforços para manter a atuação profissional, em algumas situações, será inevitável o cancelamento ou adiamento do compromisso profissional. Essa necessidade deverá ser avaliada pela equipe multidisciplinar e explicada ao profissional da voz e, muitas vezes, à produção do show, aos diretores de uma peça ou de uma empresa. Os riscos associados à manutenção da atividade profissional e o dano à saúde vocal devem ser explicados, tanto no curto como no médio prazo, caso a atividade não seja cancelada.

CONCLUSÃO

A TBI na área de voz é uma opção viável e potencialmente positiva no atendimento clínico de disfonias comportamentais e orgânicas, assim como no manejo de emergências vocais. A maior vantagem da TBI é o resultado rápido e o acompanhamento muito próximo para correções e adaptações de ajustes inadequados, com a possibilidade de se melhorar a condição de base, além de tratar certos quadros. Por outro lado, a necessidade de comprometimento de tempo e o custo pode restringir a indicação. Finalmente, cabe destacar a necessidade de uma equipe madura para lidar com esses casos, a fim de se evitar dosagem tóxica de exercícios e possibilidade de fadiga vocal secundária ao tratamento.

REFERÊNCIAS BIBLIOGRÁFICAS

1. Boone DR. Expanding perspectives in care of the speaking voice. J Voice. 1991;5:168-172.
2. Bos-Clark M, Carding P. Effectiveness of voice therapy in functional dysphonia: where are we now? Curr Opin Otolaryngol Head Neck Surg. 2011;19(1):1-5.
3. Gartner-Schmidt JL, Roth DF, Zullo TG, Rosen CA. Quantifying component parts of indirect and direct voice therapy related to different voice disorders. J Voice. 2013;27:210-216.
4. Roy N, Bless DM, Heisey D, Ford CN. Manual circumlaryngeal therapy for functional dysphonia: An evaluation of short-and long-term treatment outcomes. J Voice. 1997;11:321-331.
5. Mathieson L, Hirani SP, Epstein R, Baken RJ, Wood G, Rubin JS. Laryngeal manual therapy: a preliminary study to examine its treatment effects in the management of muscle tension dysphonia. J Voice. 2009;23:353-366.
6. Smith ME, Ramig LO, Dromey C, Perez KS, Samandari R. Intensive voice treatment in Parkinson disease: laryngostroboscopic findings. J Voice. 1995;9:453-459.
7. Behlau M, Murry T. International and intercultural aspects in voice and voice disorders. In: Battle D. (ed.) Communication disorders in multicultural and international populations. 4th ed. Saint Louis: Elsevier, 2012:174-207.
8. De Bodt M, Patteeuw T, Versele A. Temporal variables in voice therapy. J Voice. 2015;29(5):611-7.
9. Patel RR, Bless DM, Thibeault SL. Boot Camp: A Novel Intensive Approach to Voice Therapy. J Voice. 2011;25(5):562-569.

10. Behlau M, Madazio G, Pacheco C, Gielow I. Intensive Short-Term Voice Therapy: The Brazilian Experience. SIG 3. Perspectives on Voice and Voice Disorders. 2014;24:98-103.
11. Branski RC, Verdolini K, Sandulache V, Rosen CA, Hebda PA. Vocal fold wound healing: a review for clinicians. J Voice. 2006;20:432-442.
12. Wenke RJ, Stabler P, Walton C, Coman L, Lawrie M, O'Neill J et al. Is more intensive better? Client and service provider outcomes for intensive versus standard therapy schedules for functional disorders. J Voice. 2014;28(5):652e.31-653e.43.
13. Andrews ML, Schmidt CP. Congruence in personality between clinician and client: relationship to ratings of voice treatment. J Voice. 1995;9:261-269.
14. Roy N. Optimal dose – response relationships in voice therapy. Int J Speech Lang Pathol. 2012;14(5):419-423.
15. Menezes MHM, Ubrig-Zancanella MT, Cunha MGB, Cordeiro GF, Nemr K, Tsuji DH. The Relationship Between Tongue Trill Performance Duration and Vocal Changes in Dysphonic Women. J Voice. 2011;25:e167-e175.
16. Paes SM, Zambon F, Yamasaki R, Simberg S, Behlau M. Immediate effects of the finnish resonance tube method on behavioral dysphonia. J Voice. 2013;27(6):717-722.
17. Ramos LA, Gama ACC. Effect of Performance Time of the Semi-Occluded Vocal Tract Exercises in Dysphonic Children. J Voice. 2017;31;329-335.
18. Paes SM, Behlau M. Dosage dependent effect of high-resistance straw exercise in dysphonic and non-dysphonic women. CoDAS. 2017;29(1):e20160048.
19. Saxon KG, Berry SL. Vocal exercise physiology: same principles, new training paradigm. J Sing. 2009;66:51-57.
20. Behlau M. Proposta de classificação das abordagens da terapia de voz: métodos, sequências, técnicas e exercícios. Fono Atual. 2002;5:8-11.
21. Van Stan JH, Roy N, Awan S, Stemple J, Hillman RE. A taxonomy of voice therapy. Am J Speech Lang Pathol. 2015;24:101-125.
22. Garcia-Tapia R, Cobeta I. Clasificación de las disfonias. In: Garcia-Tapia R, Cobeta I: Diagnostico y Tratamiento de los Trastornos de la Voz. Madrid:Garsi,1996.
23. Behlau M, Zambon F, Moreti F, Oliveira G, Barros Couto E. Voice Self-assessment Protocols: Different Trends Among Organic and Behavioral Dysphonias. J Voice. 2016;31(1):112e13-112.e27.
24. Behlau M, Madazio G. Abordagem fonoaudiológica nas disfonias. In: Pignatari SSN, Anselmo-Lima WT. Tratado de Otorrinolaringologia. 3rd ed. Rio de Janeiro: Elsevier, 2018. ISBN versão eletrônica: 978-85-352-8903-9.
25. Bergan C. Motor learning principles and voice pedagogy: theory and practice. J Sing. 2010;66(4):457-68.
26. Behrman A. Facilitating behavioral change in voice therapy: the relevance of motivational interviewing. Amer J Speech Lang Pathol. 2006;15:215-25.
27. Fu S, Theodoros DG, Ward EC. Intensive versus traditional voice therapy for vocal nodules: perceptual, physiological, acoustic and aerodynamic changes. J Voice. 2015;29(2):260.e31-260.e44.
28. Meerschman I, Van Lierde K, Van Puyvelde C, Bostyn A, Claeys S, D'haeseleer E. Massed versus spaced practice in vocology: effect of short-term intensive voice training versus a long-term traditional voice training. Int J Lang & Commun Disord. 2017;53(2):393-404.
29. Titze I, Maxfield L, Palaparthi A. An oral pressure conversation ratio as a predictor of vocal efficiency. J Voice. 2016;30(4):398-406.
30. Behlau M, Oliveira G, Pontes P. Vocal fold self-disruption after phonotrauma on a lead actor: a case presentation. J Voice. 2009;23(6):726-32.
31. Sataloff, Robert. Voice Rest. In: Professional Voice: the science and art of clinical care. New York: Raven Press, 1997:453-6.
32. Ishikawa K, Thibeault S. Voice rest versus exercise: a review of the literature. J Voice. 2010;24:379-387.
33. Verdolini Abbott, Li Ny, Branski RC, Rosen CA, Grillo E, Steinhauer K, Hebda PA. Vocal exercise may attenuate acute vocal fold inflammation. J Voice. 2016;26(6):814e1-13.

ATUAÇÃO FONOAUDIOLÓGICA PRÉ- E PÓS-MICROCIRURGIA DE LARINGE

CAPÍTULO 17

Renata Rangel Azevedo
Adriana de Oliveira Camargo Gomes
Maysa Tibério Ubrig

O termo microcirurgia de laringe foi descrito por Hans von Leden e Godfrey Arnold, em 1963, para descrever procedimentos cirúrgicos que visavam a melhora funcional da voz para a comunicação. Atualmente, o termo engloba cirurgia direta e indireta da laringe, além de laringoplastia, técnicas de preenchimento e reinervação cirúrgica da laringe. Cabe ressaltar que, neste capítulo, abordaremos a reabilitação vocal em casos de cirurgias de lesões benignas de laringe e alterações estruturais mínimas de cobertura (AEMC) que acometem, essencialmente, a lâmina própria da mucosa da prega vocal.

As lesões benignas na mucosa das pregas vocais são o resultado de alteração tecidual por fatores extrínsecos à laringe, principalmente pelo comportamento vocal, tabagismo e refluxo gastroesofágico. Além disso, fonotraumas caracterizados pela quantidade e intensidade de uso da voz também podem causar efeitos nos tecidos laríngeos. Dentre as principais alterações e lesões benignas de laringe podemos destacar: nódulo vocal, pólipos, pseudocistos, cistos, sulcos vocais, edema de Reinke, granulomas e leucoplasias.[1]

Nódulos vocais são lesões comumente encontradas dentre as patologias laríngeas e são geralmente secundários ao uso indevido ou excessivo da voz e abusos vocais. A fonoterapia é o tratamento primário, mas cirurgias podem ser necessárias nesses casos também, especialmente em nódulos com características polipoides e fibróticos crônicos, mais resistentes à reabsorção com tratamento fonoaudiológico.

Demais estudos também têm recomendado a fonoterapia juntamente com as microcirurgias de laringe em lesões como pólipos e cistos nas pregas vocais e outros apontam a resolução de pólipos por meio de fonoterapia exclusiva.[2-4]

FONOAUDIOLOGIA E MICROCIRURGIAS DE LARINGE

Tradicionalmente, no passado, encaminhavam-se para o atendimento fonoaudiológico as consideradas disfonias funcionais, isto é, alterações de voz na ausência de lesão estrutural nas pregas vocais. Por outro lado, nos quadros acompanhados de lesões observáveis ao exame laringológico, eram imediatamente indicadas cirurgias laríngeas.[5]

Atualmente, graças à concepção sobre o envolvimento do comportamento vocal na causa das disfonias, tal postura não é mais a rotina na clínica vocal e diversos tratamentos têm sido recomendados para alterações benignas na mucosa das pregas vocais. Tais tratamentos incluem: uso de medicações quando necessário, terapia vocal e microcirurgias laríngeas, como tratamentos isolados ou combinados.[2,6]

O fonoaudiólogo possui um papel importante na avaliação e condução no tratamento das disfonias que apresentam diversas causas, especialmente nos casos que necessitam de reabilitação pós-microcirurgia de laringe. O prognóstico do tratamento depende não apenas do tipo de alteração ou lesão, mas também da interação entre o médico otorrinolaringologista e o fonoaudiólogo, que devem selecionar os melhores métodos de diagnóstico e de reabilitação da função fonatória.[7]

O paciente pode chegar à clínica fonoaudiológica nas seguintes situações:

1) No pré-operatório quando a cirurgia não é imperativa, na expectativa de resolução da lesão, ou de adaptação vocal por meio de recursos da reabilitação fonoaudiológica.
2) No pré-operatório, já com indicação cirúrgica definida, para avaliação da voz, orientações gerais e intervenção, em casos específicos, para melhorar as condições estruturais e funcionais, antes do procedimento cirúrgico.
3) No pós-operatório, por alterações decorrentes do uso de voz – que pode estar nitidamente melhor em relação ao pré-operatório, mas há risco de deterioração pelo retorno ou manutenção dos comportamentos vocais anteriores e, portanto, risco de recorrência da lesão.
4) No pós-operatório de um quadro orgânico não decorrente do uso incorreto da voz – quando a lesão orgânica esteve presente por um longo período de tempo e, mesmo após sua remoção, permanecem desajustes funcionais compensatórios.
5) No pós-operatório por remoção de estruturas essenciais à função fonatória.[8]

A avaliação fonoaudiológica inicial integra: anamnese detalhada, registro apropriado de amostras vocais e de fala para apurada avaliação perceptivo-auditiva e acústica – compreendendo espectrografia e extração de parâmetros acústicos[9-11] – além da aplicação de protocolos de autoavaliação da voz, como o Índice de Desvantagem Vocal (IDV).[12,13] Esses procedimentos serão mais bem detalhados ao longo deste capítulo.

A percepção do indivíduo sobre seu problema de voz é um meio utilizado para conhecer as principais desvantagens e sintomas vocais em relação ao problema vocal, para verificar a efetividade de uma intervenção e a provável adesão do paciente ao tratamento, auxiliando a prática clínica. As alterações vocais podem interferir nas relações sociais e impactar a qualidade de vida do indivíduo disfônico.[14,15]

No presente capítulo, comentaremos sobre: a abordagem fonoaudiológica pré- e pós--cirúrgica, seguido de três casos clínicos comentados.

ABORDAGEM FONOAUDIOLÓGICA PRÉ-CIRÚRGICA

A abordagem fonoaudiológica pré-cirúrgica visa, prioritariamente, melhorar as condições laríngeas, favorecendo os resultados cirúrgicos. Portanto, envolvem tanto os ajustes funcionais quanto possíveis melhoras estruturais.

Em relação à funcionalidade, deve-se identificar as inadaptações vocais envolvendo esforço ou compensações indesejadas, buscando-se a adaptação da voz e prevenção de abusos por meio de orientações, promovendo ao paciente o reconhecimento dos mecanismos inadequados da produção vocal. Tal identificação se faz utilizando-se avaliação clínica vocal completa.

Na avaliação, e ao longo de todo o tratamento, é fundamental a explicação ao paciente sobre suas condições e ajustes fonatórios,[9,16] lançando-se mão de recursos de *biofeedback* visual, auditivo, acústico e tátil-cinestésico.[10]

É também um momento importante para se reconhecer o efeito da lesão/alteração sobre a voz; já que nem sempre o resultado vocal é compatível às alterações estruturais observadas ao exame laringoscópico. É imprescindível que o clínico atente às disfunções e ajustes vocais e teste emissões com exercícios vibratórios, de suavização e de ressonância para analisar a adaptação vocal a essas diferentes condições. Deve-se considerar o limite imposto pela alteração/lesão, desde seu tamanho até à repercussão na diminuição dos movimentos da onda de mucosa das pregas vocais.

No que se refere aos aspectos estruturais, o propósito é diminuir a lesão, por reabsorção – quando não ocorre a resolução total – no caso de nódulos, pólipos, edemas, ou reações contralaterais. Tais procedimentos favorecem as condições cirúrgicas quando, ao promoverem a diminuição da lesão ou das reações contralaterais e de edemas adjacentes, diminui-se o campo cirúrgico, com menor exposição às cicatrizes e contribuindo na melhor identificação do tecido alterado, além de beneficiar os ajustes funcionais da emissão vocal.[4,9,17]

Como em toda terapia vocal, os exercícios de reabilitação são sempre individualizados, considerando-se a identidade do paciente e suas demandas particulares[9,10] e, antes de se eleger os exercícios, deve-se definir o subsistema da produção vocal que é o maior responsável pela disfonia.[16] Portanto, a terapia pré-cirúrgica terá diferentes objetivos e abordagens de acordo com o tipo de lesão e sua etiologia.

Nas alterações estruturais mínimas, por exemplo, o foco da terapia não estará na eliminação ou modificação da morfologia alterada, mas sim sobre as inadaptações vocais advindas dessa condição estrutural e na identificação dos limites impostos por ela à adaptação vocal. Desse modo, as provas terapêuticas devem abranger manobras do trato vocal que favoreçam a vibração da mucosa das pregas vocais, a ressonância e flexibilidade da voz, bem como o comportamento associado à sua produção, quanto à dinâmica respiratória e hiperfuncionalidade muscular. Nesses casos, a principal pergunta é *"Quais as repercussões da estrutura sobre a produção vocal?"*

Dentre as alterações estruturais mínimas (AEM), os cistos tendem a interferir na onda de mucosa e no fechamento glótico, cujo tratamento é a excisão cirúrgica com baixas taxas de recorrência. No entanto, além da abordagem fonoaudiológica indicada anteriormente para as alterações estruturais, é importante considerar, na terapia pré-cirúrgica, possíveis lesões contralaterais que podem ser tão sutis ao ponto de se distinguirem somente na avaliação estroboscópica.[18-20] Nesses casos, são indicados também os exercícios que promovam a reabsorção das lesões contralaterais.

Relativamente aos sulcos vocais, no entanto, é comum resultados terapêuticos e cirúrgicos mais limitados de acordo com a extensão e profundidade dessa lesão. Nesses casos, técnicas que promovam a mobilidade da mucosa, como os exercícios de sons vibrantes e técnicas ressonantais podem promover melhora na qualidade e eficiência vocal. Caso a técnica cirúrgica prevista seja a lipoimplantação ou lipoinjeção deve-se alertar o paciente sobre a possibilidade de disfonia importante, imediatamente após a cirurgia.[9]

No caso das lesões organofuncionais, a alteração surge de um comportamento vocal inadequado, de forma habitual, ou por abuso vocal pontual, ou seja, em um momento específico isolado, como em alguns casos de pólipo, por exemplo. O foco terapêutico tem dois objetivos principais: 1) regressão da lesão e 2) adequação dos ajustes funcionais. Portanto, inclui em sua abordagem técnicas vocais que favoreçam a não perpetuação da lesão. A pergunta condutora é *"Quais as repercussões da função vocal sobre a lesão?"*

Tendo em consideração os nódulos vocais, por exemplo, é reconhecido há décadas que a cirurgia só deve ser prevista após a terapia vocal ter falhado. Portanto, o objetivo principal da terapia pré-cirúrgica nesses casos é eliminar o comportamento isométrico da laringe, minimizando a hiperfunção vocal provavelmente de longa data, para se evitar as possíveis recidivas.[12,21,22]

Tal comportamento, por ser resultado da contração desequilibrada da musculatura intrínseca da laringe – ou seja, quando adutores e abdutores atuam com a mesma intensidade e força – pode ser inibido com exercícios que "isolem" os diferentes grupos musculares. Por exemplo: 1) exercício com som hiperagudo – para destacar a ação do músculo cricotireóideo (CT) em relação aos demais músculos intrínsecos da laringe; 2) exercício com som basal (*vocal fry*) – para contrair tireoaritenóideo (TA) e "relaxar" os demais músculos intrínsecos; 3) exercícios inspiratórios seguidos de fonação – para enfatizar a contração do cricoaritenóideo posterior (CAP) que é o responsável pela abdução das pregas vocais.

É importante lembrar que uma pessoa com comportamento hipercinético, que contraia a musculatura intrínseca da laringe de forma isométrica, quase sempre tem muita dificuldade de executar tais exercícios, pois eles exigem uma "quebra" no seu padrão de comportamento. Portanto, as provas terapêuticas devem sempre nortear o uso dessas técnicas e o momento de aplicá-las. O terapeuta precisa ficar muito atento à execução da técnica pelo paciente, para que este a execute da forma mais relaxada possível, e não haja efeito contrário ao objetivo proposto.

No que concerne aos pólipos, porém, a despeito de ser uma lesão com indicação cirúrgica na maioria dos casos, a terapia da voz pode promover a diminuição do tamanho do pólipo e a adaptação vocal, principalmente nas lesões menores e gelatinosas, podendo, inclusive, haver remissão completa da lesão.[4,17]

Quanto às lesões orgânicas, tais como papilomatose laríngea, amiloidose, lesões por trauma externo, o principal enfoque será na minimização dos ajustes compensatórios prejudiciais, no intuito de preparar o paciente para retornar às atividades fonatórias, após o período de repouso vocal recomendado no pós-cirúrgico, sem tais compensações. Envolvem, portanto, um tempo terapêutico menor, na maioria dos casos, pois a melhora da voz dependerá, em primeira instância, do resultado cirúrgico. Aqui, a pergunta que se faz é "*Quais as repercussões da lesão nos mecanismos compensatórios de produção vocal?*"

Em todos os casos, as orientações quanto a saúde e cuidados vocais devem ser enfatizadas, abrangendo mudanças de comportamento, considerando-se a ocupação e personalidade do paciente. O terapeuta deve ter em mente que tais mudanças devem ser plausíveis e sustentáveis, pois, caso exijam muitas alterações no estilo de vida, podem não ser acatadas pelo paciente.[9,10]

Além disso, considerando-se que o fonoaudiólogo tende a ficar mais tempo com o paciente, permitindo seu entendimento sobre a relação entre suas limitações vocais, demandas e expectativas, o *setting* terapêutico também é um espaço que favorece o reforço para que os pacientes sigam as orientações médicas em relação aos cuidados de saúde pré-cirúrgicos, à importância do uso dos medicamentos prescritos, aos hábitos alimentares, ou quaisquer outras orientações dadas pelo médico.[9,13,23]

É importante alertar que a fonocirurgia para lesões benignas frequentemente resulta em uma voz quase normal, mesmo após a primeira semana, e o paciente pode ficar propenso a usar sua voz mais do que deveria no período pós-operatório precoce, com risco potencial de lesões nas pregas vocais que podem prejudicar o processo de cicatrização. A quantidade de repouso da voz é determinada pelo cirurgião e baseia-se no tipo de cirurgia e comportamento vocal do paciente.[9]

Na abordagem pré-cirúrgica, o paciente precisa estar consciente dos objetivos das sessões, para que não haja a ideia de "sobretratamento". Os objetivos terapêuticos devem ser claros e, na possibilidade de lesões serem reabsorvidas, o paciente deve reconhecer seu papel nesse processo para que o tratamento não seja frustrado ou inócuo.

Deve-se considerar, ainda, a possível suspensão da indicação cirúrgica caso a melhora apresentada pelo paciente tenha alcançado seu objetivo proposto, ainda que a lesão da prega vocal ou o fechamento glótico incompleto persistam, principalmente nos casos em que a profissão do paciente exija postura mais conservadora.[4,9,23,24]

Embora a terapia vocal pré-cirúrgica ofereça benefícios potenciais aos pacientes, ainda são necessários mais estudos controlados para comprovar sua efetividade e impacto adicional no tratamento relacionado às microcirurgias de laringe.[11,13]

Considerando a atualização de diretrizes da Academia Americana de Otorrinolaringologia e Cirurgia de Cabeça e Pescoço cujo objetivo é produzir melhores resultados de saúde e minimizar os danos, e sua recomendação de que os médicos devem indicar a terapia vocal para pacientes cuja disfonia é passível de terapia de voz,[25] pode-se defender a abordagem fonoaudiológica pré-cirúrgica. No entanto, admite-se que as condições ideais também se limitam de acordo com o serviço de saúde prestado e a população-alvo, já que nem sempre é possível o acesso do paciente à terapia e o tempo requerido para mudança de comportamento.[12]

As terapias intensivas (*boot camp*) poderiam ser indicadas nessas situações, em serviços que ofereçam tal possibilidade e condição. Isso dependerá da equipe de fonoaudiólogos no serviço e da disponibilidade do paciente.

ABORDAGEM FONOAUDIOLÓGICA PÓS-MICROCIRURGIA DE LARINGE

Pacientes submetidos à microcirurgia de laringe são encaminhados para orientação e terapia fonoaudiológica após alta médica, que pode ser de 3 a 4 dias até várias semanas, dependendo da orientação do médico responsável. Portanto, embora haja uma variação quanto à época do encaminhamento, é consenso que a reabilitação fonoaudiológica auxilia o paciente a aprimorar a sua qualidade vocal.

Em um estudo de casos submetidos à microcirurgia de laringe, a incidência de disfonia pós-operatória prolongada foi de 37%. Houve associação entre abuso vocal no pós-operatório e alta incidência da disfonia e a adesão pré-operatória interferiu na qualidade vocal após a cirurgia. Repouso vocal absoluto não protegeu contra a ocorrência das alterações vocais quando comparado à fonoterapia e a disfonia no pós-operatório foi relacionada ao paciente não ter feito fonoterapia pré-operatória e à não aderência do paciente às orientações. Os autores comentam que o repouso vocal simplesmente elimina a função fonatória, quando o objetivo de uma abordagem comportamental, na vigência de abuso e mau uso da voz, é modificar essa função. A única condição para repouso vocal absoluto, segundo eles, é hemorragia de prega vocal.[26]

Na busca de mais subsídio funcional e anatômico para o que ocorre na vigência do repouso vocal, estudo concluiu que o repouso da voz precipita o processo de reepitelização, sugerindo duas semanas de repouso vocal após a cirurgia de laringe e oito semanas de higiene vocal.[27]

A Academia Americana de Otorrinolaringologia publicou uma pesquisa afirmando que a maioria dos cirurgiões recomendam sete dias de repouso vocal, embora haja falta de evidência para apoiar esse período. Sugere, inclusive, que repouso muito prolongado retarda a recuperação do paciente.

Em estudo recente, de ensaio clínico controlado e randomizado após microcirurgia de laringe em pacientes com diagnóstico de leucoplasia, carcinoma *in situ*, pólipo de prega vocal, edema de Reinke e cisto, os autores concluíram que o grupo submetido ao repouso vocal de três dias, seguido de fonoterapia com exercícios de trato vocal semiocluído (ETVSO) com tubo, obteve melhor cicatrização, quando comparado ao grupo com sete dias de repouso vocal. Comentam que a estimulação mecânica apropriada em estágios iniciais do processo de cicatrização pode levar à recuperação funcional favorável. No entanto, não há consenso e nem respaldo científico sobre a "terapia de voz apropriada", já que a indicação de fonoterapia após o terceiro dia pós-operatório visa aumentar a atividade fibroblástica, que favorece a cicatrização ideal. Porém, se exagerado, esse aumento fibroblástico pode levar à rigidez e redução da elasticidade.[28]

O objetivo da fonoterapia pós-operatória em casos de lesão benigna com comprometimento da lâmina própria é otimizar o resultado cirúrgico, permitindo que o paciente obtenha a melhor voz possível, diante de um procedimento que visa, essencialmente, melhor qualidade vocal. A abordagem fonoaudiológica deverá enfatizar tanto orientação quanto exercícios propriamente ditos, visando a reabilitação vocal e possibilitando a reinserção social e profissional do paciente. Em quadros onde o comportamento vocal está associado à causa da lesão, com abuso e mau uso de voz, a abordagem tem que priorizar higiene vocal e modificação de ajustes vocais que apresentem novos riscos à saúde da voz.

Procedimentos cirúrgicos que abordem a mucosa da lâmina própria, apresentam risco de comprometimento de sua vibração durante a produção da voz podendo gerar cicatrizes, edemas e aderências que poderão ser minimizados com abordagem fonoaudiológica objetiva e eficaz. Obviamente, se há vibração irregular da onda mucosa, com assimetria de fase e/ou de amplitude, ou se há edema ou aderência, haverá impacto na produção do som. O resultado poderá significar uma voz com soprosidade, tensão, rouquidão e/ou aspereza, além de fadiga importante durante a fonação, com pouca projeção vocal e ineficiência na comunicação.

Muitas dessas lesões ou alterações estruturais são caracterizadas por mudanças da lâmina própria, com distensão do epitélio, podendo ser causadas por fatores diversos, como abuso e mau uso vocal, tabagismo, etilismo, quadros alérgicos, refluxo gastroesofágico, dentre outros fatores. É fundamental saber qual lesão gerou o procedimento cirúrgico, além do exame otorrinolaringológico pós-operatório, com descrição do quadro atual.

As causas de muitas lesões que acometem a laringe podem variar bastante, o que impacta nas orientações dadas, nos exercícios propriamente ditos, além de influenciar no prognóstico e no critério de alta. Mas somente o diagnóstico médico – etiológico – não é suficiente para a elaboração de um plano terapêutico.

A avaliação detalhada do comportamento vocal do paciente é fundamental para uma reabilitação objetiva e focada. Cabe lembrar que as mesmas patologias laríngeas podem gerar manifestações muito distintas no comportamento vocal e que devem, portanto, ser abordadas também de modo individualizado. As etapas da abordagem fonoaudiológica consistem em: avaliação do comportamento vocal, orientações gerais e específicas e treinamento vocal.

Avaliação do Comportamento Vocal

Reavaliação fonoaudiológica completa do paciente após a microcirurgia de laringe é essencial para identificar quais são os aspectos a serem abordados na reabilitação do comportamento vocal.

Anamnese

Deve incluir informações sobre atividade profissional e social, uso, abuso e mau uso da voz, elencar hábitos que prejudiquem a saúde vocal, assim como, demanda vocal e expectativas, agravantes e motivação para a terapia. Cabe ressaltar que, nesse momento, é importante procurar identificar quais aspectos podem estar associados à causa do quadro vocal apresentado pelo paciente e quais manifestações podem ter surgido a partir da ineficiência glótica causada pela lesão ou pelo procedimento cirúrgico realizado.

Se a causa do quadro primário não for valorizada, há possibilidade de reincidência do quadro inicial. Identificar mecanismos compensatórios negativos desenvolvidos previamente ou concomitante ao quadro apresentado auxilia na abordagem terapêutica. Alguns exemplos dessas compensações podem incluir fala soprosa e com fraca intensidade por receio de usar a voz plena/projetada; travamento articulatório na tentativa de "poupar a voz", prejudicando a eficiência da comunicação como um todo; deslocamento da frequência buscando uma região com melhor projeção, como, por exemplo, ao acionar o músculo CT, que auxilia levemente na adução, embora desloque a frequência para o agudo. Deve-se buscar também, quando possível, associar as manifestações do comportamento vocal aos achados laríngeos, a fim de direcionar melhor a terapia vocal.

Gravação

Os registros vocais são necessários para realizar a análise perceptivo-auditiva e acústica, favorecendo melhor compreensão do padrão de comunicação, além de permitir acompanhar a evolução do quadro de maneira mais objetiva. Em casos onde o paciente apresentou disfonia por tempo muito prolongado antes do procedimento cirúrgico, é comum que ele não se recorde do seu padrão vocal original, o que pode gerar uma constante insatisfação com a evolução obtida, por estar sempre "distante da voz que eu tinha". Dessa forma, a gravação de voz prévia à fonoterapia possibilita retomada do padrão vocal anterior para o paciente e o clínico.

Questionário de Qualidade de Vida e Voz

Inserir questionário de autoavaliação disponível na literatura também pode auxiliar na compreensão do impacto da disfonia no dia a dia do paciente. O IDV-10[29] ou QVV[30] são curtos e objetivos, validados no Brasil e oferecem informações preciosas que auxiliam a nortear a abordagem terapêutica. Diversos outros protocolos estão disponíveis na literatura.

Orientações Gerais

Importante lembrar que o paciente deverá seguir as recomendações médicas à risca. No caso de o paciente trabalhar, é fundamental programar férias, quando possível. Ficar em casa, longe do trabalho e estando com o estado geral de saúde muito bom, pode ser bastante complicado e difícil para muitos pacientes. Não é hora de mudar os móveis de lugar ou limpar estantes e armários – que implicam em força esfincteriana com aproximação forçada de pregas vocais e supraglote.

Alimentar-se devagar para evitar engasgos e crises de tosse no pós-operatório, beber água com atenção (um canudo pode ajudar a reduzir risco de engasgo) assim como evitar multidão (cinemas, shows, feiras e outros) para diminuir a chance de contato com o vírus da gripe ou resfriado, além de evitar ar condicionado muito frio ou clima muito seco são fatores coadjuvantes para recuperação plena da voz. Providenciar um caderno, ou *iPad*, usar o *Messenger* ou *WhatsApp*, ou ainda utilizar um quadro que permita comunicar-se através da escrita pode ajudar bastante.

Orientações Específicas

Não falar por um certo número de dias (de acordo com orientação médica) é realmente não falar, repouso vocal absoluto. Nem baixinho, nem sussurrado. Avisar parentes e amigos que há restrição na fala por vários dias e poder contar com alguém que auxilie nesse processo é fundamental. O paciente deve ser orientado a evitar pigarrear e tossir: procurar deglutir com força e, se for absolutamente necessário, manter os lábios fechados durante o pigarro para reduzir o atrito. Também deve ingerir bastante água (2 litros/dia) e evitar alimentos de difícil digestão, além de condimentos ou irritantes gástricos (café, chocolate, pimenta, molho vermelho, por exemplo). Inalação pode gerar maior conforto laríngeo e não há contraindicações. O paciente deverá realizar os exercícios de voz, diariamente, de acordo com o que foi solicitado e seguir as orientações dadas. É fundamental lembrar que é necessário ter disciplina e que, associado aos outros cuidados, aumentam muito as chances de uma boa recuperação vocal. Portanto, o cuidado deve começar antes mesmo da cirurgia, já com mudanças de hábitos referentes à comunicação mais saudável, em casos de abuso e mau uso da voz. O comprometimento é do terapeuta, mas também do paciente.

Treinamento Específico

É esperado e indicado que o paciente seja orientado pelo médico, antes mesmo do procedimento cirúrgico, como já descrito no presente capítulo. Neste momento, abordaremos a reabilitação vocal do paciente após a alta médica, na retomada do uso da voz. A literatura mostra que muitos dos cuidados dos pacientes pré- e pós-operatório imediatos define a saúde vocal a médio e longo prazo,[26] portanto é importante que o paciente esteja compromissado e consciente do seu papel ativo durante essa fase, que inclui realização de exercícios vocais, modificações de hábitos, como redução de quantidade de fala, diminuição de intensidade e esforços fonatórios, além de cuidados com alimentação e controle de vida social – evitando ambientes barulhentos, por exemplo.

É importante ter em mente que o foco primário de atenção imediata pós-cirurgia de laringe é a fonte glótica. A mucosa, responsável pela qualidade do som ali produzido, depende de um padrão vibratório simétrico, com boa amplitude e flexibilidade para produzir a frequência fundamental e todos os harmônicos que serão amplificados ao longo do trato vocal.

A atuação fonoaudiológica com exercícios específicos de treinamento deverá, portanto, de imediato, focar na fonte glótica promovendo e estimulando, gradualmente e cuidadosamente, a melhora do padrão vibratório da mucosa a fim de evitar cicatrizes, que gerem aderência e rigidez, comprometendo a eficiência da vibração da onda de mucosa e produzindo uma voz disfônica. A cicatriz leva à ruptura das camadas da lâmina própria e ainda não há um tratamento eficiente para essa condição, embora a fonoterapia possa minimizar, em alguns casos, os sintomas vocais.[28]

A presença de edema em prega vocal no pós-operatório é bastante frequente e também poderá reduzir com a abordagem fonoaudiológica, com melhora da qualidade vocal e redução do esforço fonatório. Estudos mostram que excesso de atividade muscular e de mucosa das pregas vocais no pós-operatório imediato pode desencadear aumento do edema, prejudicando a recuperação da voz. Portanto, todo cuidado é pouco na avaliação criteriosa de abuso e esforço vocal não somente no uso coloquial da voz, mas também na realização dos exercícios vibratórios. Ardeu? Tossiu? Pigarreou? Sentiu dor? Muito desconforto? Piorou a voz? Reveja os exercícios e as orientações.

Não existe uma "receita" para esta abordagem, e muitas são as sugestões na literatura. A cicatrização já teve início e ainda estará ativa por vários meses após o procedimento cirúrgico. Vários autores descrevem o processo de cicatrização, dividindo-o em três fases: inflamação, proliferação e maturação. A fase inflamatória ocorre até três dias após a lesão, quando há hemostasia e resposta inflamatória.[31,32] A fase proliferativa dura do terceiro dia até um mês após a lesão, quando ocorre angiogênese e epitelização, com fibroblastos migrando para a área lesada entre 48 e 72 horas.[33] Nesse momento, grande quantidade de matriz extracelular é produzida, incluindo colágeno, elastina, proteoglicano e glicosaminoglicano.[34]

Já a fase de maturação pode levar até um ano ou mais, com remodelagem da cicatrização. Embora distante da nossa nomenclatura na área da Fonoaudiologia, é importante que possamos compreender que, cada vez mais, os estudos que embasam condutas referentes ao repouso vocal e impacto da lesão são de base histológica. Por exemplo, espécies reativas de oxigênio (ROS – do original, em inglês: *Reactive Oxigen Species*) são fatores importantes na definição da cicatrização. Vários estudos mostram que a sua presença é positiva e auxilia na defesa contra invasão de microrganismos. No entanto, a exposição exagerada ao ROS é prejudicial à cicatrização da mucosa.

Grande quantidade de ROS é produzida em fase inicial da cicatrização da mucosa da prega vocal, principalmente até o terceiro dia.[35] Portanto, é sugerido que o paciente seja protegido contra o risco de outras lesões até o terceiro dia pós-operatório, ficando em silêncio, embora ainda faltem estudos mais conclusivos.[36]

Portanto, logo no pós-operatório, é importante não exagerar na demanda de exercícios para evitar piora do processo de cicatrização e comprometimento da evolução do quadro. Vale lembrar que é importante estimular a vibração da mucosa de maneira gradual e progressiva, pouco tempo por vez (um a três minutos), por várias vezes ao dia (cinco a seis vezes). Inicialmente, a utilização de fricativos sonoros como /z/, /v/ ou /j/ realizados sem esforço e com pouca duração (três a quatro segundos) para evitar esforço, costuma ser uma ótima opção por cerca de uma semana.

Outras técnicas que incluem vibratórios de lábios e língua (feitos de modo independente ou associados) ou som nasal poderão ser, gradualmente, incluídos nas atividades vocais do paciente. O tempo total de exercícios não deverá ultrapassar a sete minutos. A literatura aponta estudos que preconizam a prescrição de exercícios em minutos e avaliam as melhores respostas vocais e o tempo de execução que o paciente apresentou sinais de fadiga vocal, aumento dos sinais e sintomas vocais e piora dos parâmetros acústicos.[37,38]

O uso de inalação (fria ou quente, não há evidência de diferença na literatura), pode ajudar a reduzir o esforço fonatório na medida em que mantém a viscosidade que recobre a mucosa da prega vocal mais diluída facilitando o processo vibratório. Orientar o paciente quanto à importância de manter-se hidratado é fundamental frente ao aumento de atividades musculares na laringe. A utilização de escalas com variação de frequência e alongamento de pregas vocais deve ocorrer de modo gradual, avaliando-se sempre o conforto e qualidade da produção vocal, em geral a partir da segunda ou terceira sessão de fonoterapia.

Paralelamente à estimulação de fonte glótica e à orientação sobre higiene vocal, é importante que outros aspectos da comunicação sejam abordados, gradualmente. Embora não seja a prioridade no pós-operatório imediato, é necessário fazer os devidos ajustes quando necessário, como, por exemplo, equilibrar ressonância, ampliar a projeção vocal, reduzir ataque vocal brusco, aprimorar a coordenação pneumofonoarticulatória (PFA), ou qualquer outro aspecto que tenha sido avaliado como desviado à avaliação do comportamento vocal.

Deve-se lembrar que alguns aspectos ali presentes podem ser a causa da lesão apresentada pelo paciente, enquanto que outras características podem ser consequências desse quadro, ou seja, mecanismos compensatórios que poderão ser muito prejudiciais na reabilitação pós-operatória ou ainda facilitar uma recorrência do quadro a médio e longo prazo.

Apresentaremos a seguir, três casos clínicos de condutas pré- e pós-cirúrgicas.

Caso Clínico 1: Terapia Fonoaudiológica Pós-cirúrgica

Paciente, sexo feminino, 56 anos e aposentada. Profissão: professora de ensino médio por 30 anos. Nega queixa prévia de voz.

- *Queixa atual:* "minha voz parecia com a voz de homem. Vinha piorando devagar, nos últimos anos. Fui ao médico otorrinolaringologista que diagnosticou Edema de Reinke e indicou cirurgia. Ele me mandou fazer fonoterapia e por isso estou aqui. Mas agora a minha voz está muito pior que antes".
- *Comentário:* em casos de Edema de Reinke não é incomum que a qualidade vocal no pós-operatório imediato seja muito comprometida – costuma melhorar bastante e rapidamente. Muitos pacientes se assustam e devem ser orientados.

História Pregressa da Enfermidade Atual (HPEA)

Alta demanda vocal por anos, embora sem queixa importante de voz antes do quadro atual, que começou depois da menopausa aos 51 anos. Antes da cirurgia, referiu fadiga vocal, dificuldade de falar em ambientes barulhentos e de ser ouvida pelas pessoas. Fumante há 25 anos. Parou para a cirurgia de laringe.

Ingere cerca de um litro de água/dia; toma cerca de quatro xícaras de café/dia e possui alimentação relativamente balanceada. Refere pigarro constante com piora após alimentação – foi diagnosticada com a doença do refluxo gastroesofágico (DRGE), medicada, mas não tem seguido recomendação: "não sinto nada, não quero ficar tomando remédio à toa".

- *Comentário:* a recorrência de lesões por, principalmente, pacientes fumantes, etilistas e com DRGE é registrada na literatura.[39] Não faz atividades esportivas. Refere ser calma e tranquila, embora esteja aflita com "essa voz de taquara rachada. Ao menos tinha uma voz mais charmosa antes disso aqui".
- *Avaliação otorrinolaringológica:* "5º dia pós-operatório de Edema de Reinke bilateral e assimétrico. Apresenta pregas vocais móveis e íntegras, com leve edema residual bilateral, e assimetria de fase e de amplitude de mucosa durante a fonação. Possui coaptação glótica irregular, com fenda à fonação e constrição mediana supraglótica. Solicito fonoterapia".
- *Resumo da Avaliação do Comportamento Vocal:* $G_3R_2B_2A_0S_3I_3$; *loudness* reduzida; *pitch* grave; ressonância de foco laringofaríngeo; articulação indiferenciada; baixa projeção vocal; ataque vocal brusco; incoordenação PFA e curva melódica restrita. Tempos máximos fonatórios reduzidos e relação s/z = 1,7. Frequência fundamental de 187 Hz, com variabilidade de 5 semitons, com desvio de *jitter*, *shimmer* e da proporção harmônico-ruído. Espectrograma com poucos harmônicos, concentrados em região mais grave do espectro e com irregularidade de traçado. Gravação de áudio com registro de vogais sustentadas (/a/; /i/ e /u/), sequência automática, escala e fala espontânea.

Programa Terapêutico

- *Orientação:* higiene vocal abordando uso moderado da voz nas próximas quatro semanas (5 minutos por hora de uso de voz – não cumulativos! - no primeiro mês costuma ser ótimo para moderar o uso da voz). Procurar falar com voz plena, sonora, mas em baixa intensidade e próxima do seu interlocutor. Não sussurrar. Usar frases curtas, falar devagar e evitar o celular e locais barulhentos e muito movimentados. Não pigarrear, cuidar para evitar a tosse, se possível. Ingerir bastante água e evitar alimentos condimentados, ácidos, café e refrigerante. Voltar a seguir a orientação médica em relação ao tratamento da DRGE. Não levantar peso ou fazer limpeza em ambientes com pó ou alergênicos. Lembrar que a voz "charmosa" era resultado de uma lesão importante de mucosa de prega vocal, e é necessário conscientizá-la sobre a importância da adesão ao tratamento. Obviamente que é imperativa a remissão do tabagismo. Aplicação do IDV-10.
- *Comentário:* Em estudo recente com pacientes submetidos à intervenção cirúrgica para lesões benignas de prega vocal, não houve mudanças nos parâmetros acústicos, embora os grupos submetidos à fonoterapia pré-operatória, seguido ou não de fonoterapia no pós-operatório (PO) apresentaram melhoras significativas nos escores do IDV.[13]
- *Exercícios:*
  - *1ª sessão* (7 dias PO): fricativo sonoro com /z/, curto em duração, suave e sem esforço. Realizar 10 repetições de cerca de 3s de duração cada, por 6 vezes/dia (duas vezes pela manhã, duas à tarde e duas à noite). Massagem laríngea por cerca de 10 minutos, diariamente. Alongamento de cabeça e pescoço e rotação de ombros por 5 min. Mastigação selvagem – 1 minuto de duração, sem som. Hidratar-se e fazer a inalação uma vez/dia.
  - *2ª sessão* - uma semana depois (14 dias PO): gravar a voz, repassar os exercícios e reavaliar. Inserir demais fricativos além de /z/, /v/, /j/). Inserir som nasal: curto e suave, sem escala. Não ultrapassar os três minutos de exercícios sonoros. Manter os anteriores e as recomendações dadas.
  - *3ª sessão* (21 dias PO): gravar a voz, manter os exercícios após reavaliação de todos. Diminuir o uso dos fricativos isolados em tom natural e inserir as escalas tanto nos fricativos quanto nos sons nasais. Não ultrapassar os cinco minutos de exercícios sonoros. Manter as recomendações dadas.
  - *4ª sessão* (28 dias PO): gravar a voz, manter os exercícios e inserir vibratórios de lábios – desde que feito suavemente, sem esforço e com bons resultados. Não ultrapassar os cinco minutos de exercícios sonoros. Reduzir a quantidade de vezes ao dia para três vezes.
  - *5ª sessão* – duas semanas depois (35 dias PO): gravar a voz, manter os exercícios sonoros com fricativos, sons nasais e vibratórios, desde que não ultrapasse os sete minutos. Inclua técnicas que abordem exercícios articulatórios e de coordenação PFA.
  - *6ª sessão* – outras duas semanas (42 dias PO): gravar a voz e incluir técnicas para reduzir o ataque vocal brusco e ampliar o trato vocal. Alternância de fricativos surdos e sonoros (ssszzzssszzz; fffvvvfffvvv) ou uso de canudos, por exemplo, podem ser excelentes opções. Não ultrapassar os sete minutos de exercícios sonoros.
  - *7ª sessão* – outras duas semanas (49 dias PO): manter a abordagem anterior reavaliar a execução de cada exercício. Não ultrapassar os cinco minutos de exercícios sonoros. Reduzir para duas vezes ao dia.
  - *8ª sessão* – outras duas semanas (56 dias PO): gravação da voz com reavaliação e encaminhamento para reavaliação otorrinolaringológica. Redefinição de Conduta.

Caso clínico 2: Terapia Fonoaudiológica Pós-cirúrgica

Paciente, sexo feminino, 60 anos e ativa. Profissão: profissional da voz – bailarina e professora de dança.

- *Queixa atual e HPEA:* Paciente procurou terapia fonoaudiológica por indicação do médico Otorrinolaringologista pós cirurgia laríngea. Compareceu para avaliação inicial no 19° pós-operatório. Referiu que a voz estava bem melhor após a cirurgia, mas precisava fazer fonoterapia para voltar a dar aulas. O quadro laringológico no momento do encaminhamento para a fonoterapia apontava: pregas vocais com bom aspecto e presença de edema de Reinke residual discreto em terços posteriores.
- *Diagnóstico prévio à cirurgia*: pólipo gelatinoso grande em prega vocal esquerda e edema de Reinke bilateral grau III. De acordo com relatório médico, paciente apresentava disfonia de longa data, com piora do quadro recentemente após infecção de vias aéreas superiores. Apresentava na ocasião, dispneia e estridor noturno. Após tratamento medicamentoso apresentou melhora do estridor e foi indicada para cirurgia laríngea.

Paciente referiu que sua voz anterior ao procedimento cirúrgico estava funcionalmente bastante comprometida, não conseguindo mais dar aulas. Ex-tabagista por 45 anos de um maço de cigarro em 7 dias/por semana, etilismo social, vida social bastante ativa e realização de abusos vocais diários – voz em forte intensidade. Hidratação adequada, 2 litros de água no mínimo por dia. Sem queixas de refluxo e ausência de alterações gástricas.

Não realizou fonoterapia pré-cirúrgica. Paciente já havia cessado o tabagismo e estava ainda de licença médica. Foi realizada avaliação perceptivo-auditiva e análise acústica da voz. Qualidade vocal inicial: $G_3R_2B_2A_0S_2I_1$

Programa Terapêutico

Foram dadas orientações gerais e específicas sobre uso de voz fluida e em evitar abusos vocais. Orientou-se que, ao retornar ao trabalho, após liberação médica, utilizasse microfone constante do tipo *head-set*, mesmo atuando com dança e movimentos corporais. Paciente iniciou programa de terapia vocal, sendo utilizado inicialmente exercícios em tom modal, com leve prolongamento, tais como: fricativas sonoras e sons nasais, evoluindo-se ao longo das sessões terapêuticas para exercícios vibratórios de lábios ou língua, técnica de canudos e tubos flexíveis na água, assim como, introdução de variação melódica a partir da terceira semana de fonoterapia. Foram abordados também os aspectos relacionados ao comportamento vocal e redução do padrão vocal hiperfuncional (em virtude da lesão organofuncional atribuída ao pólipo vocal). Trabalhou-se a coordenação PFA, mobilização da onda mucosa das pregas vocais e ajuste ressonantal. A fonoaudióloga acompanhou o retorno ao trabalho durante o processo terapêutico e a efetivação do uso das orientações de higiene vocal e do microfone. O processo terapêutico teve duração de 12 sessões semanais. A paciente realizou após esse período mais 4 sessões mensais de seguimento.

As Figuras 17-1 a 17-3 são imagens espectrográficas que exemplificam a evolução vocal da paciente. Nota-se, na Figura 17-3, maior quantidade de harmônicos ao espectro, mais bem definidos, menor quantidade de ruído e sem presença de quebras de sonoridade como na Figura 17-1. Qualidade vocal com melhora importante da *loudness*, da rouquidão e soprosidade.

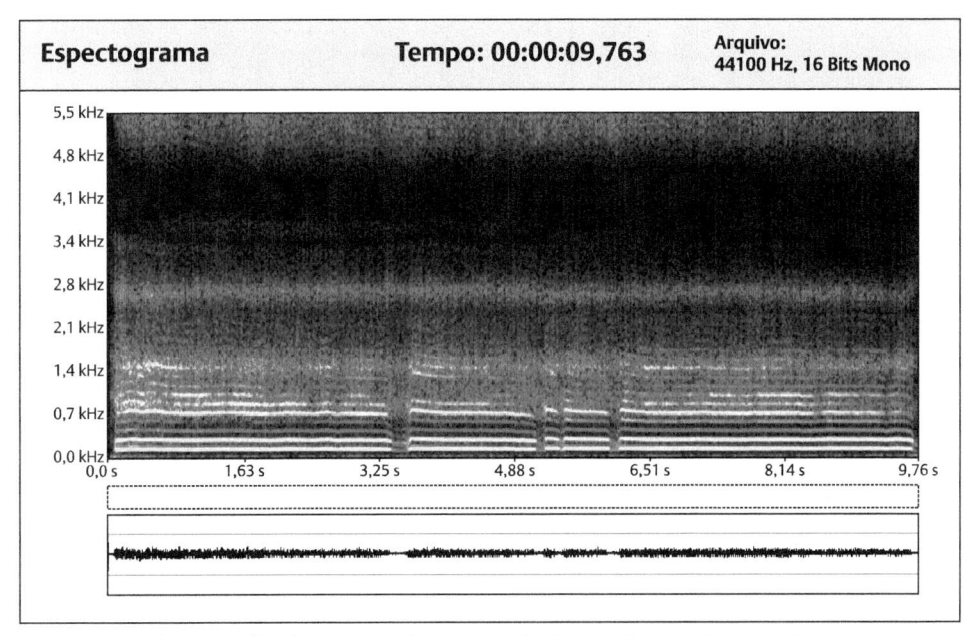

ATUAÇÃO FONOAUDIOLÓGICA PRÉ- E PÓS-MICROCIRURGIA DE LARINGE

Fig. 17-1. Vogal sustentada /a/ – Gravação da voz na avaliação inicial – 19° pós-operatório.

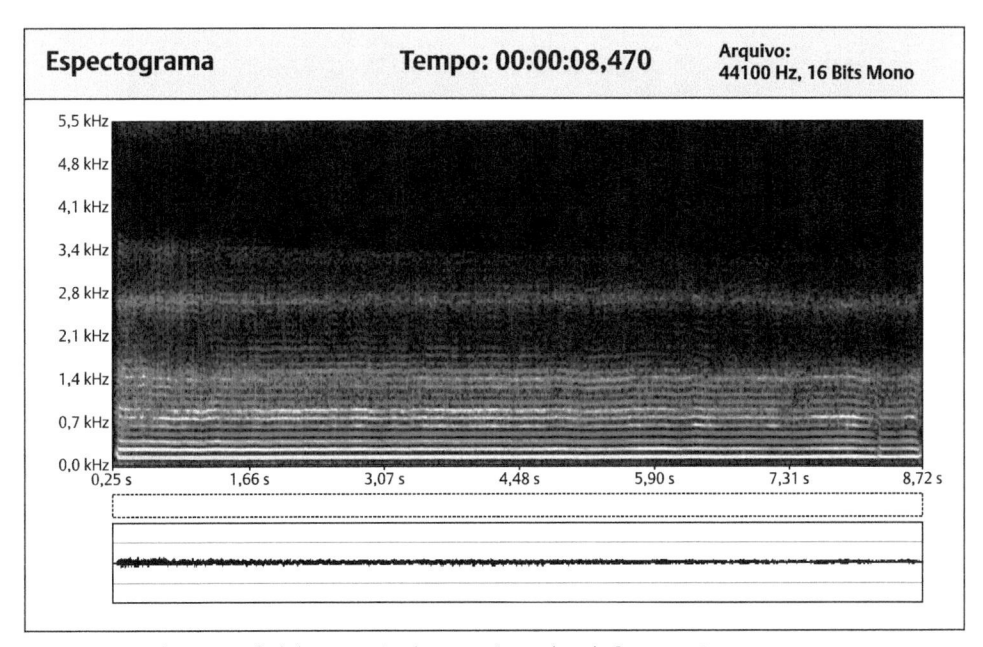

Fig. 17-2. Vogal sustentada /a/ – Gravação da voz após 15 dias de fonoterapia.

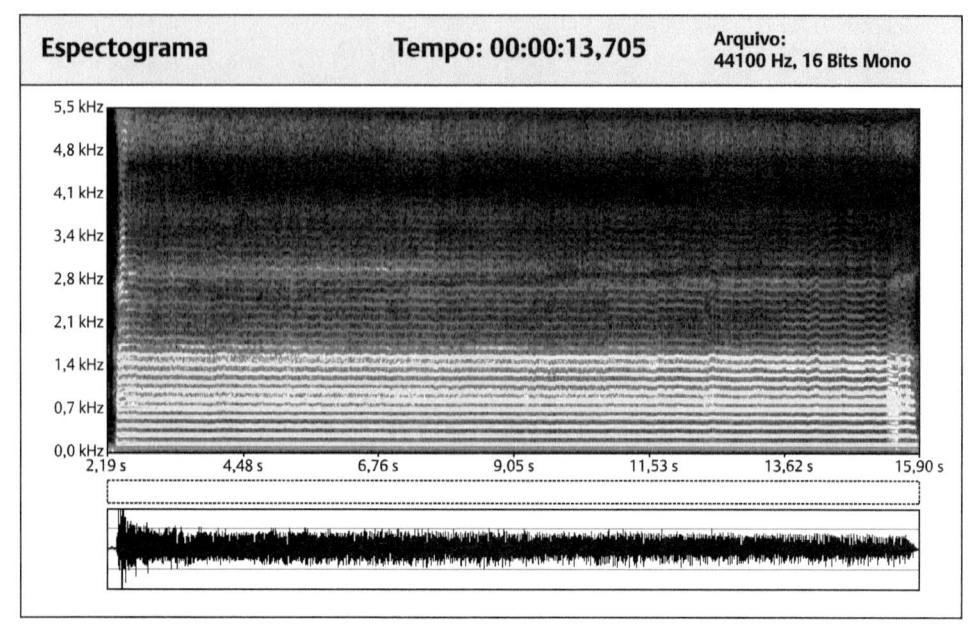

| Espectograma | Tempo: 00:00:13,705 | Arquivo: 44100 Hz, 16 Bits Mono |

Fig. 17-3. Vogal sustentada /a/ – Gravação da voz após 12 sessões de fonoterapia.

Caso Clínico 3: Terapia Fonoaudiológica Pré-Cirúrgica

Paciente, sexo feminino, 53 anos. Profissão: empregada doméstica.

- *Queixa atual e HPEA:* Rouquidão que piora com uso da voz e engasgo esporádico, com duração de mais de um ano. Tabagista por 20 anos, aproximadamente – parou há quatro anos. Faz uso de medicamentos psiquiátricos, para enxaqueca, hipertensão e colesterol alto. Ingere três copos de água/dia; costuma falar muito, rápido e em forte intensidade, além de cantar em ambiente ruidoso (fazendo competição sonora). Percebe piora da voz quando canta e ao final do dia. Refere intolerância à lactose, gastrite e refluxo gastroesofágico, zumbido e perda auditiva na orelha direita, além de diagnóstico de depressão e síndrome do pânico, tratadas. Quanto à impressão da própria voz, refere que "é normal, mas os outros dizem que está rouca".
- *Diagnóstico Otorrinolaringológico/resultado de videolaringoscopia rígida*: pólipo edematoso em prega vocal direita (PVD). Segundo o otorrinolaringologista, a paciente não deseja se submeter à cirurgia, a despeito de sua indicação.
- *Resumo da Avaliação do Comportamento Vocal:* $G_1R_1B_0A_0S_0I_0$; *loudness* e *pitch* adequados; ressonância de foco laríngeo; incoordenação PFA; articulação travada; veias túrgidas à fonação. À avaliação acústica, apresentou alterações de *jitter, shimmer* e sinais de ruído.

Programa Terapêutico

- *Orientação:* cuidados com a saúde vocal, incluindo melhora da hidratação sistêmica e mudanças no comportamento vocal alterado.

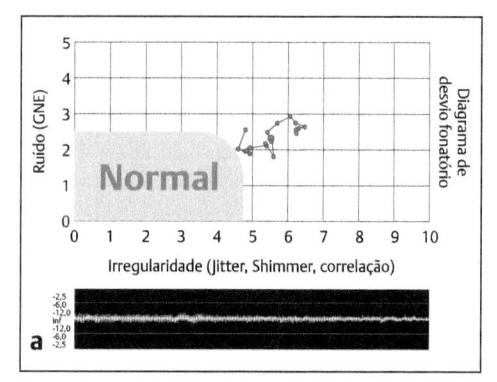

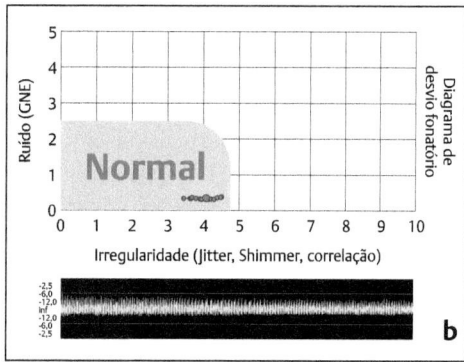

Fig. 17-4. (a) Diagrama de Desvio Fonatório (DDF) pré-terapia vocal. (b) DDF pós-terapia vocal.

Foram realizadas nove sessões, aplicando-se o protocolo recentemente sugerido,[4] com vibração de lábios, nas variações: normal, ninando, em sirene e com a melodia "parabéns pra você", por três minutos cada. Os exercícios eram repetidos em casa, de três a cinco vezes por dia.

Como houve um período de férias, após a quarta sessão, durante três semanas, a paciente cumpriu o protocolo somente em casa, totalizando 13 semanas de tratamento. Na 6ª sessão, porém, a paciente já apresentava voz adaptada e, portanto, foi solicitado exame otorrinolaringológico. Na 7ª sessão, a paciente compareceu à terapia com queixa de pigarro constante e azia, referindo ter suspendido os remédios para o refluxo. Foi orientada a retomar o tratamento prescrito pelo gastroenterologista e a realizar hidratação direta com nebulizador e soro fisiológico.

Na 8ª sessão, continuou a apresentar voz adaptada e referiu diminuição da sensação de pigarro. Na 9ª sessão, por apresentar manutenção do quadro de adaptação vocal e ausência de queixas vocais, recebeu alta temporária, até o resultado do exame otorrinolaringológico. Os resultados acústicos pré- e pós-terapia encontram-se na Figura 17-4.

Um mês e onze dias depois, a paciente voltou com o laudo otorrinolaringológico de espessamento mucoso em lugar do pólipo, sem indicação cirúrgica e recebeu alta tanto do Otorrinolaringologista, quanto da Fonoaudióloga.

CONSIDERAÇÕES FINAIS

A reavaliação médica é primordial para orientar a abordagem terapêutica. Em estudo recente, os autores avaliaram, detalhadamente, a vibração da mucosa, inclusive valorizando o lado não lesado, ou seja, não abordado cirurgicamente, por meio da videoendoscopia de alta velocidade como um método que permite captura ciclo a ciclo da vibração da mucosa para avaliar a mudança de seu padrão vibratório pós-cirurgia de prega vocal em caso de pólipo, paresia ou paralisia e cicatriz. Foi utilizada a videoquimografia digital para extração das imagens e análise espectral foi adicionada à quimografia para quantificar os movimentos ciclo a ciclo de cada prega vocal expresso como espectro. Foi demonstrada a redução da amplitude em ambas as pregas vocais pós-operatório – o lado tratado e o contralateral.[40]

Vários estudos têm demonstrado a eficácia da fonoterapia pré- e/ou pós-operatória em casos de lesão benigna de mucosa de prega vocal, com melhora significante do IDV quando submetidos à fonoterapia pré- e pós-operatória em pacientes diagnosticados com pólipo e cisto de prega vocal,[41] melhora de parâmetros acústicos com fonoterapia pós-operatória,[42] menor recidiva de nódulo em pacientes submetidos à cirurgia acompanhados por fonoterapia pós-operatória, quando comparados aos pacientes que não fizeram acompanhamento terapêutico[12] e redução de sintomas em casos de pólipos translúcidos.[43]

Estudo brasileiro[7] mostra excelente resultado com fonoterapia ao menos sete dias após microcirurgia de laringe por lesões causadas por abuso e mau uso da voz e lesões não relacionadas ao fonotrauma. Foram abordados higiene vocal e técnicas como: "apoio de sons, mudança de postura, combinação de movimentos nos órgãos fonoarticulatórios e fala encadeada". Não foram fornecidas mais informações quanto aos aspectos avaliados ou quantidade e tempo de duração dos exercícios e se houve combinação ou sequência de exercícios utilizados. Também não foram descritos os parâmetros considerados como critério de evolução dos casos, ou se foram utilizados questionários ou escalas padronizadas.

É interessante observar como, mesmo quando o estudo busca descrever a terapia de voz realizada, as descrições são pouco detalhistas. Uma pesquisa descreveu a eficácia da terapia de voz após microcirurgia de laringe para remoção de pólipo de prega vocal. Foram comparados parâmetros vocais e o IDV em dois grupos pós-cirurgia de laringe, sendo um grupo submetido à fonoterapia e outro, não. No grupo que foi acompanhado com fonoterapia pós-operatório, o IDV foi maior. A fonoterapia descrita pelos autores incluiu duas sessões de 30 minutos cada, na quarta semana pós-operatória, abordando higiene e repouso vocal, hidratação adequada, redução/eliminação de irritantes laríngeos, redução de abuso vocal, de ataque vocal brusco, da *loudness*, da velocidade de fala, pigarro e tosse. Foram adicionados exercícios como som nasal e relaxamento para redução de tensão em ombros e pescoço.[2]

Embora falte respaldo científico e embasamento para muitas das condutas na área de voz, fica claro que tem havido uma busca incessante para maior evidência clínica sobre a atuação nesses casos. O trabalho em equipe, o respaldo teórico dos profissionais envolvidos e o cuidado ao paciente de modo responsável e atencioso são fundamentais para que decisões possam ser tomadas reduzindo os riscos com o foco no que é melhor para os nossos pacientes.

REFERÊNCIAS BIBLIOGRÁFICAS

1. Zhukhovitskaya A, Battaglia D, Khosla SM, Murry T, Sulica L. Gender and Age in Benign Vocal Fold Lesions. Laryngoscope. 2015;125:191-196.
2. Ju YH, Jung KY, Kwon SY, Woo JS, Cho JG, Park MW et al. Effect of voice therapy after phonomicrosurgery for vocal polyps: a prospective, historically controlled, clinical study. J Laryngol Otology. 2013;(127):1134-1138.
3. Nakagawa H, Miyamoto M, Kusuyama T, Mori Y, Fukuda H. Resolution of Vocal Fold Polyps With Conservative Treatment. J Voice. 2012;26(3):e108-10.
4. Vasconcelos D, Gomes AOC, Araújo CMT. Treatment for vocal polyps: lips and tongue trill. J Voice. 2017;31(2):252e.27-36.
5. Behlau M, Gonçalves MI, Pontes P. Encaminhamento fonoaudiológico das disfonias. In: Marchesan I, Bolaffi C, Gomes I. Tópicos em Fonoaudiologia. São Paulo: Lovise, 1994:97-111.
6. Behlau M, Azevedo R, Pontes P. Conceito de voz normal e classificação das disfonias. In: Behlau M (org). Voz: o livro do especialista. Vol. 1. Rio de Janeiro: Revinter, 2008:53-76.
7. Macedo CAC, Macedo ED, Malafaia O, Catani GSA, Ido JM, Stahlke Jr HJ. The role of speech therapy in patients who underwnt laryngeal microsurgery due to phonotraumatic lesions and lesions unrelated to phonotrauma. Int Arch Otorhinolaryngol. 2014;18(2):132-5.
8. Behlau M, Gonçalves MI. Reabilitação Fonoaudiológica na microcirurgia da laringe e nas paralisias de pregas vocais. In: Noronha MJR, Dias FL. Câncer de Laringe: uma abordagem multidisciplinar. Rio de Janeiro: Revinter, 1997:299-313.

9. Emerich KA, Spiegel JR, Sataloff RT. Phonomicrosurgery III: pre- and postoperative care. Otolaryngol Clin North Am. 2000;33(5):1071-80.
10. Aronson AE, Bless DM. Clinical voice disorders. 4th ed. New York: Thieme, 2009:301.
11. Jensen JB, Rasmussen N. Phonosurgery of vocal fold polyps cysts and nodules is beneficial. Dan Med J. 2013;60(2):A4577.1-5.
12. Béquignon E, Bach C, Fugain C, Guilleré L, Blumen M, Chabolle F et al. Long-Term Results of Surgical Treatment of Vocal Fold Nodules. Laryngoscope. 2013;123:1926-30.
13. Tang SS, Thibeault SL. Timing of voice therapy: a primary investigation of voice outcomes for surgical benign vocal fold lesion patients. J Voice. 2017;31(1):129.e1-7.
14. Behlau M, Oliveira G, Santos LM, Ricarte A. Validation in Brazil of self-assessment protocols for dysphonia impact. Pro-Fono R Atual Cientif. 2009;21(4):326-32.
15. Ugulino AC, Olivera G, Behlau M. Perceived dysphonia by the clinician's and patient's viewpoint. J Soc Bras Fonoaudiol. 2012;24(2):113-8.
16. Berman A, Haskell J. The practice of voice therapy. In: Berman A, Haskell J (org). Exercises for voice therapy. 2nd ed. San Diego: Plural Publishing, 2013:1-8.
17. Cho KJ, Nam IC, Hwang YS, Shim MR, Park JO, Cho JH et al. Analysis of factors influencing voice quality and therapeutic approaches in vocal polyp patients. Eur Arch Otorhinolaryngol. 2011;268:1321-7.
18. Martins RHG, Amaral HA, Tavares ELM, Martins MG, Gonçalves TM, Dias NH. Voice Disorders: Etiology and Diagnosis. J Voice. 2016;30(6):761.e2-9.
19. Wierzbicka M, Sjogren EV, Dikkers FG. What more can be done to popularize phonosurgical ideas in everyday handling of vocal folds. Otolaryngol Pol. 2015;69(6):1-6.
20. Tibbetts KM, Dominguez LM, Simpson B. Impact of perioperative voice therapy on outcomes in the surgical management of vocal fold cysts. J Voice. 2018;32(3):347-51.
21. Remacle M, Friedrich G, Dikkers FG, Jong F. Phonosurgery of the vocal folds: a classification proposal. Eur Arch Otorhinolaryngol. 2003;260:1-6.
22. Ghassemi M, Van Stan JH, Mehta DD, Zanartu M, Cheyne II HA, Hillman RE et al. Learning to detect vocal hyperfunction from ambulatory neck-surface acceleration features: initial results for vocal fold nodules. IEEE Trans Biomedic Eng. 2014;61(6):1668-75.
23. Sataloff RT, Hawkshaw MJ, Divi V, Heman-Ackah Yd. Medical history in voice professionals. Otolaryngol Clin N Am. 2007;40(5):1151-83.
24. Rendón MMR, Ermakova T, Freymann ML, Ruschin A, Nawka T, Caffier PP. Efficacy of phonosurgery, logopedic voice treatment and vocal pedagogy in common voice problems of singers. Adv Ther. 2018;(35):1069-1086.
25. Stachler RJ, Francis DO, Schwartz SR, Damask CC, Digoy GP, Krouse HJ et al. Clinical practice guideline: hoarseness (dysphonia) (update) executive summary. Otolaryngol Head Neck Surg. 2018;158(3):409-26.
26. Koufman J, Blalock D. Is voice rest never indicated? J Voice. 1989;3(1):87-91.
27. Cho SH, Kim HT, Lee IJ, Kim MS, Park HJ. Influence of phonation on basement membrane zone recovery after phonomicrosurgery: a canine model. Ann Otol Rhinol Laryngol. 2000;109(7):658-66.
28. Kaneko M, Shiromoto O, Fujiu-Kurachi M, Kishimoto Y, Tateya I, Hirano S. Optimal Duration for Voice Rest After Vocal Fold Surgery: Randomized Controlled Clinical Study. J Voice. 2017;31(1):97-103.
29. Costa T, Oliveira G, Behlau M. Validação do Índice de Desvantagem Vocal:10 (IDV-10) para o português brasileiro. CoDAS. 2013;25(5):482-5.
30. Gasparini G, Behlau M. Quality of Life: Validation of the Brazilian Version of the Voice-Related Quality of Life (V-RQOL) Measure. J Voice. 2009;23(1):76-81.
31. Ishikawa K, Thibeault S. Voice rest versus exercise: a review of the literature. J Voice. 2010;24:379-87.
32. Branski RC1, Verdolini K, Sandulache V, Rosen CA, Hebda PA. Vocal fold wound healing: a review for clinicians. J Voice. 2006;20(3):432-42.

33. Van Lis JMJ, Kruiswijk T, Mager WH, Kalsbeek GL. Glycosaminoglycans in human skin. Br J Dermatol. 1973;88:355-61.
34. Woodley DT, O'Keefe EJ, Prunieras M. Cutaneous wound healing: a model for cell-matrix interactions. J Am Acad Dermatol. 1985;12:420-33.
35. Mizuta M, Hirano S, Ohno S, Tateya I, Kanemaru S, Nakamura T, Ito J. Expression of reactive oxygen species during wound healing of vocal folds in a rat model. Ann Otol Rhinol Laryngol. 2012;121(12):804-10.
36. Bedard K, Krause KH. The NOX family of ROS-generating NADPH oxidases: physiology and pathophysiology. Physiol Rev. 2007;87:245-13.
37. Menezes MHM, Ubrig-Zancanella MT, Cunha MGB, Cordeiro GF, Nemr K, Tsuji DH. The Relationship Between Tongue Trill Performance Duration and Vocal Changes in Dysphonic Women. J Voice. 2011;25(4):e167-75.
38. Paes SM, Behlau M. Efeito do tempo de realização do exercício de canudo de alta resistência em mulheres disfônicas e não disfônicas. CoDAS. 2017;29(1):e20160048.
39. Yang SW, Chao WCC, Lee YS, Chang LC, Hsieh TY, Chen TA et al. Treatment outcome of vocal leukoplakia by transoral laser microsurgery. Lasers Med Sci. 2017;(32):19-27.
40. Chen W, Woo P, Murry T. Vocal fold vibration following surgical intervention in three vocal pathologies: a preliminar study. J Voice. 2017;(31)5:610-14.
41. Rosen CA, Murry T, Zinn A, Zullo T, Sonbolian M. Voice handicap index change following treatment of voice disorders. J Voice. 2000;14(4):619-623.
42. Johns MM. Update on the etiology, diagnosis, and treatment of vocal fold nodules, polyps, and cysts. Curr Opin Otolaryngol Head Neck Surg. 2003;11:456-461.
43. Cohen SM, Garrett CG. Utility of voice therapy in the management of vocal fold polyps and cysts. Otolaryngol Head Neck Surg. 2007;136:742-746.

Vanessa Pedrosa
Adriane Mesquita de Medeiros

A Prática Baseada em Evidências (PBE) surgiu na década de 90 oferecendo uma estrutura para auxiliar na tomada de decisões clínicas pelos profissionais da saúde.[1] A era da informação e o avanço tecnológico trouxeram a necessidade de questionamento constante da nossa conduta clínica e a busca de informação científica mais atual e qualificada.

A PBE prevê metodologias e processos para: 1) identificação de evidências de que um certo tratamento ou meio diagnóstico é efetivo; 2) estratégias para avaliação da qualidade dos estudos e 3) mecanismos para a implementação na assistência.[2] As melhores evidências atuais de pesquisa devem ser integradas aos valores culturais e as preferências pessoais do paciente, além da experiência do profissional (Fig. 18-1).[1,3,4]

A Associação Americana de Fonoaudiologia (ASHA)[4] reconhece a incorporação pelos fonoaudiólogos dos princípios da PBE na tomada de decisões clínicas a fim de oferecer atendimento de alta qualidade ao paciente. Ressalta-se que algumas adaptações dos critérios

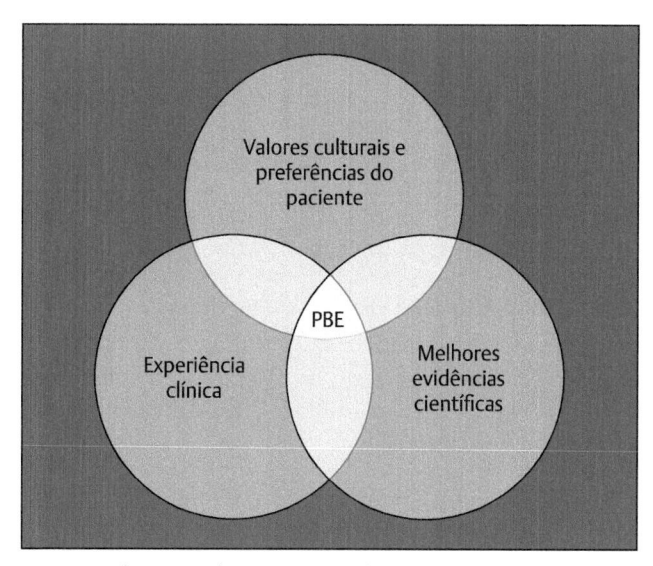

Fig. 18-1. Elementos da Prática Baseada em Evidências (PBE).

e procedimentos da PBE podem ser necessárias para atender aos desafios específicos de estudar condições comportamentais complexas, como os distúrbios da comunicação.[5]

A PBE tem potencial para melhorar a intervenção das pessoas com distúrbios da comunicação, aumentar os recursos para serviços e melhorar a percepção da profissão.[6] O avanço na utilização dos princípios da PBE decorre de esforços contínuos dos fonoaudiólogos para fornecer cuidados ideais às pessoas com distúrbios vocais. A disfonia ou distúrbio vocal não é apenas decorrente de um problema de laringe e voz que pode manifestar-se por desvio na qualidade, *pitch*, *loudness* da voz, dentre outros. Ela também pode ser considerada como um distúrbio da comunicação quando o problema de voz tem efeito negativo em um ou mais aspectos da qualidade de vida de um indivíduo.[7]

QUESTÕES CLÍNICAS E ESTRATÉGIA PICO

Na prática clínica, as dúvidas que surgem no atendimento do paciente devem ser transformadas em uma questão clínica bem estruturada, para facilitar a busca de evidências científicas.[8] A primeira estratégia para se construir uma boa questão é o uso do acrônimo PICO formado pelos componentes P de paciente ou população, I de intervenção ou indicador, C de comparação ou controle e O de *outcome*, que, na língua inglesa, significa desfecho clínico, resultado.[1] Há várias combinações possíveis no uso do PICO que serão definidas pelo clínico a partir do principal fator (diagnóstico, tratamento, prognóstico, etiologia) identificado como um problema para tomada de decisão.

A dúvida levantada pelo clínico para elaboração de uma questão clínica estruturada pode estar relacionada a aspectos básicos e de definição da doença ou relacionada ao manuseio do paciente, como em diagnóstico, terapêutica ou prognóstico.[8] Uma boa pergunta elaborada pelo clínico consegue representar a necessidade da informação, economizar tempo no processo de busca, manter o foco na necessidade e facilitar a avaliação crítica dos estudos.

Após a elaboração da questão baseada na estratégia PICO, deve-se encontrar os descritores que melhor descrevem cada um desses quatro componentes. Descritor é considerado "um termo ou palavra-chave que a base de dados utiliza para indexar o artigo".[1] Os descritores mais conhecidos são o MeSH (MEDLINE/PubMed), o DeCS (BIREME) e o EMTREE (EMBASE) que devem ser combinados pelos operadores booleanos (delimitadores) representados pelos termos conectores *AND* (combinação restritiva), *OR* (combinação aditiva) e *NOT* (combinação excludente).[1,2,8] A localização das evidências por meio da busca bibliográfica deverá ser realizada com a inserção de tal estratégia final na caixa de busca (*search box*) existente nas bases de dados.[2]

ESTRATÉGIAS DE BUSCA EM BASES DE DADOS

As bases de dados podem ser classificadas como primárias ou secundárias. A base primária disponibiliza trabalhos publicados de forma integral ou resumida na sua forma original exigindo do leitor o ônus de selecionar e analisar criticamente a validade de seus resultados. Já a base secundária fornece as informações originais reproduzidas, comentadas e avaliadas criticamente.[1,9]

A base primária de dados de estudos publicados mais conhecida é a MEDLINE (em geral, acessada via PubMed), mas há outras importantes, como LILACS, SciELO e Biblioteca *Cochrane*. As principais bases de dados secundárias, que fornecem informações baseadas em evidências científicas, são: *ACP Journal Club*, *Clinical Evidence* e *InfoPoems*, *Clinical Evidence*, *UpToDate*, assim como a *Cochrane Library*, que disponibiliza revisões sistemáticas.[9]

As revisões conhecidas como sistemáticas, com ou sem metanálise, embora se utilizem de dados de trabalhos já publicados, apresentam características metodológicas que resultam em informações originais. A metodologia é reprodutível e explícita, há critérios permitindo que outros autores que queiram realizar a mesma metodologia possam chegar aos mesmos conteúdos e conclusões.[9] Tais revisões são consideradas de grande força de evidência científica, pois analisam diferentes estudos que investigam os efeitos de uma intervenção e fornecem dados que suportam as mesmas conclusões.[10] Sendo assim, a fim de se obter uma maior compreensão sobre a produção científica de revisões sistemáticas na área da voz, foi realizada uma busca nas bases de dados.

Estudos de revisões sistemáticas concluíram que existem poucos estudos com ensaios clínicos na área da voz e todos com limitações metodológicas.[11-13] Verifica-se a impossibilidade de se fazer uma metanálise com os dados pela ausência de desfechos suficientes.[11,12] Nove revisões sistemáticas foram publicadas nos últimos dez anos, sendo que seis destas publicadas no ano de 2017 foram selecionadas. Alguns resultados das evidências científicas analisadas nessas revisões quanto ao tratamento para as disfonias serão descritas a seguir.

No tratamento de adultos com disfonias funcionais, os melhores resultados foram encontrados em estudos que combinaram terapia direta, que são os exercícios vocais, e terapia indireta, que são os aconselhamentos e as orientações sobre os cuidados com a higiene vocal.[11] A análise de estudos observacionais e ensaios clínicos com amostra pequena mostrou resultados inconclusivos quanto à eficácia do treinamento vocal para os profissionais da voz, apesar da confirmação quanto a melhora no conhecimento, consciência e qualidade vocal dos indivíduos.[12] Ambas as revisões apontaram o questionário Índice de Desvantagem Vocal (IDV) como a ferramenta mais utilizada para avaliação do desempenho da voz e propuseram que ele fosse largamente utilizado na pesquisa.[11,12]

A revisão sistemática com metanálise para avaliar o uso da terapia manual laríngea para disfonia comportamental incluiu três manuscritos. Foram baixos os níveis de evidências sobre a efetividade desse tipo de intervenção em adultos com disfonia comportamental diante de estudos com amostra pequena e heterogeneidade metodológica.[13]

Na comparação da eficácia da intervenção cirúrgica com a não cirúrgica para o tratamento de pacientes com nódulos vocais, a revisão não encontrou nenhum estudo que preenchesse os critérios de inclusão.[14] Posteriormente, outra revisão identificou estudos que indicam a melhora da qualidade vocal, diminuição dos sintomas e a reabsorção total e parcial dos nódulos por meio de abordagens terapêuticas tradicionais ou intensivas. Dentre as diversas técnicas de avaliação utilizadas nos estudos, a maioria usou o exame laríngeo e o menos comum, a avaliação aerodinâmica. Ressaltou-se a importância de o paciente conseguir manter e transferir as habilidades adquiridas durante o tratamento para evitar a ocorrência de recidiva dos nódulos vocais.[15]

Outra revisão sistemática que analisou a literatura dos últimos 10 anos e incluiu 20 manuscritos, concluiu que a hidratação é a forma mais fácil e barata de melhorar a qualidade vocal e que orientações sobre hidratação devem estar sempre incorporadas aos programas de higiene vocal.[16] A análise de 12 estudos sobre a relação entre tensão muscular, postura, voz, músculos da laringe e disfonia afirma que a postura adequada do paciente permite o movimento dos músculos cervicais com livre movimentação da laringe sem bloqueios e com benefícios para a voz.[17]

Revisão que avaliou a evidência no uso do programa Exercícios de Função Vocal (EFV), altamente prescrito para melhorar a qualidade vocal, abrangeu 21 estudos com

343 casos nos grupos de estudo teste. Foi a única revisão sistemática com metanálise, e todos os estudos mostraram efeitos positivos dos EFV para a voz normal, vozes alteradas, presbilaringe e profissionais da voz. A maioria dos estudos analisados encontraram tamanhos de efeito médio a grande com base no autorrelato dos pacientes. Estudos que foram concebidos como ensaios clínicos randomizados foram todos cegos individuais, aumentando ainda mais o nível de evidência.[18]

A revisão mais abrangente considerou a diversidade de implicações terapêuticas para tratamento das disfonias e encontrou resultados positivos para disfonia comportamental, disfonia decorrente de Doença de Parkinson, disfonia decorrente de doença do refluxo gastroesofágico, presbifonia e paresia de prega vocal esquerda. O protocolo IDV foi o mais utilizado, e também foram mencionados o Questionário de Qualidade de Vida em Voz (QVV), Perfil de Participação e Atividades Vocais (PPAV) e o *Perceived Phonatory Effort* (PPE). Dois terços dos estudos realizaram avaliações perceptivo-auditivas sendo reduzido o uso de instrumentos padronizados como o CAPE-V e o GRBAS. Os autores da revisão concluem que obter evidências científicas de qualidade sobre a eficácia da terapia de voz depende da possibilidade de generalização dos resultados, de avaliações de acompanhamento a longo prazo, da significância clínica e da obtenção de valores de corte normais.[19]

Além das revisões sistemáticas, foram selecionados alguns ensaios clínicos que podem contribuir na tomada de decisão na clínica vocal e estão descritos no Quadro 18-1.

Quadro 18-1. Síntese de Estudos Realizados por meio de Ensaio Clínico Publicados nos Últimos Cinco Anos (2013-2018)

Estudo	Grupos de estudo	Instrumentos	Conclusão
Bovo et al. (2013)[20]	Professoras do ensino fundamental com grau leve de disfonia, sem lesão orgânica significativa das pregas vocais. G1 (intervenção): 20 usaram amplificação vocal por 3 meses durante o ano letivo. G2 (controle): 20 sem intervenção. Ambos receberam um curso de cuidados vocais, incluindo, palestras de 60 min.	Autoavaliação com Índice de Desvantagem Vocal (IDV), laringoscopia e análise perceptivo-auditiva	Especialmente em professores com voz fraca constitucional e/ou professores propensos a patologia de pregas vocais, amplificadores vocais podem ser uma intervenção eficaz e de baixo custo para diminuir as cargas vocais prejudiciais e podem representar uma forma de prevenção de problemas vocais.
Ramig et al. (2014)[21]	64 indivíduos com Doença de Parkinson (DP) foram divididos em 3 grupos: G1: Tratamento intensivo de fala (ARTIC) G2: Tratamento intensivo de voz (Lee Silverman Voice Treatment – LSVTLOUD) G3: Nenhum tratamento 4 sessões de 1h por semana, durante 4 semanas	Avaliação do nível de pressão sonora (NPS) por uma série de tarefas de fala e classificação da inteligibilidade da fala	Os indivíduos que receberam LSVTLOUD tiveram a maior magnitude (aumento do NPS em todas as tarefas e melhor inteligibilidade) e duração dos efeitos do tratamento.
Dashtipour et al. (2015)[22]	Pacientes com DP G1: Realizaram exercícios gerais: exercícios na esteira por 30 min, com mudança da velocidade e inclinação da esteira e exercícios de membros superiores, sentados. n = 5 G2: Lee Silverman Voice Treatment (LSVT BIG): Movimentos funcionais com alta concentração por 60 min. n = 6 Os dois grupos receberam 16 sessões de treinamento supervisionadas de uma hora durante 4 semanas.	Medida dos resultados: Escala Unificada de Avaliação de Doenças de Parkinson (UPDRS), Inventário de Depressão de Beck (BDI), Inventário de Ansiedade de Beck (BAI) e a Escala de Impacto de Fadiga Modificada (MFIS)	Foram obtidos efeitos positivos do exercício geral e da terapia LSVT BIG nos sintomas motores e não motores de pacientes com DP. o exercício geral pode ser tão efetivo quanto a terapia com LSVT BIG nos sintomas da DP em pacientes que não podem acessar prontamente a terapia com LSVT BIG ambulatorial.

(Continua)

Quadro 18-1. (Cont.) Síntese de Estudos Realizados por meio de Ensaio Clínico Publicados nos Últimos Cinco Anos (2013-2018)

Estudo	Grupos de estudo	Instrumentos	Conclusão
Teixeira & Behlau (2015)[23]	Professores com disfonia comportamental. G1: Grupo-controle: Não receber intervenção por 6 semanas. N = 54 G2: Exercícios de função vocal (EFV): cumprir 100% das sessões e 70% das atividades domésticas. N = 54 G3: Amplificação vocal individual (AV): Usar AV ao longo das terapias ou pelo menos 70% do tempo n = 54	Avaliação perceptivo-auditiva da voz, avaliação do estado laríngeo, autoavaliação do impacto da disfonia e análise acústica.	Os EFVs são eficazes no tratamento da disfonia comportamental de professores e podem mudar a gravidade da disfonia, o impacto autopercebido da disfonia, e os desfechos da avaliação laríngea. O uso de um amplificador de voz é eficaz como medida preventiva que melhora a disfonia autopercebida, principalmente em relação ao trabalho. Um caso de disfonia agravada pode ser prevenida em cada três pacientes com disfonia comportamental que realiza EFV e um caso em cada cinco pacientes que usam um dispositivo de amplificação de voz. A falta de uma intervenção terapêutica piora a disfonia comportamental dos professores em um período de 6 semanas.
Pereira et al. (2015)[24]	Professores com e sem queixas vocais. G1 (aquecimento vocal): 13 minutos de aquecimento, uma vez por dia antes do uso vocal. N = 14 G2 (treinamento respiratório): 13 minutos de treinamento, uma vez por dia antes do uso vocal. N = 17	Autoavaliação com IDV e a análise computadorizada da voz (frequência fundamental média, jitter, shimmer, ruído e razão de excitação glótico-ruído) pela fonoaudióloga.	Ambas as intervenções foram semelhantes em relação aos seus efeitos sobre a qualidade da voz dos professores. No entanto, cada intervenção contribuiu individualmente para melhorar a qualidade da voz dos professores, especialmente o aquecimento vocal.

Fu et al. (2015)[25]	Mulheres com nódulos vocais bilaterais. G1: Terapia intensiva (TI) N = 31 G2: Terapia tradicional (TT) = 37	Avaliação perceptivo-auditiva, videoestroboscopia, avaliações acústicas e aerodinâmicas: feitas antes do tratamento de voz, após a educação de higiene vocal e imediatamente após o tratamento de voz	Indivíduos com nódulos vocais são capazes de recuperar a função da voz, a saúde vocal e a comunicação vocal por meio do tratamento intensivo da voz. Os resultados sugerem resultados perceptuais positivos, fisiológicos e acústicos comparáveis de terapia de voz intensiva em comparação com a terapia de voz tradicional.
Siqueira et al. (2016)[26]	Mulheres com nódulos vocais. G1: Terapia de manipulação laríngea (TML). N = 10 G2: Neuroestimulação elétrica transcutânea (TENS) N = 10 Ambos receberam 12 sessões, 2×/semana por 20 min cada.	Avaliação da diadococinesia (DDC) laríngea em três momentos: diagnóstico, pré-tratamento e pós-tratamento. A gravação da DDC foi realizada por meio da repetição entrecortada das vogais: /a/ e /i/. Análise da DDC: programa Motor Speech Profile Advanced (MSP)-KayPentax.	TML promove maior regularidade de movimentos diadococinéticos das pregas vocais em mulheres disfônicas, o que amplia o conhecimento sobre o efeito do reequilíbrio da musculatura laríngea na função fonatória, já TENS não proporciona efeitos na diadococinesia laríngea.
Pedrosa et al. (2016)[27]	Indivíduos com disfonia comportamental G1: Programa Integral de Reabilitação vocal (PIRV) n = 40 G2: Exercícios de Função Vocal (EFV) n = 40 6 sessões (3 sessões de avaliação: antes do tratamento, imediatamente após o tratamento e um mês após o término).	Questionários de Qualidade de vida e voz (QVV) e IDV, avaliação perceptivo-auditiva e análise visual da laringe, ambos com cegamento dos avaliadores	Os dois programas de tratamento foram eficazes. A probabilidade de um paciente melhorar em virtude do tratamento com PIRV foi semelhante à do tratamento com EFV.
Barillari et al. (2016)[28]	Indivíduos com pólipo de pregas vocais. G1: Cirurgia padrão. N = 70 G2: Protocolo de arrancamento de pólipo de prega vocal. N = 70	Avaliação fonoaudiológica completa: laringoestroboscopia, acústica análise de voz, grau global de disfonia, instabilidade, rugosidade, soprosidade, astenia e escala de tensão, IDV e QVV. No início, no final do tratamento, e até 1 ano após o tratamento.	Além da fonocirurgia, essa técnica específica de arrancamento de pólipo deve ser considerada uma opção terapêutica válida, não invasiva e bem tolerada para o tratamento de pacientes selecionados com pólipos nas pregas vocais.

(Continua)

Quadro 18-1. *(Cont.)* Síntese de Estudos Realizados por meio de Ensaio Clínico Publicados nos Últimos Cinco Anos (2013-2018)

Estudo	Grupos de estudo	Instrumentos	Conclusão
Godoy et al. (2018)[29]	Idosos com presbifonia. G1 (intensivo): Terapia 4×/semana. N = 15 G2 (convencional): Terapia 2×/semana. N = 12 Ambos receberam 16 sessões	Avaliação com QVV, análise perceptivo-auditiva e análise perceptiva visual de imagens laríngeas.	A terapia vocal para idosos é eficaz no tratamento da presbifonia da voz. Uma abordagem intensiva pode ser superior no que diz respeito ao arqueamento das pregas vocais.
Anderson et al. (2018)[30]	Cantoras G1: Protocolo de terapia de vibração externa (massageador) em 5 locais do pescoço bilateralmente. N = 14 G2 (placebo): Mesmo protocolo utilizando o mesmo aparelho massageador modificado, sem vibração. N = 13	Protocolo padronizado: coleta de dados, parâmetros acústicos (*jitter, shimmer* e variação de frequência fundamental). Avaliação subjetiva do esforço e desconforto vocal	As medidas acústicas foram mais consistentes no grupo com massageador (G1) do que no grupo placebo (G2)
Hartnick et al. (2018)[31]	Crianças de 6 a 10 anos, ambos os sexos com nódulos vocais G1: Terapia indireta. N = 57 G2: Terapia direta. N = 57 Entre 8 a 12 semanas	Questionários de Qualidade de vida e voz pediátrico (QVV-P), avaliação perceptivo-auditiva e análise visual da laringe	Ambas as abordagens de terapia de voz direta e indireta melhoraram a qualidade de vida relacionada à voz, embora não tenha havido diferença significativa entre as abordagens.

AVALIAÇÃO DA QUALIDADE METODOLÓGICA E NÍVEL DE EVIDÊNCIA DA PRODUÇÃO CIENTÍFICA NA ÁREA

Na prática clínica, o profissional deve buscar constantemente evidências científicas para respaldar sua conduta, sendo a leitura crítica dos estudos um fator primordial para se avaliar a qualidade metodológica da pesquisa. Os resultados dos estudos criticamente analisados devem ser também incorporados em políticas públicas e em atividades regulatórias em saúde.[32]

O tipo ou delineamento do estudo está intimamente ligado à pergunta elaborada para resolver um problema clínico (Quadro 18-2)[33] exigindo o conhecimento de conceitos da Epidemiologia. Esta relação vai refletir no resultado da busca de artigos em bases de dados. Por exemplo, para se conhecer a prevalência de disfonia em crianças em idade escolar de uma determinada região não é esperado a identificação de estudo clínico randomizado, mas sim de estudos transversais.

A análise crítica dos estudos que tem potencial para responder às nossas questões pode ser realizada considerando a validade interna e externa da pesquisa. A análise da apropriação entre a questão investigada e o desenho de estudo descrito e utilizado pelos autores é denominado de validade interna. Já a avaliação da possibilidade de os resultados válidos serem aplicáveis ao paciente é chamada de validade externa.[1] A avaliação da força da evidência depende do delineamento do estudo, possibilidade de repetição do estudo (precisão) e capacidade de realização de inferências da amostra para a população.[34]

Um estudo que avaliou a adequação metodológica entre pergunta e desenho de estudo nas pesquisas na área da voz e laringe publicadas em duas principais revistas brasileiras e duas revistas americanas com indexação MEDLINE (revistas nacionais) e indexação ISI® Web, entre os anos de 2000 e 2005, identificou metodologia fraca, com fraco desenho de pesquisa para responder as perguntas propostas para melhorar as evidências científicas na área.[35] Avanço nos delineamentos metodológicos de pesquisas em voz foram verificados em revisão recente.[19]

Dessa forma, o fonoaudiólogo tem à disposição diversas pesquisas que podem auxiliá-lo para se manter atualizado e realizar o melhor atendimento ao seu paciente. A busca dos melhores estudos clínicos deve ser feita respeitando a sequência da hierarquia da pirâmide de evidências (Fig. 18-2) considerando qual o tipo de pergunta a ser respondida.

Quadro 18-2. Questões Clínicas e Desenhos de Pesquisa

Questão clínica	Desenho de pesquisa
Diagnóstico	Transversal
Prevalência	Transversal
Incidência	Coorte
Risco	Coorte e caso-controle
Prognóstico	Coorte
Tratamento	Estudo clínico randomizado
Prevenção	Estudo clínico randomizado
Causa	Coorte e caso-controle

Fonte: Marques & Peccin (2005)[33]

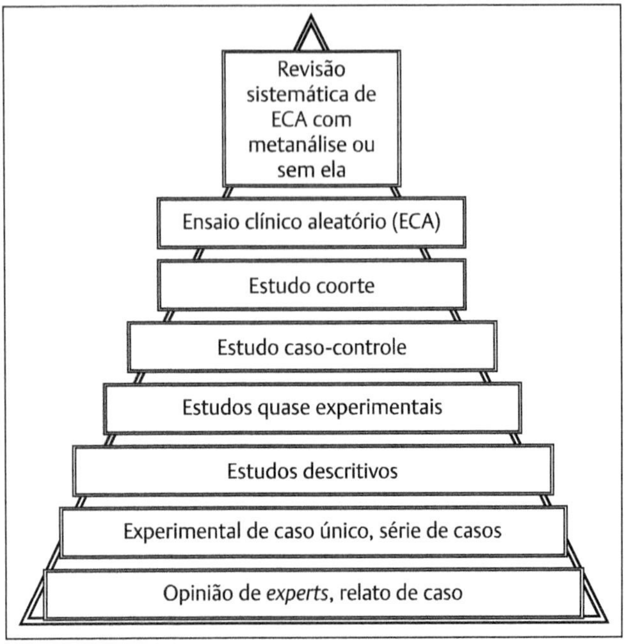

```
                    ▲
           ┌────────────────┐
           │    Revisão     │
           │ sistemática de │
           │    ECA com     │
           │  metanálise ou │
           │    sem ela     │
       ┌───┴────────────────┴───┐
       │ Ensaio clínico aleatório (ECA) │
     ┌─┴────────────────────────────┴─┐
     │        Estudo coorte           │
   ┌─┴──────────────────────────────────┴─┐
   │         Estudo caso-controle         │
 ┌─┴──────────────────────────────────────┴─┐
 │       Estudos quase experimentais        │
┌┴────────────────────────────────────────────┴┐
│            Estudos descritivos               │
├──────────────────────────────────────────────┤
│   Experimental de caso único, série de casos │
├──────────────────────────────────────────────┤
│    Opinião de experts, relato de caso        │
└──────────────────────────────────────────────┘
```

Fig. 18-2. Hierarquia da evidência: investigações com localização superior na hierarquia indicam maior força de evidência. Fonte: Sampaio & Mancini (2007).[10]

A produção científica na área de voz tem se ampliado no decorrer dos anos sendo as pesquisas com delineamentos considerados de alto nível de evidência (Ensaio Clínico Aleatório – ECA ou Ensaio Clínico Randomizado – ECR) concentradas em alguns campos, como os métodos de tratamento Lee Silverman (LSVT) para os casos de disfonia orgânica decorrente da doença de Parkinson,[21,22] o tratamento das disfonias comportamentais[11,15,19,24,25] e o uso do método EFV.[18,23,27]

Outros campos em voz, como a utilização de novos recursos terapêuticos na reabilitação vocal, como a estimulação elétrica transcutânea,[26,36-38] o uso da bandagem elástica[39] e da laserterapia[40] considerando as características próprias dos distúrbios de voz têm sido estudados mais recentemente.

As pesquisas científicas na área da voz precisam avançar quanto ao uso de instrumentos padronizados para avaliação,[19] aumento do número de participantes e melhor adequação dos grupos-controle.[40] Os tratamentos pesquisados precisam ser mais bem descritos.[11,41] Há falta de evidências robustas em todas as categorias de pacientes e distúrbios vocais: tratamentos comportamentais, distúrbios de movimento paradoxal de prega vocal, puberfonia e disfonia em crianças Não há diretrizes formais disponíveis atualmente sobre duração, frequência e intensidade da terapia vocal.[19]

É necessário investir no desenvolvimento de estudos com evidências mais consistentes, com tamanho amostral calculado.[11,12] As pesquisas até o momento são diferentes em termos de desenho de estudo, características dos participantes, tipos de avaliação, tratamento e resultados necessitando maior rigor na qualidade metodológica.[15]

A Declaração CONSORT, atualizada em março de 2010, é um conjunto mínimo de recomendações dos itens que devem ser abordados na descrição dos ECRs e destina-se a auxiliar sua apreciação crítica e interpretação.[42] Para avaliar os pontos fortes e fracos de estudos observacionais (transversal, caso-controle e coorte) e consequentemente a generalização de seus resultados, podemos contar com a STROBE *Statement* ("Declaração STROBE").[43]

BARREIRAS E ESTRATÉGIAS DE IMPLEMENTAÇÃO DE EVIDÊNCIA CIENTÍFICA NA PRÁTICA CLÍNICA EM VOZ

Na fonoaudiologia, uma das barreiras encontradas para o uso da PBE é a dificuldade em agregar a teoria e a prática pelos profissionais. O investimento na capacitação profissional e na abordagem sobre a importância da evidência científica, em sua prática, deve ser incentivado tanto nos cursos de graduação quanto nos de pós-graduação.[44] A PBE exige o conhecimento de epidemiologia e estatística que são pouco dominados pelos profissionais.[6] No Brasil, ainda temos poucos programas de pós-graduação na área reduzindo a motivação e engajamento dos fonoaudiólogos em pesquisa. Eleger o delineamento de pesquisa que produzam resultados conclusivos aceitáveis para a consolidação da PBE depende de tempo e recurso,[6] tendendo a ser realizado em sua maioria em programas de pós-graduação.

É consenso que os ECAs ou ECRs são os estudos mais adequados para fornecer evidências sobre os efeitos de uma intervenção. No entanto, os resultados de apenas um desses estudos não são suficientes para esclarecer sobre determinada questão clínica.[10] Na área da voz, a evidência do efeito positivo da terapia de voz está agora bem estabelecida.[7] Porém, há poucas revisões sistemáticas com e sem metanálise que incluem ECR e estudos experimentais, restringindo o acesso aos fonoaudiólogos na busca de estudos mais adequados para responder a perguntas sobre a eficácia de uma intervenção. Além do mais, há problemas metodológicos mencionados anteriormente neste capítulo que precisam ser considerados na análise crítica dos resultados apesentados pelos estudos.

É preciso delimitar um grupo homogêneo de paciente, definir um instrumento padronizado de avaliação vocal, assim como o programa de tratamento que deve estar bem descrito nos métodos do estudo seguindo os critérios de qualidade estabelecidos pela Declaração CONSORT. A complexidade e diversidade nas manifestações e etiologia dos distúrbios vocais, assim como o grande número de instrumentos de avaliação vocal e de possibilidades terapêuticas, muitas vezes não descritos com clareza nos estudos, dificultam a comparação das evidências científicas produzidas dada às diferenças metodológicas.

Na ausência de estudos sobre tratamento produzidos com delineamentos de qualidade e considerados como de maiores níveis de evidências, o clínico precisa avaliar constantemente a efetividade de suas intervenções e compartilhar suas experiências com seus pares para promoção de novos conhecimentos e futuras pesquisas. O processo de decisão clínica inclui o uso consciente e honesto das informações disponíveis com a participação do paciente[1] e respeitando a sua queixa. A implementação da evidência na prática clínica dependerá da análise do delineamento do estudo, dos resultados observados (significância estatística e clínica) e da possibilidade de extrapolar esses resultados para o caso individual do paciente.[34]

O fonoaudiólogo deve confrontar o resultado analisado sobre as evidências com a sua experiência e conhecimento acumulado, adequar as semelhanças entre o paciente atendido e os pacientes estudados e estabelecer um diálogo para orientar o procedimento diagnóstico, terapêutico, educativo ou preventivo. A utilização da prática clínica em voz baseada em evidências não garante a certeza dos resultados, mas diminui a possibilidade de maus resultados, aumentando a eficiência do fonoaudiólogo e, consequentemente, melhorando a qualidade no atendimento na área da voz.

REFERÊNCIAS BIBLIOGRÁFICAS

1. Nobre M, Bernardo W. Prática clínica baseada em evidência. Rio de Janeiro: Elsevier, 2006.
2. Santos CMC, Pimenta CAM, Nobre MRC. A estratégia PICO para a construção da pergunta de pesquisa e busca de evidências. Rev Latino-am Enfermagem. 2007;15(3):508-11.
3. Sackett DL, Straus SE, Richardson WS, Rosenberg W, Haynes RB. Evidence-based medicine: How to practice and teach EBM. Edinburgh: Churchill Livingstone, 2000.
4. American Speech-Language-Hearing Association. Evidence-based practice in communication disorders [Position Statement], 2005. doi:10.1044/policy.PS2005-00221
5. American Speech-Language-Hearing Association. Evidence-based practice in communication disorders: an introduction [Technical Report], 2004. doi:10.1044/policy.TR2004-00001
6. Dodd B. Evidence-based practice and speech language pathology: strenghts, weakness, opportunities and theats. Folia Phoniatr Log. 2007;59:118-29.
7. Behlau M. The 2016 G. Paul Moore lecture: lessons in voice rehabilitation: Journal of Voice and clinical practice. J Voice. 2018 pii: S0892-1997(18)30052-3.
8. Bernardo WM, Nobre MRC, Jatene FBA. A prática clínica baseada em evidências. Parte I: questões clínicas bem construídas. Rev Assoc Med Bras. 2003;49(4):445-449.
9. Bernardo WM, Nobre MRC, Jatene FBA. A prática clínica baseada em evidências. Parte II: buscando as evidências em fontes de informação. Rev Assoc Med Bras. 2004;50(1):104-108.
10. Sampaio RF, Mancini MC. Estudos de revisão sistemática: um guia para síntese criteriosa da evidência científica. Rev Bras Fisioter. 2007;11(1):83-89.
11. Ruotsalainen JH, Sellman J, Lehto L, Jauhiainen M, Verbeek JH. Interventions for treating functional dysphonia in adults (Cochrane Review). In: The Cochrane Library, Issue 4, 2008. Oxford: Update Software.
12. Hazlett DE, Duffy OM, Moorhead SA. Review of the impact of voice training on the vocal quality of professional voice users: implications for vocal health and recommendations for further research. J Voice. 2011;25(2):181-191.
13. Ribeiro VV, Pedrosa V, Silveria KCA, Behlau M. Laryngeal Manual Therapies for Behavioral Dysphonia: A Systematic Review and Meta-analysis. J Voice. 2017;17:30133-9.
14. Pedersen M, McGlashan J. Surgical versus non-surgical interventions for vocal cord nodules. Cochrane Database of Systematic Reviews. 2012;6:CD001934.
15. Mansuri B, Tohidast SA, Soltaninejad N, Kamali M, Ghelichi L, Azimi H. Nonmedical Treatments of Vocal Fold Nodules: A Systematic Review. J Voice. 2017:(17)30094-2.
16. Alves M, Krüger E, Pillay B, van Lierde K, van der Linde J. The Effect of Hydration on Voice Quality in Adults: A Systematic Review. J Voice. 2017:(17)30389-2.
17. Cardoso R, Lumini-Oliveira J, Meneses RF. Associations between Posture, Voice, and Dysphonia: A Systematic Review. J Voice. 2017:(17)30183-2.
18. Angadi V, Croake D, Stemple J. Effects os Voice Function Exercises: A systematic Review. J Voice. 2017:(16)30446-5.
19. Desjardins M, Halstead L, Cooke M, Bonilha HS. A Systematic Review of Voice Therapy: What "Effectiveness" Really Implies. J Voice. 2017;31(3):392.e13-392.e32
20. Bovo R, Trevisi P, Emanuelli E, Martini A. Voice Amplification for primary school teachers with voice disorders: A Randomized Clinical Trial. Int J Occup Med Environ Health. 2013;26(3):363-72.
21. Ramig LA, Fox CM, Halpern AE, Spielman JL, Freeman K. Randomized clinical trial (RCT) of speech and voice treatment for Parkinson's disease [abstract]. Movement Disorders. 2014;29(Suppl 1):699.
22. Dashtipour K, Johnsonet E, Kani C, Kani K, Hadi E, Ghamsary M et al. Effect of Exercise on Motor and Nonmotor Symptoms of Parkinson's Disease. Parkinson's Disease. 2015;2015(586378):1-5.

23. Teixeira LC, Behlau M. Comparison Between Vocal Function Exercises and Voice Amplification. J Voice. 2015;29(6):718-726.
24. Pereira LPP, Masson MLV, Carvalho FM. Vocal warm-up and breathing traning for teachers: randomized clinical trial. Rev Saúde Pública. 2015;49:67.
25. Fu S, Theodoros DG, Ward EC. Intensive Versus Traditional Voice Therapy for Vocal Nodules: perceptual, Physiological, Acoustic and Aerodynamic Changes. J Voice. 2015;29(2):260.e31-260.e44.
26. Siqueira LTD, Silverio KCA, Brasolotto AG, Guirro RRJ, Carneiro CG, Behlau M. Efeitos da terapia manual laríngea e da estimulação elétrica nervosa transcutânea (TENS) na diadococinesia laríngea em mulheres disfônicas: estudo clínico randomizado. CoDAS. 2016;29(3):e20160191.
27. Pedrosa V, Pontes A, Pontes P, Behlau M, Peccin SM. The Effectiveness of the Comprehensive Voice Rehabilitation Program Compared With the Vocal Function Exercises Method in Behavioral Dysphonia: A Randomized Clinical Trial. J Voice. 2016;30(3):377.e11-377.e19.
28. Barillari MR, Volpe U, Mirra G, Giugliano F, Barillari U. Surgery or Rehabilitation: A Randomized Clinical Trial Comparing the Treatment of Vocal Fold Polyps via Phonosurgery and Traditional Voice Therapy with "Voice Therapy Expulsion" Training. J Voice. 2016;31(3):379.e13-379.e20.
29. Godoy J, Silverio K, Brasolotto A. Effectiveness of Vocal Therapy for the Elderly When Applying Conventional and Intensive Approaches: A Randomized Clinical Trial. J Voice. 2018:(17)30518-0.
30. Anderson J, DeLuca M, Haines ME, Merrick G. Immediate Effects of External Vibration vs Placebo on Vocal Function Therapyin Singers. JAMA Otolaryngol Head Neck Surg. 2018;144(3):187-193.
31. Hartnick C, Ballif C, De Guzman V, Sataloff R, Campisi P, Kerschner J et al. Indirect vs Direct Voice Therapy for Children With Vocal Nodules: A Randomized Clinical Trial. JAMA Otolaryngol Head Neck Surg. 2018;144(2):156-163.
32. Barreto ML. O conhecimento científico e tecnológico como evidência para políticas e atividades regulatórias em saúde. Ciência e Saúde Coletiva. 2004;9(2):329-338.
33. Marques AP, Peccin MS. Pesquisa em fisioterapia: a prática baseada em evidências e modelos de estudos. Fisioterapia e Pesquisa. 2005;11(1):43-48.
34. Silva AA. Prática Clínica Baseada em Evidências na área da saúde. São Paulo: Livraria Santos Editora Ltda, 2009.
35. Vieira VP. The research questions and methodological adequacy of clinical studies of the voice and larynx published in Brazilian and international journals. Journal of Evaluation in Clinical Practice. 2009;15(3):473-7.
36. Fabron EMG, Petrini AS, Cardoso VM, Batista JCT, Motonaga SM, Marino VCC. Efeitos imediatos da técnica de vibração sonorizada de língua associada à estimulação nervosa elétrica transcutânea (TENS). CoDAS. 2017;29(3):e20150311.
37. Santos JKO, Gama ACC, Silvério KCA, Oliveira NFCD. The use of electrical stimulation in speech therapy clinical: an integrative literature review. Rev CEFAC. 2015;17(5):1620-1632.
38. Santos JKO, Silvério KCA, Oliveira NFCD, Gama ACC. Evaluation of Electrostimulation Effect in Women With Vocal Nodules. J Voice. 2016;30(6):769.e1-769.e7.
39. Mezzedimi C, Livi W, Spinosi MC. Kinesio Taping in Dysphonic Patients. J Voice. 2017;31(5):589-593.
40. Kagan LS and Heaton JT. The Effectiveness of Low-Level Light Therapy in Attenuating Vocal Fatigue. J Voice. 2016;31(3):384.e15-384.e23.
41. Speyer R. Effects Of Voice Therapy: A systematic Review. J Voice. 2008;22(5):565-80.
42. Turner L, Shamseer L, Altman DG, Weeks L, Peters J, Kober T et al. Consolidated standards of reporting trials (CONSORT) and the completeness of reporting of randomised controlled trials (RCTs) published in medical journals. Cochrane Database Syst Rev. 2012;11:MR000030.
43. Malta M, Cardoso LO, Bastos FI, Magnanini MMF, da Silva CMFP. Iniciativa STROBE: subsídios para a comunicação de estudos observacionais. Rev Saúde Pública. 2010;44(3):559-565.
44. Medrado CS, Sobrinho FPN. Prática baseada em evidência (PBE) em Fonoaudiologia. Revista Distúrbios da Comunicação. 2016;28(2):341-349.

Entradas acompanhadas por um *f* ou *q* em itálico indicam figuras e quadros, respectivamente.

A
Abdução
  laringoscopia em, 68*f*
Adução
  laringoscopia em, 68*f*
AEDI (Adaptação Específica à Demanda Imposta)
  princípio da, 75
AEM (Alterações Estruturais Mínimas), 219
AEMC (Alteração Estrutural Mínima de Cobertura), 82, 217
Alteração(ões) Vocal(is)
  na infância, 159
    condições de saúde e, 159
    doenças e, 159
Ambulatório(s)
  do processo transexualizador, 175*q*
  no Brasil, 175*q*
AMS (Atrofia de Múltiplos Sistemas), 111
Análise Acústica
  na clínica vocal, 31-43
    dinâmica não linear, 39
    inspeção acústica, 34
    medidas cepstrais, 33
    medidas tradicionais, 32
      de pertubação, 32
      de ruído, 32
Anamnese
  na clínica vocal, 1-7
    determinantes dos distúrbios de voz e, 1-7
      como perguntar, 4
      o que perguntar, 2

AOF (Apraxia Orofacial), 113
APA (Análise Perceptivo-Auditiva)
  aplicação da, 17*q*
  desafios na avaliação da voz, 9-25
  e referências, 9-25
    apresentação dos estímulos, 15
    experiência do avaliador, 10
    protocolos, 12
    resultados de intervenções, 16
    revisão da literatura, 10
    tarefas de fala, 14
    tipos de parâmetros, 14
    treinamento auditivo, 11
APDs (Distúrbios Parkinsonianos Atípicos), 114
Atuação Fonoaudiológica
  pós-microcirurgia de laringe, 217-232
    abordagem, 221
    avaliação do comportamento vocal, 222
    orientações, 223, 224
    treinamento específico, 224
  pré-microcirurgia de laringe, 217-232
    abordagem pré-cirúrgica, 218
Autorregulação
  aspectos de, 83
  e sua influência, 83
    na instalação da disfonia, 83
    na manutenção da disfonia, 83
Avaliação
  das evidências científicas, 235-246
    desafio na clínica vocal, 235-246
      busca em bases de dados, 236
      da qualidade metodológica, 243
      desenhos da pesquisa, 243*q*

249

estratégia PICO, 236
    produção científica na área, 243
    questões clínicas, 236, 243q
otorrinolaringológica, 61-70
  da região faringolaríngea, 61-70
    com laringoscopia direta, 70
    com laringoscopia indireta, 66
      com estroboscopia, 66
      sem estroboscopia, 66
    com nasofibroscopia flexível, 61
    em centro cirúrgico, 70
perceptivo-auditiva, 161
  desafios da, 161
    em crianças, 161
vocal, 195
  no idoso, 195
AVI (Índice de Envelhecimento da Voz), 197

B

Bioenergética, 72
Biofeedback Eletromiográfico
  na clínica vocal, 139-147
    breve histórico sobre o uso de, 141
    desafios, 146
    evidências cientificas
      sobre o uso de, 141, 143
      distúrbios vocais, 141
      voz cantada, 143
    exemplo de execução do, 143f, 144f
      com cantores, 144f
      com disfônicos, 143f
    expectativas, 146

C

Cabeça e Pecoço
  câncer de, 133
    disfonia e, 133
      estimulação elétrica na, 133
Câmera
  de alta velocidade, 69
    endoscopia rígida com, 69
      da laringe, 69
Campo Elétrico, 124
  definição de, 126f
    na TENS, 126f

Câncer
  de cabeça e pescoço, 133
    disfonia e, 133
      estimulação elétrica na, 133
Cantor(es)
  exemplo de execução com, 143f
    do *biofeedback* eletromiográfico, 143f
Cavidade(s)
  nasais, 63
    inspeção das, 63
      estática, 63
Clínica Vocal
  análise acústica na, 31-43
    dinâmica não linear, 39
    inspeção acústica, 34
    medidas cepstrais, 33
    medidas tradicionais, 32
      de pertubação, 32
      de ruído, 32
  anamnese na, 1-7
    determinantes dos distúrbios de voz e, 1-7
      como perguntar, 4
      o que perguntar, 2
  biofeedback eletromiográfico na, 139-147
    breve histórico sobre o uso de, 141
    desafios, 146
    evidências cientificas
      sobre o uso de, 141, 143
      distúrbios vocais, 141
      voz cantada, 143
    execução do, 143f, 144f
      com disfônicos, 143f
      exemplos de, 144f
    expectativas, 146
  desafio das evidências
    científicas na, 235-246
    na avaliação, 235-246
      busca em bases de dados, 236
      da qualidade metodológica, 243
      desenhos da pesquisa, 243q
      estratégia PICO, 236
      produção científica na área, 243
      questões clínicas, 236, 243q
    na implementação, 235-246
      barreiras, 245
      ensaio clínico publicado, 239q

ÍNDICE REMISSIVO

estratégias, 245
  hierarquia da evidência, 244f
estimulação elétrica na, 119-135
  campo elétrico, 124
  contraindicações, 133
  correntes elétricas, 121, 128
    modulações das, 128
    tipos de, 121
  cuidados, 133
  e voz(es), 128
    câncer de cabeça e pescoço, 133
    disfonia(s), 130, 132, 133
      comportamentais, 130
      espasmódica, 132
      paralisia de pregas vocais e, 132
      presbifonia, 131
      saudáveis, 129
  eletrodos, 124
  parâmetros das correntes, 120
    conceitos básicos, 120
  pulso, 122
    amplitude do, 123
    duração de, 123
    formas de, 123
    frequência do, 122
  resistência elétrica, 127
  tempo de, 128
  tendências atuais, 119-135
    relato histórico, 119
fisiologia do exercício na, 71-78
  bioenergética, 72
  fibras musculares, 74
  princípio, 75
    da AEDI, 75
    da especificidade, 76
    da individualidade, 77
    da reversibilidade, 77
    da sobrecarga, 75
  pediátrica, 149
    relatos na, 149
    de pais e filhos, 149
Componente
  auditivo, 185
    na disfonias, 185
      quando suspeitar de, 185

Comportamento Vocal
  avaliação do, 222
    anamnese, 223
    gravação, 223
    orientações, 223, 224
      específicas, 224
      gerais, 223
    questionárioa de QVV, 223
    treinamento específico, 224
Condição(ões) de Saúde
  na infância, 159
    e alterações vocais, 159
      característica relacionadas a, 159q
Corrente(s)
  aparelhos geradores de, 120f
  elétricas, 120, 121, 128
    frequência da, 122f
    modulações das, 128
    parâmetros das, 120
      conceitos básicos, 120
      tipos de, 121
CPPS (Cepstral Peak Proeminence Smoothed), 33
  extração do, 34q
CPP-V (Escala de Controle Vocal Percebido no Presente sobre a Voz), 84
Criança(s)
  desafios em, 161
    da avaliação perceptivo-auditiva, 161
CV (Capacidade Vocal), 195

D

DCB (Degeneração Corticobasal), 111, 113
Deglutição, 64f
Dinâmica
  não linear, 39
    análise da, 39
Disfonia(s)
  diversos tipos de, 209q
    passiveis de atendimento intensivo, 209q
    técnicas utilizadas, 209q
  e processamento auditivo
    central, 181-189
      habilidades auditivas, 183, 187
        como desenvolver, 187
        necessidade de treino auditivo, 186

parametros vocais, 183
quando suspeitar de componente auditivo, 185
treinamento auditivo, 189
resultados em disfônicos, 189
estimulação elétrica na, 132, 133
e câncer, 133
de cabeça e pescoço, 133
e paralisia de pregas vocais, 132
espasmódica, 132
infantil, 149-167
alterações vocais na infância, 159
condições de saúde e, 159
doenças e, 159
atualidades, 149-167
avaliação perceptivo-auditiva, 161
desafios em crianças da, 161
avanços, 149-167
clínica pediátrica, 163
reabilitação vocal na, 163
correlação na população pediátrica, 162
acústica, 163
auditiva, 162
visual, 162
qualidade de vida, 156
relacionada à voz, 156
relato de pais e filhos, 149
na clinica vocal pediátrica, 149
sintomas vocais, 156
voz, 158
e indicadores emocionais/comportamentais, 158
neurológicas, 105-114
diagnóstico diferencial, 105-114
DCB, 113
parkinsonismo atípico, 111
PSP, 112
orgânicas, 210
reabilitação das, 210
TBI na, 210
por DRGE, 95-100
apresentação clínica, 95
avaliação diagnóstica, 97
fatores associados, 97
tratamento, 98
fonoterapia, 98

médico, 99
mudanças no estilo de vida, 98
por RLF, 95-100
apresentação clínica, 95
avaliação diagnóstica, 97
fatores associados, 97
tratamento, 98
fonoterapia, 98
médico, 99
mudanças no estilo de vida, 98
Disfonia(s) Comportamental(is), 81-89
aspectos de autorregulação da, 83
e sua influência, 83
na instalação, 83
na manutenção, 83
classificações, 81
conceitos, 81
estimulação elétrica na, 130
reabilitação das, 85, 88, 210
TBI na, 210
vocal, 88
uso da tecnologia na, 88
terapia vocal nas, 85
adesão à, 85
cinco dimensões da, 86f
estratégias para aumentar a, 87
Disfônico(s)
exemplo de execução com, 143f
do *biofeedback* eletromiográfico, 143f
resultados em, 189
do treinamento auditivo, 189
Distúrbio(s)
vocais, 141
biofeedback eletromiográfico nos, 141
evidências científicas sobre uso de, 141
Distúrbio(s) de Voz
determinantes dos, 1-7
anamnese na clínica vocal, 1-7
TBI nos diferentes, 205-215
conceito de, 205
na reabilitação das disfonias, 210
comportamentais, 210
orgânicas, 210
nas emergências vocais, 213
em profissionais da voz, 213
regime de, 206

DLB (Demência com Corpos de Lewy), 111
Doença(s)
　na infância, 159
　　e alterações vocais, 159
　　　característica relacionadas a, 159*q*
DRGE (Doença do Refluxo Gastroesofágico)
　disfonia por, 95-100
　　apresentação clínica, 95
　　avaliação diagnóstica, 97
　　fatores associados, 97
　　tratamento, 98
　　　fonoterapia, 98
　　　médico, 99
　　　mudanças no estilo de vida, 98
DTM (Disfonia por Tensão Muscular), 81, 97, 211

E

EENM (Estimulação Elétrica Neuromuscular), 121
Eletrodo(s), 124
　colocação de, 125*f*, 127*f*
　　exemplos de, 127*f*
　　sequência de, 125*f*
　　　na região submandibular, 125*f*
　　　no músculo trapézio, 125*f*
　de silicone-carbono, 124*f*
　para estimulação elétrica, 126*f*
Emergência(s) Vocal(is)
　em profissionais da voz, 213
　　TBI nas, 213
Endoscopia
　rígida, 67, 68
　　da laringe, 67, 68
　　　com câmera de alta velocidade, 69
　　　com estroboscopia, 68
Envelhecimento
　laríngeo, 193
　vocal, 193
Especificidade
　princípio da, 76
Espectro(s)
　de longo termo, 36*f*
Espectrograma(s)
　de banda estreita, 35*f*, 38*f*
Espelho
　laringoscopia com, 66
　　indireta, 66

Estilo de Vida
　mudanças no, 98
　　na disfonia, 98
　　por DRGE, 98
　　por RLF, 98
Estimulação Elétrica
　na clínica vocal, 119-135
　　campo elétrico, 124
　　contraindicações, 133
　　correntes elétricas, 121, 128
　　　modulações das, 128
　　　tipos de, 121
　　cuidados, 133
　　e voz(es), 128
　　　câncer de cabeça e pescoço e, 133
　　　disfonia(s), 130, 132, 133
　　　　comportamentais, 130
　　　　espasmódica, 132
　　　　paralisia de pregas vocais e, 132
　　　presbifonia, 131
　　　saudáveis, 129
　　eletrodos, 124
　　parâmetros das correntes, 120
　　　conceitos básicos, 120
　　pulso, 122
　　　amplitude do, 123
　　　duração de, 123
　　　formas de, 123
　　　frequência do, 122
　　resistência elétrica, 127
　　tempo de, 128
　　tendências atuais, 119-135
　　relato histórico, 119
Estímulo(s)
　modo de apresentação dos, 15
Estratégia(s)
　de busca, 236
　　em bases de dados, 236
　de implementação, 245
　　de evidência científica, 245
　　　prática clínica em voz, 245
　PICO, 236
　　questões clínicas e, 236
　　na clínica vocal, 236
Estroboscopia
　endoscopia rígida com, 68
　　da laringe, 68

ETS (Exercícios de Trato Vocal Semiocluído), 199
Evidência(s) Científica(s)
  desafio na clínica vocal das, 235-246
    na avaliação, 235-246
      busca em bases de dados, 236
      da qualidade metodológica, 243
      desenhos da pesquisa, 243q
      estratégia PICO, 236
      produção científica na área, 243
      questões clínicas, 236, 243q
    na implementação, 235-246
      barreiras, 245
      ensaio clínico publicado, 239q
      estratégias, 245
      hierarquia da evidência, 244f

F
Fala
  tarefas de, 14
FE (Funções Executivas), 83
FES (Estimulação Elétrica Funcional), 121
Fibra(s)
  musculares, 74
Fisiologia do Exercício
  na clínica vocal, 71-78
    bioenergética, 72
    fibras musculares, 74
    princípio, 75
      da AEDI, 75
      da especificidade, 76
      da individualidade, 77
      da reversibilidade, 77
      da sobrecarga, 75
Fonação, 66f
Fonoaudiologia
  e microcirurgias, 217
  de laringe, 217
Fonoterapia
  na disfonia, 98
    por DRGE, 98
    por RLF, 98

H
Habilidade(s)
  auditivas, 183
    e disfonia, 183, 187
      como desenvolver, 187

lista de possíveis queixas e, 185q
  potencialmente relacionadas, 185q
HPEA (História Pregressa da Enfermidade Atual), 226

I
Idoso
  avaliação vocal no, 195
  reabilitação vocal no, 197
IDV (Índice de Desvantagem Vocal), 197, 211
Implementação
  das evidências científicas, 235-246
    desafio na clínica vocal, 235-246
      barreiras, 245
      ensaio clínico publicado, 239q
      estratégias, 245
      hierarquia da evidência, 244f
Individualidade
  princípio da, 77
Inspeção
  acústica, 34
  dinâmica, 64, 65
    da região, 64, 65
      hipofaringea, 64
      laríngea, 65
      nasofaríngea, 64
      orofaríngea, 64
  estática, 63-65
    das cavidades nasais, 63
    da região, 63, 64
      hipofaringea, 64
      laríngea, 65
      nasofaríngea, 63
      orofaríngea, 64
Instalação
  da disfonia, 83
    influência na, 83
    da autorregulação, 83
Intervenção
  fonoaudiológica, 17q
    mensuração de medidas de, 17q
    instrumentos de avaliação para, 17q
    média de resultados de, 16

L
Laringe
  endoscopia rígida da, 67, 68
    com câmera de alta velocidade, 69

com estroboscopia, 68
microcirurgia de, 217-232
  atuação fonoaudiológica, 217-232
    abordagem, 218
      pós-microcirurgia, 221
      pré-cirúrgica, 217
      fonoaudiologia e, 217
Laringoscopia
  direta, 70
    avaliação da região faringolaríngea com, 70
    em centro cirúrgico, 70
  em abdução, 68f
  em adução, 68f
  indireta, 66
    avaliação da região faringolaríngea com, 66
    com estroboscopia, 66
    sem estroboscopia, 66
    com espelho, 66
Laringoscópio, 67f

M

Manutenção
  da disfonia, 83
    influência na, 83
      da autorregulação, 83
Medida(s)
  cepstrais, 33
  tradicionais, 32
    de pertubação, 32
    de ruído, 32
Microcirurgia
  de laringe, 217-232
    atuação fonoaudiológica, 217-232
      fonoaudiologia e, 217

N

Nasofibroscopia
  flexível, 61
    avaliação da região faringolaríngea com, 61
    método, 63
Nasofibroscópio
  flexível, 62f
Nível de Evidência
  na produção científica, 243
    avaliação do, 243

P

Paralisia
  de pregas vocais, 132
    disfonia relacionada a, 132
    estimulação elétrica na, 132
Parâmetro(s)
  vocais, 183
  e disfonia, 183
PBE (Prática Baseada em Evidências), 235
  elementos da, 235f
Pertubação
  medidas tradicionais de, 32
Pessoa Transgênero
  voz da, 173-178
    desafios na clínica vocal, 173-178
    reabilitação, 176
    possibilidades na clínica vocal, 173-178
    avaliação, 174
    novas tecnologias, 178
PICO (Paciente, Intervenção, Comparação, Outcome/Desfecho Clínico)
  estratégia, 236
    questões clínicas e, 236
    na clínica vocal, 236
PIRV (Programa Integral de Reabilitação Vocal), 85
População Pediátrica
  correlação na, 162
    acústica, 163
    auditiva, 162
    visual, 162
Prega(s) Vocal(is)
  paralisia de, 132
    disfonia relacionada a, 132
    estimulação elétrica na, 132
Presbifonia
  estimulação elétrica e, 131
Princípio
  da AEDI, 75
  da especificidade, 76
  da individualidade, 77
  da reversibilidade, 77
  da sobrecarga, 75
Processamento Auditivo
  central, 181-189
    disfonia e, 181-189
      habilidades auditivas, 183, 187
        como desenvolver, 187

necessidade de treino auditivo, 186
  parametros vocais, 183
  quando suspeitar de componente auditivo, 185
  treinamento auditivo, 189
  resultados em disfônicos, 189
Processo
  transexualizador, 175q
    ambulatórios do, 175q
    no Brasil, 175q
PROMS (Patient-Reported Outcome Measures/Protocolos de Autoavaliação)
  na clínica vocal, 49-58
    atualidades, 49-58
    desenvolvimento, 49-58
      avanços na área, 53
    validação, 49-58
      histórico, 53
      para português brasileiro, 56, 57q
Protocolo(s)
  da APA, 12, 17q
  PROMS, 49-58
    na clínica vocal, 49-58
      atualidades, 49-58
      desenvolvimento, 49-58
      validação, 49-58
PSP (Paralisia Supranuclear Progressiva), 111, 112
Pulso
  amplitude do, 123
  duração de, 123
  formas de, 123
  frequência do, 122

Q

QSV-P (Questionário de Sintomas Vocais Pediátrico), 151q-155q, 156q
Qualidade de Vida
  relacionada à voz, 156
Qualidade
  metodológica, 243
    na produção científica, 243
    avaliação da, 243
Questão(ões) Clínica(s)
  e estratégia PICO, 236
    na clínica vocal, 236
QVV (Qualidade de Vida em Voz), 174
  questionário de, 223

QVV-P (Protocolo Qualidade de Vida em Voz Pediátrico), 150q
  escores do, 157q
    cálculo dos, 157q
    fórmula padrão para, 157q

R

RAVI (Rastreamento de Distúrbios da Voz em Idosos), 197
Reabilitação
  das disfonias comportamentais, 85, 88
    vocal, 88
      uso da tecnologia na, 88
  vocal, 163, 197
    na clínica pediátrica, 163
    no idoso, 197
Região
  faringolaríngea, 61, 66, 70
    avaliação da, 61, 66, 70
      com laringoscopia direta, 70
        em centro cirúrgico, 70
      com laringoscopia indireta, 66
        com estroboscopia, 66
        sem estroboscopia, 66
      com nasofibroscopia flexível, 61
  hipofaringea, 64
    avaliação estática da, 64f
    inspeção da, 64
      dinâmica, 64
      estática, 64
  laríngea, 65
    avaliação da, 66f
      dinâmica, 66f
      estática, 66f
    inspeção da, 65
      dinâmica, 64
      estática, 65
  nasofaríngea, 63, 64f
    avaliação dinâmica da, 64f
      deglutição, 64f
    inspeção da, 63
      dinâmica, 64
      estática, 63
  orofaríngea, 64
    inspeção da, 64
      dinâmica, 64
      estática, 64

Relato
　de pais e filhos, 149
　　na clinica vocal pediátrica, 149
　　　disfonia infantil, 149
Resistência
　elétrica, 127
Respiração, 66*f*
Reversibilidade
　princípio da, 77
RFV (Exercícios de Função Vocal), 199
RLF (Refluxo Laringofaríngeo)
　disfonia por, 95-100
　　apresentação clínica, 95
　　avaliação diagnóstica, 97
　　fatores associados, 97
　　tratamento, 98
　　　fonoterapia, 98
　　　médico, 99
　　　mudanças no estilo de vida, 98
Ruído
　medidas tradicionais de, 32

S

Senescência
　voz na, 193-201
　　envelhecimento, 193
　　　laríngeo, 193
　　　vocal, 193
　　idoso, 195, 197
　　　avaliação vocal no, 195
　　　reabilitação vocal no, 197
Sinal
　de voz, 40*f*, 41*f*, 43*f*
　　com disfonia, 41*f*
　　gráficos de recorrência de, 43*f*
　　saudável, 40*f*
Sintoma(s)
　vocais, 156
　　da disfonia infantil, 156
Sobrecarga
　princípio da, 75

T

TBI (Terapia Breve Intensiva)
　nos diferentes
　　distúrbios da voz, 205-215
　　conceito de, 205
　　na reabilitação das disfonias, 210
　　　comportamentais, 210
　　　orgânicas, 210
　　nas emergências vocais, 213
　　　em profissionais da voz, 213
　　regime de, 206
TENS (Estimulação Elétrica Nervosa
　Transcutânea), 121
　aplicação da, 126*f*
　definição de campo elétrico na, 126*f*
Terapia
　de voz, 205, 206
　　conceito de, 205
　　regime de, 206
　　　na modalidade intensiva, 206
　fonoaudiológica, 226, 228
　　pós-cirurgica, 226, 228
　　　caso clínico, 226, 228
　　pré-cirúrgica, 230
　vocal, 85, 165*f*
　　livros na, 165*f*
　　nas disfonias comportamentais, 85
　　　adesão à, 85
　　　　cinco dimensões da, 86*f*
　　　　estratégias para aumentar a, 87
TMF (Tempo Máximo de Fonação), 199
TPAC (Transtornos do Processamento
　Auditivo Central), 184
TPD (Teste de Percepção dos Padrões de
　Duração), 186
TPF (Teste de Percepção dos Padrões de
　Frequência), 186
Traçado(s)
　cepstrais, 37*f*
Treinamento
　auditivo, 11
Treino Auditivo
　necessidade de, 186
TRTV (Teste de Reprodução Tonal Vocal),
　187
TVI (Terapia de Voz no Idoso), 199

V

Voz(es)
　sinal de, 40*f*, 41*f*, 43*f*
　　com disfonia, 41*f*
　　gráficos de recorrência de, 43*f*
　　saudável, 40*f*

estimulação elétrica e, 128
  saudáveis, 129
e indicadores emocionais/
  comportamentais, 158
cantada, 143
  biofeedback eletromiográfico na, 143
    evidências científicas
      sobre uso de, 143
na senescência, 193-201
  envelhecimento, 193
    laríngeo, 193
    vocal, 193
  idoso, 195, 197
    avaliação vocal no, 195
    reabilitação vocal no, 197
terapia de, 205
  conceito de, 205
profissionais da, 213
  emergências vocais em, 213
    TBI nas, 213

da pessoa transgênero, 173-178
  desafios na clínica vocal, 173-178
    reabilitação, 176
  possibilidades
    na clínica vocal, 173-178
    avaliação, 174
    novas tecnologias, 178
distúrbios de, 1-7
  determinantes dos, 1-7
    anamnese na clínica vocal, 1-7
desafios na APA da, 9-25
  e referencias, 9-25
    apresentação dos estímulos, 15
    experiência do avaliador, 10
    protocolos, 12
    resultados de intervenções, 16
    revisão da literatura, 10
    tarefas de fala, 14
    tipos de parâmetros, 14
    treinamento auditivo, 11